Guía completa de
Prebióticos y
Probióticos
para la salud

Si este libro le ha interesado y desea que lo mantengamos
informado de nuestras publicaciones, puede escribirnos a
comunicacion@editorialsirio.com,
o bien suscribirse a nuestro boletín de novedades en:
www.editorialsirio.com

Título original: THE COMPLETE PREBIOTIC & PROBIOTIC HEALTH GUIDE
Traducido del inglés por Antonio Luis Gómez Molero
Diseño de portada: Editorial Sirio, S.A.

© de la edición original
2015, Maitreyi Raman, Angela Sirounis y Jennifer Shrubsole

© planes de comida
2015, Angela Sirounis y Jennifer Shrubsole

© recetas
2015, Robert Rose Inc.

© ilustraciones
2015, Robert Rose Inc.

© de la presente edición
EDITORIAL SIRIO, S.A.

EDITORIAL SIRIO, S.A.	NIRVANA LIBROS S.A. DE C.V.	DISTRIBUCIONES DEL FUTURO
C/ Rosa de los Vientos, 64	Camino a Minas, 501	Paseo Colón 221, piso 6
Pol. Ind. El Viso	Bodega nº 8,	C1063ACC
29006-Málaga	Col. Lomas de Becerra	Buenos Aires
España	Del.: Alvaro Obregón	(Argentina)
	México D.F., 01280	

www.editorialsirio.com
sirio@editorialsirio.com

I.S.B.N.: 978-84-17030-24-7
Depósito Legal: MA-925-2017

Impreso en Imagraf Impresores, S. A.
c/ Nabucco, 14 D - Pol. Alameda
29006 - Málaga

Impreso en España

Puedes seguirnos en Facebook, Twitter, YouTube e Instagram.

Dra. Maitreyi Raman
Angela Sirounis
Jennifer Shrubsole

Guía completa de
Prebióticos *y*
Probióticos
para la salud

Un plan para equilibrar tu
flora intestinal

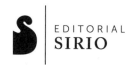

EDITORIAL
SIRIO

Introducción

D ada la prevalencia actual de enfermedades crónicas, hasta un nivel sin precedentes en la historia, se hace más urgente que nunca para los investigadores, médicos, pacientes e individuos motivados encontrar soluciones útiles y duraderas con las que abordar estas afecciones. Aunque se suelen emplear medicamentos para tratarlas, la bibliografía médica nos muestra que para la mayoría de los pacientes sería más conveniente un programa nutricional. De hecho, muchas enfermedades crónicas pueden tratarse y curarse empleando únicamente la alimentación, sin necesidad de fármacos.

Esta idea, pese a no ser nueva en el mundo de la medicina, nos lleva a plantearnos el porqué del seguimiento o la falta de seguimiento de un nuevo régimen dietético. ¿Por qué hay tantas personas que a pesar de tener motivación no consiguen cambiar sus hábitos alimentarios? ¿Por qué los médicos no subrayan de una manera más convincente y específica la importancia de la alimentación? ¿Por qué tenemos la impresión de que no se presta suficiente atención a la prevención de las enfermedades? Llevo años tratando de responder a estas preguntas y he llegado a unas cuantas conclusiones.

En primer lugar, quizá los pacientes no son conscientes del valor de los cambios de alimentación o estilo de vida, puede que por falta de financiación a las investigaciones dedicadas a hacernos entender la base científica para optimizar la nutrición y la alimentación. Aunque mucha gente acepta expresiones como «eres lo que comes», lo cierto es que no existe una necesidad imperiosa de cambio. En segundo lugar, los médicos no están adecuadamente formados para hacer recomendaciones nutricionales y dietéticas exhaustivas. Afortunadamente, parece ser que este modelo de educación está cambiando, porque en las facultades de medicina cada vez se concede una mayor importancia a la formación sobre nutrición. En tercer lugar, incluso los médicos realmente interesados en esta área están desbordados por una gran cantidad de pacientes con problemas mucho más urgentes, de manera que las terapias dietéticas y nutricionales quedan relegadas a segundo plano. Por último, los pacientes aún no son del todo conscientes de la importancia de involucrarse más en el tratamiento de sus afecciones y hacerse responsables de su propia salud buscando recursos para mantenerla y evitar las enfermedades. En esta era de la informática puede resultar especialmente difícil distinguir entre las fuentes fidedignas de información y las que no lo son. Todos estos factores complejos podrían estar impidiendo que la población disfrute de la salud que puede alcanzar con las intervenciones dietéticas y nutricionales.

> Muchas enfermedades crónicas pueden tratarse y curarse empleando únicamente la alimentación, sin necesidad de fármacos.

La nutrición es crucial para mantener la salud del microbioma intestinal (las bacterias que viven en nuestros intestinos y que afectan a nuestro metabolismo). Las últimas investigaciones sobre el microbioma intestinal nos están obligando a replantearnos nuestro conocimiento de las enfermedades agudas y crónicas y hacen hincapié en el papel fundamental de las terapias alimentarias y nutricionales para configurar un microbioma favorable que mejore la salud y prevenga las enfermedades.

En este libro examinamos el impacto del microbioma sobre la salud y las enfermedades, así como los factores (especialmente la alimentación y el entorno) que interactúan con él y lo configuran. Se detallan estrategias específicas centradas en la alimentación para crear un microbioma más saludable, como por ejemplo incrementar la ingestión de alimentos con un alto contenido en probióticos o fibra dietética, que se encuentra en los alimentos ricos en prebióticos. En la tercera parte del libro encontrarás instrucciones para llevar un diario de comidas durante catorce días, así como estrategias para seguir una dieta vegetariana. Mediante una evaluación crítica de tu consumo de alimentos y frecuencia de comidas, podrás poner en plena forma tu microbioma para combatir la enfermedad.

Mediante una evaluación crítica de tu consumo de alimentos y frecuencia de comidas, podrás poner en plena forma tu microbioma para combatir la enfermedad.

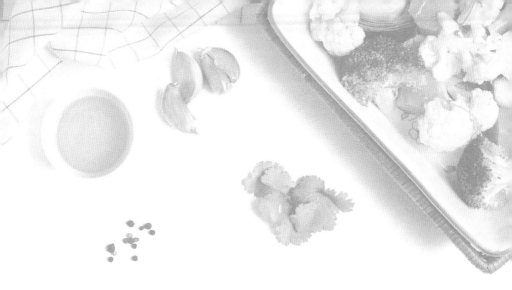

Primera parte

Entender el microbioma intestinal

CAPÍTULO

I

El microbioma intestinal

❖ CASO DE ESTUDIO ❖

MODIFICAR LA ALIMENTACIÓN

Jack, un paciente de cuarenta y nueve años, vino a verme, tras sufrir hinchazón abdominal y un cambio de hábitos intestinales, para comentarme su interés en los alimentos naturales y las terapias holísticas para la salud y el bienestar. Ya le había visto anteriormente, hacía un año, para explicarle los resultados de un examen de detección del cáncer de colon. Sus síntomas recientes comenzaron al poco tiempo de usar los antibióticos que le recetó su médico de cabecera para la irritación de garganta y las flemas. En cuanto estos problemas desaparecieron, a los cuatro días de empezar el tratamiento, dejó de tomar los antibióticos aunque se los habían recetado para siete días.

A su padre le habían diagnosticado colitis ulcerosa y trastorno inflamatorio del intestino grueso a los sesenta y tantos años y su tío tuvo cáncer de colon a los cincuenta y pocos. Actualmente, Jack se encuentra sano, no tiene ninguna enfermedad y está dispuesto a hacer todos los esfuerzos necesarios para mantener la salud y reducir al mínimo el riesgo de enfermedad. Ha leído mucho sobre alimentación y salud y hace poco se encontró con un artículo que trataba la relación entre las «bacterias» del intestino y su influencia en la salud y las enfermedades. Gracias a esa lectura aprendió que los bacterias del intestino podían protegernos contra las enfermedades y que ciertos alimentos pueden ayudarnos a mejorar la salud intestinal y mantenerla.

Teniendo en cuenta el historial de cáncer de colon de la familia de Jack, le recomendé una colonoscopia, cuyos resultados fueron completamente normales. No había evidencias de pólipos, que son tumores precancerosos. Asimismo, le pedí que se hiciera un análisis completo de sangre para descartar otras afecciones, como la enfermedad celíaca. Le dije que lo más probable es que sus síntomas tuvieran relación con su reciente uso de antibióticos, que pueden alterar el microbioma y producir un cambio en las evacuaciones intestinales. Hablamos sobre las modificaciones que podíamos introducir en su alimentación, tales como incrementar el consumo de yogur y kéfir, que le aportarían más probióticos; centrarse en alimentos ricos en fibra, como frutas, verduras y cereales, y reducir al mínimo los alimentos procesados, con el fin de restaurar su flora intestinal.

Durante su visita de seguimiento, seis meses más tarde, me comentó que su intestino había vuelto a la normalidad y que su calidad de vida en general había mejorado notablemente debido a su estilo de vida más sano.

L os científicos y los investigadores creían que las bacterias intestinales vivían en armonía con el resto de las células del cuerpo humano sin que se produjeran interacciones importantes entre ellas. Sin embargo, recientemente se están realizando numerosas investigaciones que estudian la relación entre el microbioma intestinal y la prevención y tratamiento de las enfermedades. Quizá no debería sorprendernos que la alimentación y el entorno sean factores determinantes de la composición y funcionamiento del microbioma intestinal. De hecho, una manera de prevenir y controlar las enfermedades sería modificar el microbioma para convertirlo en un ecosistema saludable. Cada vez hay más pruebas de que el ecosistema intestinal sufre instantáneamente el impacto de nuestra alimentación, por lo cual es difícil ignorar que una alimentación inadecuada puede causar cambios en el microbioma intestinal y, así, propiciar enfermedades.

¿SABÍAS QUE...?

Las bacterias nos superan en número

La cantidad de células bacterianas de nuestro intestino supera a la de cualquier otro tipo de células. De hecho, en nuestro intestino tenemos diez veces más bacterias que el total de células de todo el cuerpo.

LAS ENFERMEDADES CRÓNICAS Y EL INTESTINO

Las enfermedades crónicas más habituales en los países occidentales desarrollados son la obesidad, la diabetes, las enfermedades cardiacas y el cáncer. Por ejemplo, dos terceras partes de los adultos estadounidenses tienen sobrepeso u obesidad, y el número estimado de fallecimientos relacionados con ello es de, aproximadamente, trescientos mil al año. Más de sesenta y cuatro millones de estadounidenses sufren enfermedades cardiacas, lo que las convierte en la causa más importante de mortalidad (40%) del total de defunciones de este país. Cincuenta millones de norteamericanos sufren de presión arterial elevada, la causa principal de embolia y enfermedades cardiacas, y once millones de adultos padecen diabetes tipo 2. Más de un millón y medio de canadienses sufre enfermedades cardiacas, que se cobran treinta y cuatro mil vidas al año. El 50% de los canadienses sufre de sobrepeso u obesidad, y el 7% es diabético. El cáncer es la segunda causa principal de fallecimiento: el 25% en Estados Unidos y el 30% en Canadá. ¿No sería fantástico si pudiéramos tratar estas enfermedades crónicas graves mediante terapias nutricionales y dietéticas?

> Dos terceras partes de los adultos estadounidenses tienen sobrepeso u obesidad, y el número estimado de fallecimientos relacionados con ello es de, aproximadamente, trescientos mil al año.

Con el aumento de la investigación sobre el microbioma, se logrará que las terapias dietéticas que lo equilibran contribuyan considerablemente a modificar el curso de las enfermedades crónicas. En este campo la ciencia no ha hecho más que empezar, aunque avanza a pasos agigantados, lo cual es un argumento muy convincente para que los investigadores y los médicos vuelvan a prestar atención a los tratamientos nutricionales preventivos que abordan la salud del microbioma.

LA HISTORIA DEL MICROBIOMA

Durante la mayor parte de nuestra historia los seres humanos hemos temido a los microbios. Antiguamente, la peste, la viruela y la fiebre tifoidea, por ejemplo, supusieron una grave amenaza para la vida humana, y en los tiempos actuales, relacionamos las enfermedades infecciosas como el sida y la malaria, por nombrar solo dos, con desenlaces nefastos. El estudio científico de la microbiología fue fruto de la necesidad de luchar contra los organismos portadores y erradicar las enfermedades infecciosas. Sin embargo, está surgiendo una nueva manera de ver las cosas que reconoce la necesidad de la coexistencia entre los seres humanos y los microbios para beneficio mutuo.

Los microorganismos beneficiosos son necesarios para el metabolismo y la producción de vitaminas esenciales y constituyen una primera línea de defensa contra bacterias potencialmente perjudiciales que podrían causar enfermedades.

Si los microbios causan enfermedades, ¿qué beneficio podrían aportarnos? Ahora estamos aprendiendo que los microorganismos beneficiosos son necesarios para el metabolismo y la producción de

PREGUNTAS FRECUENTES

P He oído que, con el tiempo, algunos factores han perjudicado a la salud de las bacterias intestinales. ¿Es cierto?

R Sí. Ahora que empezamos a entender mejor el microbioma intestinal, ha surgido una creciente preocupación entre los investigadores por los factores que pueden perturbar su delicado equilibrio. Por ejemplo, la administración de antibióticos para tratar un problema infeccioso subyacente podría perjudicar al microbioma. Más adelante expondremos en detalle el tema de los antibióticos y su impacto sobre el microbioma (ver el capítulo 2). Además del uso de antibióticos, otras prácticas sociales modernas que han afectado al microbioma humano son la potabilización del agua, el saneamiento, el parto por cesárea y el uso de jabones antibacterianos, por nombrar solo unas cuantas. Después de muchas generaciones estas prácticas pueden llegar a alterar el microbioma y, en último término, el genoma humano.

Un microbioma empobrecido puede provocar una reducción de la cantidad y variedad de la microbiota, poniendo así en peligro la salud. Esta hipótesis se examinará exhaustivamente en las investigaciones que se realicen en la próxima década.

vitaminas esenciales y constituyen una primera línea de defensa contra bacterias potencialmente perjudiciales que podrían causar enfermedades. Sabemos que nuestro cuerpo contiene diez veces más células microbianas que células humanas. Por otro lado, podría haber millones de genes microbianos más que de genes humanos, y ahí reside el secreto de la salud y la enfermedad. En la actualidad, los científicos creen que la forma en que estos genes microbianos interactúan con el cuerpo humano puede determinar, en última instancia, nuestra salud general.

LA INFLUENCIA DE LA DIETA

Asimismo, la alimentación es sumamente importante para el microbioma. Con anterioridad al desarrollo de la agricultura, las opciones se limitaban a los alimentos silvestres y los animales salvajes, mínimamente elaborados. Con la domesticación de los animales y el cultivo de las plantas, cambiaron las características nutritivas originales de estos alimentos, especialmente a partir del comienzo de la Revolución Industrial. En el siglo XXI abundan los alimentos preparados y precocinados. La alimentación habitual de muchos países industrializados consiste en un 50% de hidratos de carbono, un 15% de proteínas y un 35% de grasa, lo que difiere de las directrices de salud propuestas por la mayoría de los expertos, que recomiendan limitar la grasa a menos del 30% del total del aporte energético consumido. Lo que la mayoría parece olvidar, no obstante, es que la calidad de los hidratos de carbono, las proteínas y las grasas consumidas es, como mínimo, tan importante como la cantidad.

Hasta hace poco, no se tenía en cuenta en muchas guías de alimentación el concepto de la calidad de los alimentos. A consecuencia de esto, muchos consumidores se centran en la cantidad que ingieren,

¿SABÍAS QUE...?

Sustituir las grasas malas por buenas

Las investigaciones indican que por cada 1% de energía procedente de grasas saturadas reemplazado por grasas poliinsaturadas en la alimentación podría darse una reducción de más del 3% en la incidencia de enfermedades cardiacas.

en contar las calorías y en las grandes categorías de nutrientes sin prestar atención a los detalles más sutiles de la composición nutricional de los alimentos.

En términos de hidratos de carbono, los complejos como el almidón son más sanos que los simples, como los azúcares refinados. Por lo que se refiere a las grasas, en las naciones industrializadas la alimentación es rica en grasas saturadas en comparación con otras grasas alimentarias. Una dieta basada en una alimentación baja en fibra y rica en grasas saturadas y azúcar puede, en el transcurso de décadas, propiciar cambios en el microbioma que nos predispongan a las enfermedades.

Es totalmente factible y verosímil que los cambios dietéticos que comportan una composición nutricional más favorable sean beneficiosos para la salud, en gran medida por el impacto de la alimentación sobre el microbioma. Por ejemplo, el aumento de ácidos grasos omega-3 podría estar relacionado con una disminución del cáncer y las enfermedades cardiacas. Otro ejemplo: desde hace mucho tiempo se considera que la dieta mediterránea y la asiática son saludables. Investigaciones recientes muestran que quienes viven en áreas del Mediterráneo en las que se registran las cifras más bajas de enfermedades crónicas y las más altas de expectativa de vida siguen una alimentación con abundancia de vegetales —frutas, verduras, cereales, legumbres, frutos secos y semillas— basada en alimentos mínimamente elaborados y, cuando es posible, de temporada y de origen local. Además, el aceite de oliva es la grasa principal que se utiliza en lugar de otras grasas o aceites. En este tipo de alimentación la ingesta de carne, especialmente de carne roja, es reducida, y cuando se consumen alimentos de origen animal se trata principalmente de pescado y aves de corral, aunque en cantidades pequeñas y con poca frecuencia.

Aunque esta es un área que requiere mucha investigación, los científicos especulan con la teoría de que el microbioma de quienes

> El aumento de ácidos grasos omega-3 podría estar relacionado con una disminución del cáncer y de las enfermedades cardiacas.

siguen este tipo de alimentación podría ser diferente y más apropiado que el de quienes siguen la típica alimentación de los países industrializados.

Un cambio de alimentación

Durante gran parte de la historia, los seres humanos hemos sido cazadores y recolectores; recogíamos diversas variedades de frutas, verduras, semillas y hortalizas de raíz, ricas en almidón y en hidratos complejos. Esta alimentación ancestral es muy diferente de la de los países occidentales en la actualidad, más rica en grasas, azúcares y sal, con proteínas de origen animal y baja en fibra, polifenoles, grasas saludables, minerales y vitaminas. Sin lugar a dudas, el cambio dietético producido durante los últimos siglos, y que se ha acelerado en las últimas tres o cuatro décadas, ha afectado al mayor ecosistema de nuestro cuerpo, el microbioma intestinal.

> **¿SABÍAS QUE...?**
>
> **El gusto se hereda**
>
> La alimentación de la madre puede configurar las preferencias de sabores de su hijo incluso antes del parto, predisponiéndole a consumir en el futuro los mismos alimentos que ella.

El consumo elevado de azúcar en la alimentación puede causar disbiosis, un desequilibrio de la estructura del microbioma que favorece el predominio de algunos microorganismos sobre otros. Por ejemplo, en un entorno rico en azúcar, las bacterias perjudiciales tienden a predominar sobre las beneficiosas. En el caso del consumo de grasa, la relación quizá sea menos directa. Aparentemente el consumo de grasa incrementa la inflamación y afecta a la interacción del sistema inmunitario con el entorno bacteriano del intestino. Lo que seguramente sea mucho más preocupante es que en realidad los efectos nocivos de la alimentación no se limitan a una generación, sino que pasan a la siguiente. Los niños heredan el microbioma de las madres en el momento del parto y por medio de la lactancia. Cuando la alimentación de la madre provoca un microbioma desequilibrado, le transmite este desequilibrio a su hijo, que a partir de entonces contará con unas bacterias que no son las más adecuadas para un buen funcionamiento de su sistema inmunitario.

Otras influencias

Si bien siempre hemos tenido esta gran cantidad de bacterias en el intestino, es probable que actualmente el impacto de la alimentación y el entorno esté configurando el microbioma de una forma más perjudicial que nunca, y esto se debe, entre otras razones, a que cada vez se le da más importancia a la higiene, la comida basura está al alcance de todos y se ha generalizado el uso de los antibióticos. Un microbioma alterado puede predisponer a los individuos a muchas enfermedades crónicas, como la obesidad, la diabetes y las enfermedades cardiovasculares, además de incrementar las inflamatorias.

> Los efectos nocivos de la alimentación no se limitan a una generación, sino que pasan a la siguiente. Los niños heredan el microbioma de las madres en el momento del parto y por medio de la lactancia.

DEFINICIÓN DEL MICROBIOTA

El término *microbiota intestinal* hace referencia a las bacterias que viven en el intestino. La microbiota intestinal cumple varias funciones dentro de la salud de los seres humanos, entre ellas:

Funciones principales de la microbiota intestinal

- Ayuda a la digestión
- Regulación de la inmunidad
- Mantenimiento del equilibrio bacteriano en el intestino
- Regulación de nutrientes y energía

- Proteger el intestino de las «bacterias perjudiciales», es decir, de los patógenos.
- Extraer nutrientes y energía de los alimentos.
- Ayudar a la digestión de ciertos alimentos que el intestino delgado no puede digerir.
- Mantener la normalidad del sistema inmunitario.

Dada la multitud de funciones de la microbiota, algunos expertos consideran que las bacterias intestinales son un órgano independiente. El término *microbioma intestinal* hace referencia a todas las funciones asociadas con él.

ANATOMÍA DEL APARATO DIGESTIVO

Para que podamos tener un debate constructivo acerca de la microbiota intestinal, necesitamos definir la anatomía del aparato digestivo, el sistema que se encarga principalmente de la digestión y absorción de los alimentos. El proceso de digestión comienza en la boca inmediatamente después de que se introduzcan en ella los alimentos. A continuación, estos atraviesan el esófago y entran en el estómago.

> El estómago produce una serie de hormonas y sustancias químicas, entre ellas los ácidos, necesarias para realizar una buena digestión.

El estómago

El estómago es un entorno extremadamente ácido. Es muy estéril y tiene pocos microorganismos, en algunos casos ninguno. Se encarga de la digestión o descomposición inicial de los tres macronutrientes principales: la proteína, la grasa y los hidratos de carbono. Esto lo hace mediante procesos mecánicos y químicos. Las funciones mecánicas consisten en triturar la comida y reducirla a partículas más pequeñas hasta que pueda pasar al intestino delgado para seguir digiriéndose. El estómago produce una serie de hormonas y sustancias químicas, entre ellas los ácidos, necesarias para realizar una buena digestión.

El intestino delgado

El intestino delgado es la parte del cuerpo donde se lleva a cabo la mayor absorción de nutrientes. Mide aproximadamente de 600 a 700 cm de longitud y está dividido en tres secciones: el duodeno, el yeyuno y el íleon. Cada sección tiene funciones especializadas

> Cada sección del intestino delgado tiene funciones especializadas en términos de absorción de vitaminas y minerales.

EL SISTEMA DIGESTIVO

El sistema digestivo se asemeja a un tubo o conducto largo que comienza en la boca y termina en el ano, con secciones que tienen diferentes funciones

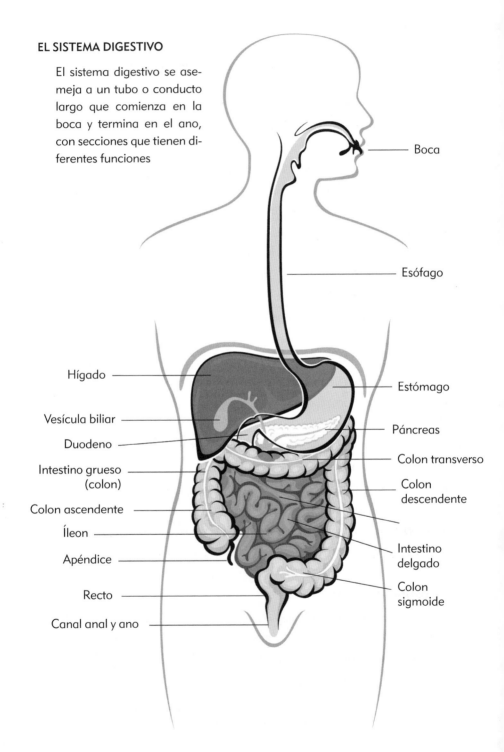

Boca

Esófago

Hígado

Vesícula biliar

Duodeno

Intestino grueso (colon)

Colon ascendente

Íleon

Apéndice

Recto

Canal anal y ano

Estómago

Páncreas

Colon transverso

Colon descendente

Intestino delgado

Colon sigmoide

en términos de absorción de vitaminas y minerales. Por ejemplo, el duodeno se encarga principalmente de la absorción del hierro; la absorción del folato tiende a producirse exclusivamente en el yeyuno, y la absorción de vitamina B_{12} ocurre únicamente en la última parte del íleon. Esto es especialmente importante en el contexto de la enfermedad. Cualquier inflamación o anormalidad que afecte a estos segmentos específicos puede causar importantes deficiencias de nutrientes.

La principal función del intestino delgado es absorber los elementos nutritivos más importantes (los hidratos de carbono, las proteínas, las grasas y el agua) así como las vitaminas, los minerales y los oligoelementos. Los alimentos, una vez parcialmente digeridos, pasan del estómago a la primera parte del intestino delgado, donde se completa el proceso digestivo. A partir de ese momento, los nutrientes son absorbidos por la corriente sanguínea y distribuidos por todo el cuerpo.

El colon

El colon, llamado también intestino grueso, mide aproximadamente de 100 a 150 cm de longitud y su función principal es absorber el agua residual. El colon está dividido en tres segmentos: el colon ascendente, el colon transverso y el colon descendente. Cada uno de ellos mide aproximadamente 40 cm de longitud.

Los restos de alimentos que no se absorben en el intestino delgado pasan al colon. El material que queda por absorber se almacena en el intestino grueso hasta que está listo para ser eliminado mediante la evacuación. En el intestino grueso residen cerca de un millar de especies de bacterias. De hecho, la mayor parte de los desechos humanos están formados por fibra sin digerir y bacterias. Estas últimas actúan sobre la fibra sin digerir y la descomponen en ácidos grasos, una fuente de energía y combustible para las células del colon, que luego vuelve a ser absorbida por la corriente sanguínea.

> **¿SABÍAS QUE...?**
>
> **Grandes reservas**
>
> Aunque también hay bacterias en otros órganos humanos como la piel, el intestino grueso es el que contiene la mayor reserva de microorganismos.

EL EJE INTESTINO-CEREBRO

Los investigadores son muy conscientes de la estrecha relación existente entre el cerebro y el intestino. La influencia de nuestro estado mental es evidente en muchos trastornos intestinales, como el síndrome del colon irritable. El caso contrario no se conoce tan bien. Sin embargo, existe: mientras que el cerebro se comunica con el aparato digestivo para sentir el dolor y la motilidad intestinal, los microbios del intestino fabrican hormonas que influyen en el sistema nervioso, especialmente en el cerebro, y además generan neurotransmisores que se comunican directamente con el cerebro para influir en el estado de ánimo y en el pensamiento.

Una investigación con animales demostró que cuando los ratones se reproducían en condiciones estériles, careciendo por tanto de microorganismos intestinales, no reconocían a otros ratones con los que habían interactuado previamente. Otros estudios con animales sugieren que los trastornos del microbioma inducen a un comportamiento que imita el de la ansiedad, la depresión e incluso el autismo. La mayor parte de la investigación sobre el eje intestino-cerebro en lo que respecta a la microbiota se ha realizado con ratones para estudiar cómo la exposición selectiva a varios microbios podría alterar la conducta y la actividad. Los estudios con seres humanos son aún muy incipientes.

EL ÓRGANO OLVIDADO

El intestino contiene más de cien billones de bacterias, de unas quinientas especies diferentes, la mayoría de las cuales vive en el intestino grueso. Las actividades metabólicas de estas bacterias se asemejan a las de un órgano. Se calcula que estos microorganismos intestinales tienen cien veces más genes que la totalidad del genoma humano.

Funciones del microbioma intestinal

La función más importante del microbioma intestinal es optimizar la digestión y absorber nutrientes fundamentales para mantener la salud; para ello, se encarga de fermentar las fuentes de energía sin utilizar procedentes de los alimentos consumidos. El colon sirve como

> Se calcula que los microorganismos intestinales tienen cien veces más genes que la totalidad del genoma humano.

depósito principal para el almacenamiento de desechos. Los productos finales de la digestión que no son absorbidos se acumulan en él, por lo que su carga bacteriana es excepcionalmente elevada, más elevada que en cualquier otro punto del aparato digestivo. Las bacterias residentes en este órganos producen energía adicional para las funciones corporales o nutrientes esenciales como la biotina –necesaria para el crecimiento celular y la producción de ácidos grasos y aminoácidos, además de ayudar a mantener estables los niveles de azúcar en la sangre– y la vitamina K –fundamental para coagular la sangre y prevenir hemorragias–. Finalmente, el intestino excreta en forma de desechos las partículas sin digerir.

Aparte de esto, los microorganismos intestinales producen ácidos grasos de cadena corta resultantes de la fermentación de los hidratos de carbono. Dentro de estos ácidos grasos los más importantes son los butiratos que, entre otros beneficios para la salud, nos protegen contra las enfermedades cardiacas y las células cancerosas.

Como el aparato digestivo es el mayor órgano inmunitario del cuerpo, juega un papel importante en el mantenimiento de la inmunidad y en la lucha contra las infecciones, aspectos que, al parecer, incluso muchos científicos olvidan. Aunque la mayoría de los microorganismos intestinales son inofensivos o realmente beneficiosos para los seres humanos, dada la enorme cantidad de bacterias que reside en el colon, es fácil comprender por qué el tracto intestinal ha desarrollado múltiples capas de protección para impedir que escapen de él. Si las bacterias del colon lograran acceder a otras partes del cuerpo, podría ser muy peligroso. Ni siquiera las beneficiosas son inofensivas cuando se encuentran en un lugar que no les corresponde; de hecho, pueden causar infecciones potencialmente mortales. Dotar al intestino, especialmente al colon, de un microbioma favorable fortalecerá el sistema

¿SABÍAS QUE...?

Relación mutua

Los investigadores han demostrado que la relación entre la microbiotica intestinal y el ser humano no se reduce a una coexistencia inofensiva, sino a una relación mutualista y muy necesaria.

P **¿Qué tipos de bacterias se encuentran normalmente en el intestino?**

R Los cuatro filos (grupos) dominantes en el intestino humano son firmicutes, bacteroidetes, actinobacterias y proteobacterias. Desde una perspectiva clínica, los dos filos bacterianos más habituales en los adultos son los bacteroidetes y los firmicutes. Dentro de cada uno de estos dos grupos existen muchas clases y subclases de microorganismos que se forman en los primeros años de vida y van cambiando con arreglo a la alimentación y el entorno. Algunos de ellos protegen la salud, mientras que otros predisponen a la enfermedad. Probablemente, el equilibrio y la proporción entre estos microorganismos desempeñen un papel en la determinación de la salud general. En los últimos años, gracias a la aparición de técnicas de alta resolución y de un avanzado instrumental científico, sabemos mucho más que nunca sobre las bacterias intestinales.

inmunitario y reducirá la posibilidad de enfermedades infecciosas o inflamatorias.

Otro papel importante del microbioma es evitar que las especies de bacterias perjudiciales colonicen el intestino. Esto se consigue mediante la exclusión competitiva, una actividad que crea una barrera intestinal que mantiene fuera a los organismos perjudiciales, reduciendo así el riesgo de infecciones gastrointestinales.

ANÁLISIS DE LA INVESTIGACIÓN

UN VÍNCULO CON LA ENFERMEDAD DE CROHN

Contexto: existe un vínculo entre el microbioma intestinal y el desarrollo de la enfermedad de Crohn, una enfermedad autoinmune que afecta a la totalidad del aparato digestivo. Con anterioridad se había señalado un cambio en el microbioma de los pacientes aquejados por este padecimiento.

Objetivo: analizar todos los trabajos publicados que investigan este tema, empleando una revisión sistemática.

Métodos: se analizaron veintidós estudios que evaluaban el microbioma en el contexto de la enfermedad de Crohn.

Resultados: se incrementó el grupo bacteroidetes, la más numerosa de las bacterias, mientras que disminuyó el grupo firmicutes, la segunda más numerosa. Específicamente aumentan las bacterias *Escherichia coli* (conocidas también como *E. coli*) y disminuyen las *Faecalibacterium prausnitzii* en pacientes con la enfermedad de Crohn. Asimismo, los resultados mostraron niveles más bajos de butirato y otros ácidos grasos de cadena corta. **Conclusiones:** en la enfermedad de Crohn se han observado cambios de composición microbiana. Las estrategias terapéuticas para hacer frente a estos cambios podrían ser de utilidad para el tratamiento de esta dolencia.

LA COLONIZACIÓN BACTERIANA

El único momento en que el cuerpo no tiene gérmenes es durante el embarazo, en el útero materno. Al nacer, el bebé queda colonizado por las bacterias de la vagina de la madre, la piel, las heces y la leche materna. Esas primeras bacterias que entran en contacto con el recién nacido asientan las bases para el futuro crecimiento y colonización de bacterias complejas que irán cambiando con el transcurso de los años y que un día llegarán a formar una comunidad bacteriana diversa y relativamente estable.

Es posible que la alimentación sea el factor más importante en la configuración de las bacterias intestinales y, por lo tanto, la estudiaremos a lo largo de todo el libro. Sin embargo, existen otros indicadores significativos que dejan su huella en la microbiota intestinal de un individuo.

Las muestras de bacterias obtenidas de la misma persona a lo largo del tiempo son muy parecidas, lo que indica que existe estabilidad bacteriana. Sin embargo, el microbioma puede diferir significativamente de un sujeto a otro. Los gemelos y las parejas

---

Factores que contribuyen más a la configuración de la microbiota intestinal

- Alimentación
- Genética
- Higiene/saneamiento ambiental
- Exposición medioambiental (por ejemplo, a la polución)

¿SABÍAS QUE...?

Especies parecidas

Los estudios muestran que los adultos sanos comparten la mayoría de las mismas especies bacterianas, o un núcleo común de microbiota.

GRUPOS BACTERIANOS A LO LARGO DEL CICLO
DE VIDA EN CONDICIONES DE SALUD Y ENFERMEDAD

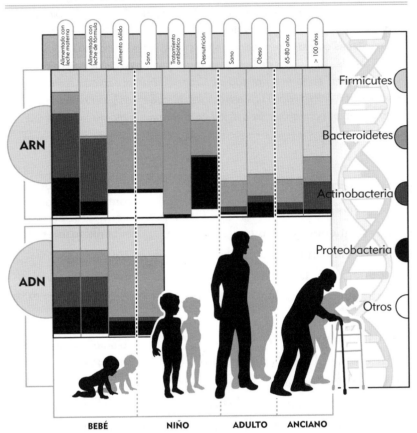

formadas por madre e hija tienen composiciones de microbiomas más parecidas que las de los individuos no emparentados entre sí, lo cual sugiere que podría haber un componente genético que regula la población bacteriana. Sin embargo, los gemelos idénticos comparados con los gemelos fraternos tienen patrones bacterianos bastante parecidos, lo que sugiere que quizás el entorno sea un factor importante en la configuración de la población bacteriana de un individuo.

También se pueden separar las poblaciones de individuos en función de las diferencias de su microbiota intestinal. Por ejemplo, las personas nacidas en Roma tienen una composición microbiana intestinal

P ¿Es verdad que los sistemas de saneamiento modernos podrían afectar negativamente a nuestro microbioma intestinal?

R En los países occidentales por lo general nos sentimos afortunados de tener agua limpia potable y buenos sistemas de saneamiento. Sin embargo, hay dos factores que podrían estar causando una barrera en el desarrollo de los microbiomas beneficiosos. Un estudio reciente mostró que los estadounidenses adultos carecían de aproximadamente cincuenta tipos de bacterias que eran elementos fundamentales del microbioma intestinal encontrado en adultos de dos regiones rurales no industrializadas de Papúa Nueva Guinea. Jens Walter, el investigador principal de este estudio, se planteó la hipótesis de que la transmisión bacteriana de persona a persona puede estar relacionada con el agua. Los resultados confirman que las prácticas de higiene podrían estar limitando la capacidad de las bacterias beneficiosas para transmitirse entre los seres humanos, y aunque la higiene también contribuye a que haya menos enfermedades infecciosas, puede estar haciendo a los habitantes de los países desarrollados susceptibles a otros efectos nocivos que aún no son muy conocidos.

diferente y única al compararlas con las nacidas en Ciudad del Cabo. Igualmente, quienes viven en poblaciones rurales pueden presentar una composición microbiana diferente de la de los habitantes de las ciudades, aunque se necesita una mayor investigación para demostrar esta afirmación.

Pese a que estos grupos de población son diferentes genéticamente, su exposición a diversos entornos, niveles de saneamiento, limpieza y uso de antibióticos pueden jugar un papel importante en la configuración de las bacterias intestinales.

LOS CAMBIOS DE VIDA PROPICIAN LOS CAMBIOS DE LA MICROBIOTA INTESTINAL

Conocer de qué manera han afectado las tradiciones y los entornos culturales a la microbiota intestinal podría ayudarnos a entender mejor las enfermedades asociadas con estos microorganismos. Por ejemplo, la enfermedad de Crohn, una enfermedad crónica caracterizada por la inflamación de los intestinos delgado y grueso, es mucho más corriente en las sociedades industrializadas que en las comunidades rurales. Las afecciones inflamatorias de este tipo pueden agravarse por estar en contacto con elementos de la sociedad occidental como la contaminación atmosférica descontrolada, la menor presencia microbiana debida a los sistemas de saneamiento riguroso y una alimentación rica en comidas procesadas, con abundantes grasas saturadas y poca fibra. Asimismo, la frecuencia de alergias es más elevada en los países desarrollados que en los que están en vías de desarrollo.

> Conocer de qué manera han afectado las tradiciones y los entornos culturales a la microbiota intestinal podría ayudarnos a entender mejor las enfermedades asociadas con estos microorganismos.

MODO DE VIDA TRADICIONAL VERSUS MODO DE VIDA MODERNO	
Estilo de vida tradicional	**Estilo de vida moderno**
Parto vaginal en casa	Incremento de la tasa de partos con cesárea
Familias grandes y hacinamiento	Familias pequeñas
Modo de vida rural, en contacto con los microorganismos de la tierra	Entorno urbano, rodeados de granito
Ausencia de antibióticos en la vida infantil	Uso de antibióticos a una edad temprana
Acceso limitado al agua caliente y el jabón	Lavado corporal diario con agua caliente y jabón
Infecciones de lombrices parasitarias	Declive de parásitos
Alimentos conservados por fermentación microbiana	Alimentos conservados por refrigeración
Consumo de alimentos naturales	Consumo de alimentos naturales y elaborados

P ¿Hay alguna relación entre la contaminación atmosférica y el intestino?

R Se calcula que en todo el mundo hay unos cinco millones de personas que padecen la enfermedad de Crohn o la colitis ulcerosa, términos que se emplean para describir la enfermedad inflamatoria del intestino. Los investigadores han planteado la hipótesis de que el entorno contribuye en gran medida a su aparición. Un número pequeño, aunque cada vez mayor, de estudios sugiere ahora que los contaminantes atmosféricos pueden desempeñar un papel en ello. La doctora Karen Madsen, investigadora principal de la Universidad de Alberta, en Canadá, afirma que minúsculas partículas de contaminación son retiradas del tracto respiratorio por la mucosidad y llegan hasta el intestino. Algunas pruebas confirman que inhalar partículas minúsculas u hollín puede perturbar el sistema inmunitario y provocar inflamación intestinal al alterar las bacterias normales, lo que predispondría a desarrollar una enfermedad.

GRUPOS DE BACTERIAS

Recientes investigaciones sugieren que una microbiota intestinal sana está formada por una comunidad bien equilibrada de tres grupos de bacterias altamente evolucionadas. Estos tres grupos son simbiontes, comensales y patobiontes.

Simbiontes: bacterias que tienen efectos benignos para la salud y que principalmente se encuentran en el colon.

Comensales: las bacterias que se desarrollan en el intestino y que, en realidad, no afectan a los seres humanos de manera positiva ni negativa. Su finalidad

¿SABÍAS QUE...?

Microbiota intestinal

La microbiota intestinal está dividida en tres grupos: simbiontes, comensales y patobiontes. Un desequilibrio entre estos tipos de organismos puede incrementar la inflamación y, por consiguiente, las enfermedades. Por eso, para controlar la infección y las enfermedades es vital la interrelación entre comensales, patógenos y patobiontes.

principal es asegurar un equilibrio bacteriano óptimo, por lo que actúan básicamente como punto de control para impedir el crecimiento excesivo de bacterias patobiontes y al mismo tiempo restringen la entrada de patógenos.

Patobiontes: parte de la microbiota intestinal normal pero en ciertas situaciones y circunstancias pueden causar enfermedades. Si la base normal de referencia de la composición o la cantidad de bacterias sufre alteraciones, se puede promover un crecimiento excesivo de patobiontes y, en última instancia, la aparición de enfermedades de mediación inmunitaria.

En conjunto, el microbioma intestinal nos protege contra la colonización de las bacterias perjudiciales, también conocidas como patógenos, y reduce el crecimiento excesivo de patobiontes.

Existen ciertas evidencias de que los cambios genéticos, un sistema inmunitario deficiente o un entorno vital inadecuado pueden favorecer el crecimiento de patobiontes, que podrían provocar inflamación o incluso dejar entrar a los patógenos en la corriente sanguínea, lo que normalmente causa enfermedades de diversa gravedad. Ten en cuenta que los patógenos son diferentes de los patobiontes. Los patógenos no forman parte de la microbiota intestinal normal. Entran en el intestino humano desde el exterior y pueden causar infecciones o inflamación a una persona saludable.

¿SABÍAS QUE...?

Mantener un equilibrio

Una estrategia preventiva eficaz para evitar las enfermedades que surgen de desequilibrios microbianos intestinales (lo que se conoce con el nombre de disbiosis) puede ser centrarse intencionadamente en controlar por medio de la alimentación la proporción de simbiontes, comensales y patobiontes.

EL IMPACTO DE LA ALIMENTACIÓN EN EL MICROBIOMA

Lo que comemos configura la composición de la comunidad bacteriana intestinal. Muchos estudios han resaltado los vínculos entre la alimentación y los diferentes microbiotas intestinales. Para entender por qué la dieta afecta a la aparición de la enfermedad, es fundamental conocer la influencia de la alimentación sobre la microbiota.

Macronutrientes

La cantidad, tipo y equilibrio de los tres nutrientes dietéticos principales –hidratos de carbono, grasas y proteínas– tiene un impacto profundo sobre la microbiota intestinal.

Hidratos de carbono: van desde los azúcares simples hasta las sustancias almidonadas complejas. Algunos ejemplos son los cereales integrales como el trigo, la avena, la cebada, el centeno, el arroz y las patatas. Los hidratos de carbono son la fuente principal de energía para las actividades diarias. La glucosa, uno de sus componentes principales, es imprescindible para el funcionamiento del cerebro y el sistema nervioso central.

Proteínas: son los nutrientes necesarios para desarrollar nuevos músculos y resultan fundamentales para la reparación y regeneración de los músculos y otros tejidos corporales. Las proteínas pueden derivar de fuentes vegetales –las legumbres, como las judías, los guisantes y las lentejas– o animales –las aves, el pescado, la leche, los huevos y las carnes rojas.

Grasas: son el macronutriente con un mayor contenido energético. La grasa proporciona nueve calorías por gramo, más del doble que la proteína o el hidrato de carbono, cada uno de los cuales suministra cuatro calorías por gramo. Esto significa que cuando se consumen iguales cantidades de proteína, grasa e hidratos de carbono, las grasas son las que

> **¿SABÍAS QUE...?**
>
> **Adaptación rápida**
>
> Las bacterias intestinales se adaptan a un cambio de dieta en veinticuatro horas.

> **¿SABÍAS QUE...?**
>
> **Datos sobre las grasas**
>
> Los cuatro tipos de grasas –saturadas, monoinsaturadas, poliinsaturadas y trans– tienen diferentes estructuras y propiedades químicas.

proporcionan más energía, también llamada calorías. Pero no todas las fuentes de grasa se crean del mismo modo.

En los alimentos que consumimos hay cuatro clases principales de grasas: saturadas, monoinsaturadas y poliinsaturadas —producidas de manera natural— y trans, que se usan para procesar y manufacturar ciertos alimentos. Las grasas perjudiciales para nuestra salud, las saturadas y las trans, son sólidas a temperatura ambiente. Las más beneficiosas, las monoinsaturadas y las poliinsaturadas, son líquidas a temperatura ambiente.

Últimamente ha aumentado la inquietud por el hecho de que la dieta de los países altamente desarrollados, que es rica en grasas y en azúcar, haya alterado nuestros microorganismos intestinales. En particular, existe la preocupación de que este tipo de alimentación pueda modificar los genes de las bacterias y, por consiguiente, las acciones bacterianas en el intestino, lo que propiciaría la aparición de enfermedades crónicas. Hasta hace poco no había una idea muy clara acerca de la rapidez y la previsibilidad con la que la microbiota intestinal responde a los cambios dietéticos. En la actualidad, diversas investigaciones llevadas a cabo con animales han demostrado que modificar la composición de macronutrientes de una dieta puede alterarla de manera generalizada y constante en el transcurso de un solo día.

ANÁLISIS DE LA INVESTIGACIÓN

DIETAS A BASE DE CARNE Y DIETAS A BASE DE VEGETALES

Contexto: durante el último siglo ha cambiado la composición de los microbiomas intestinales de las poblaciones occidentales debido a nuevos factores medioambientales que pueden haber tenido un impacto negativo en la salud. Quienes siguen una alimentación baja en fibra y rica en grasas saturadas y azúcares refinados corren el riesgo de desarrollar enfermedades inflamatorias.

Objetivo: evaluar el impacto de dietas basadas enteramente en productos animales o vegetales sobre la comunidad microbiana.

Métodos: los investigadores completaron recientemente un interesante estudio en el que unos voluntarios sanos siguieron dos dietas diferentes que variaban con respecto a su fuente principal de alimento. Los sujetos del estudio recibieron bien una dieta rica en vegetales, que consistía en cereales integrales, legumbres, frutas y verduras, o bien una dieta rica en productos animales, compuesta de carne, huevos y queso.

Resultados: no es de extrañar que los sujetos que siguieron la dieta a base de productos de origen animal tuvieran una concentración superior de proteínas en los productos finales de la digestión en comparación con los sujetos que siguieron la dieta vegetariana, con más hidratos de carbono en los productos finales de la digestión. Las bacterias que pueden tolerar los niveles elevados de ácidos biliares en el intestino, especialmente la *Bilophila wadsworthia*, se vieron con mucha más frecuencia en el grupo de la dieta animal —los niveles más elevados de ácido biliar se han relacionado con diversos cánceres—, mientras que la microbiota de los sujetos que siguieron la dieta vegetariana mostró un incremento de las bacterias que producen un ácido graso de cadena corta muy saludable, llamado butirato. El butirato es importante para la salud del colon y se sabe que reduce su inflamación.

Conclusiones: las bacterias identificadas en el grupo que seguía una dieta animal han sido relacionadas con mayores tasas de inflamación y, en concreto, podrían estar vinculadas a enfermedades inflamatorias intestinales como la enfermedad de Crohn. Por el contrario, los productos finales de la digestión de los vegetales ofrecen grandes beneficios para la salud.

Hidratos de carbono

Casi toda la acción bacteriana de los hidratos de carbono se produce en el lado derecho del colon, mientras que la acción bacteriana de las proteínas no digeridas se produce en el izquierdo. Cada día llegan al colon unos 40 gramos de hidratos de carbono sin digerir —los principales tipos de hidratos de carbono no digeribles son los almidones resistentes (fibra dietética) y ciertos azúcares—. Pues bien, hay evidencias que demuestran que cambiar la cantidad o el tipo de hidratos consumidos durante un periodo de cuatro semanas puede ejercer una influencia rápida e intensa en la microbiota intestinal.

Los hidratos de carbono se dividen en cuatro grupos basándose en su longitud de cadena:

- Monosacáridos (un azúcar).
- Disacáridos (dos azúcares).
- Oligosacáridos (pocos azúcares).
- Polisacáridos (muchos azúcares).

Para la salud es indispensable el consumo de hidratos de carbono complejos con un alto contenido en fibra, que los microorganismos intestinales fermentan y transforman en ácidos grasos de cadena corta, principalmente butirato, propionato y acetato (este tema lo trataremos más adelante en profundidad; ver «La fibra en el intestino», página 82).

La dieta basada en vegetales, rica en frutas, verduras y legumbres, se relaciona con una mayor diversidad en el microbioma, que se asocia a la buena salud. Por el contrario, las dietas occidentales, ricas en grasa y azúcar y bajas en fibra, producen una menor diversidad de microorganismos intestinales, lo que incrementa el riesgo de enfermedades. Dos pruebas clínicas realizadas con sujetos humanos han sugerido que el consumo de cereales integrales incrementa el número de bifidobacterias intestinales beneficiosas para la salud. Se ha demostrado que gracias a los cereales integrales disminuye la fermentación de las proteínas por parte de los microorganismos intestinales. Probablemente, estos efectos beneficiosos sean el resultado de la combinación de los diversos componentes del grano, más que de un componente específico, de ahí la necesidad de consumir cereales enteros, sin refinar.

Proteínas

Con la típica alimentación de los países más desarrollados, llegan cada día al colon entre 12 y 18 gramos de proteínas. La proporción de proteínas sin digerir, conocida también como proteína residual, es

PREGUNTAS FRECUENTES

P ¿Qué es el butirato y cómo beneficia al intestino?

R El butirato es un ácido graso de cadena corta que se produce cuando el cuerpo fermenta la fibra dietética. Es la fuente de energía favorita de las células del colon y se sabe que disminuye el riesgo de cáncer de colon y reduce la inflamación. El butirato ayuda a mantener la pared intestinal sana e impermeable, lo que frena el desarrollo de la inflamación –lo cual es importante para quienes sufren de colitis– y refuerza la barrera intestinal. Esto podría estar relacionado con una mejora del sistema inmunitario del intestino. Además, se sabe que el butirato inhibe el efecto tóxico de ciertos compuestos en las células del colon.

Por el contrario, los factores que reducen la formación de butirato pueden causar inflamación y predisponer a la enfermedad. Como en los alimentos hay pocas fuentes de este ácido graso, los seres humanos dependen de las bacterias intestinales para sintetizarlo. Por consiguiente, son altamente recomendables las dietas ricas en fuentes vegetales, que se sabe que alteran positivamente el microbioma intestinal y mejoran así la formación de butirato.

aproximadamente el 10% del total de proteínas consumidas, dependiendo de la cantidad y del tipo. El colon es un centro activo de metabolismo de proteínas que proporciona nitrógeno para el crecimiento bacteriano. Algunos de los productos finales resultantes de la fermentación de la proteína por parte de las bacterias y que tienen consecuencias perjudiciales para la salud, son los siguientes:

Amoniaco: sabemos que esta sustancia altera la estructura del tejido intestinal y puede fomentar el cáncer intestinal e incrementar la formación de tumores.

Nitrosaminas: se ha demostrado que son carcinógenas. Se cree que la microbiota intestinal juega un papel

¿SABÍAS QUE...?

Descomposición de proteínas

La fermentación de la proteína, que involucra bacterias químicamente romper, ocurre en la última parte del colon.

en la regeneración de estos metabolitos de proteína, de manera que alterarla podría propiciar la generación de bacterias menos capaces de realizar estos procesos metabóli-

> Las dietas con un alto consumo de carne roja incrementan los niveles de nitrosamina, que se asocia con el desarrollo de tumores.

cos dañinos, lo que puede tener importancia para la reducción del riesgo de tumores. Solo ha habido unos pocos estudios que hayan evaluado el impacto de la proteína dietética en la composición microbiana del intestino. Sin embargo, las obras que se publican en la actualidad confirman que las dietas con un consumo elevado de carne roja incrementan los niveles de nitro-samina, lo que se asocia con el desarrollo de tumores.

Menos AGCC: además, un consumo elevado de carne se relaciona con una menor producción de ácidos grasos de cadena corta (AGCC), que ha demostrado ser nefasto para una buena salud. Los ácidos grasos son los productos finales de la digestión de la grasa y están clasificados según su longitud de cadena: cadena corta (menos de seis átomos de carbono), cadena media (entre seis y doce átomos) o cadena larga (trece o más átomos). Cada uno de los tipos de áci-dos grasos presentan unas características únicas.

Sulfuro de hidrógeno: una alimentación rica en carne está asociada a mayores concentraciones de sulfuro en las heces. Se ha demostra-do que el sulfuro de hidrógeno disminuye los efectos positivos del butirato en el colon, y también que aumentar la fibra dietética en las dietas ricas en proteínas incrementa los AGCC y disminuye las concentraciones de amoniaco, lo que tiene un impacto favorable sobre la salud.

ANÁLISIS DE LA INVESTIGACIÓN

INTERVENCIÓN DIETÉTICA

Contexto: coexistimos con nuestros microorganismos intestinales, pero esta relación a veces se vuelve hostil en estados como la obesidad y la enfermedad inflamatoria del intestino. Se sabe que los factores dietéticos influyen en el microbioma, y la alimentación ofrece la ruta más sencilla para la intervención terapéutica.

Objetivo: evaluar el impacto de un experimento de alimentación controlada a corto plazo para examinar la estabilidad del microbioma intestinal y las interacciones entre este y los nutrientes.

Métodos: se recogió la información de noventa y ocho voluntarios sanos acerca de su alimentación utilizando dos tipos de cuestionarios para asegurar la validez del contenido. Las dietas examinadas consistían en una rica en grasas y proteína pero baja en fibra, y otra baja en grasas y en proteína, pero rica en fibra (un subgrupo de los sujetos permaneció en un hospital y recibió una dieta muy específica).

Resultados: se observaron distintas asociaciones microbianas con los nutrientes en ambas dietas. En especial, la dieta alta en grasas y en proteínas tenía un microbioma rico en especies de la familia bacteroides y pobre en especies de prevotella. Por el contrario, la dieta alta en hidratos de carbono y fibra era más rica en prevotella que en bacteroides. Los vegetarianos y un vegano mostraron una nutrida representación del grupo prevotella.

Conclusiones: los factores dietéticos nos ofrecen posibles pistas para entender las diferencias en el microbioma. En las investigaciones futuras se evaluará el impacto en la incidencia de la salud y la enfermedad de un microbioma rico en bacteroides.

Grasas dietéticas

Las grasas dietéticas son absorbidas principalmente en el intestino delgado. En las personas sanas se absorbe la mayor parte de la grasa ingerida. Sin embargo, puede que hasta un 7% no se absorba y, por tanto, no llegue a las células para su utilización, sino que pase al colon y finalmente se excrete durante la evacuación. Como sucede con la proteína, solo se han realizado unos cuantos estudios que investiguen el efecto de la grasa dietética en la microbiota intestinal. Lo que sabemos es que consumir una alimentación rica en grasas hace descender sustancialmente los niveles de ácidos grasos de cadena corta. Recuerda que los AGCC son importantes para la salud general del intestino.

> En las personas sanas se absorbe la mayor parte de la grasa ingerida. Sin embargo, puede que hasta un 7% no se absorba y, por tanto, no llegue a las células para su utilización.

Un interesante estudio con animales que empleaba ratones alimentados con una dieta rica en grasas durante doce semanas, seguida por una dieta estándar de laboratorio durante otras diez semanas, mostró que la composición de la microbiota durante la dieta rica en grasas era diferente en la primera fase pero volvió a la normalidad tras regresar a la dieta habitual. Este estudio ofrece evidencias preliminares de que la respuesta microbiana a una dieta rica en grasas es reversible. Esta área ciertamente necesita más investigación científica. Otros investigadores han demostrado que los efectos negativos de una dieta rica en grasas pueden paliarse o disminuir al añadirle fibra prebiótica.

Los futuros estudios dietéticos

Algunas preguntas que actualmente carecen de respuesta se refieren al impacto de la calidad de cada uno de los macronutrientes. Por ejemplo, ¿existen diferencias entre las proteínas animales y las vegetales en cuanto a su efecto sobre el microbioma? Asimismo, ¿los hidratos de carbono de índice glucémico alto y los de índice glucémico bajo afectan de forma diferente al microbioma? Es crucial que los investigadores se planteen esta clase de preguntas y que continúe el trabajo rigurosamente científico para encontrar las respuestas definitivas.

> Los efectos negativos de una dieta rica en grasas pueden paliarse o disminuir al añadirle fibra prebiótica.

Sin embargo, se ha puesto en marcha un trabajo pionero que está estudiando estos temas. Recientemente, un grupo de investigación examinó la hipótesis de que el tipo y la cantidad de fibra dietética e hidratos de carbono afectaban significativamente a los microorganismos intestinales y a los productos finales de la fermentación. En este estudio europeo, ochenta y ocho participantes completaron el experimento de veinticuatro semanas de duración. Se requería que los sujetos presentaran al menos dos factores de riesgo metabólico, como diabetes, colesterol alto, obesidad o presión arterial elevada, y se les asignaron diferentes dietas:

- Una dieta rica en grasas saturadas y con un índice glucémico alto.
- Una dieta rica en grasas monoinsaturadas y con un índice glucémico alto.
- Una dieta rica en grasas monoinsaturadas y con un índice glucémico bajo.
- Una dieta rica en hidratos de carbono y con un índice glucémico alto.
- Una dieta rica en hidratos de carbono y con un índice glucémico bajo.

Los investigadores observaron cambios significativos en las cantidades de bacterias de los grupos experimentales: los grupos de las dietas ricas en grasas (tanto monoinsaturadas como saturadas) experimentaron una disminución del contenido bacteriano total al compararlas con los otros dos grupos. Los dos grupos de las dietas ricas en hidratos de carbono mostraron el mayor incremento en la especie bifidobacteria, altamente beneficiosa para la salud (de ellos, los participantes del grupo de la dieta rica en hidratos de carbono y con un elevado índice glucémico tuvieron una mayor abundancia de la especie bacteroides). A día de hoy se desconoce el significado de estos resultados.

Además, las dietas ricas en grasas monoinsaturadas y en hidratos de carbono dieron resultados más bajos de colesterol en la sangre, lo que no es de extrañar. Se desconoce el impacto de la reducción total de bacterias observada en los grupos de las dietas ricas en grasas, pero es posible que por la pérdida de bacterias protectoras como las bifidobacterias se produjera un aumento de enfermedades debidas a la inflamación. Estos estudios están aún en sus primeras etapas y se requiere más trabajo para dilucidar los efectos de la calidad de los macronutrientes.

La alimentación y la salud mental

Un número creciente de estudios observacionales han estado documentando las asociaciones entre la calidad de la alimentación y el riesgo de depresión. Estas asociaciones se han observado sistemáticamente en adultos y niños de multitud de países y culturas. Por ejemplo, diversos estudios que investigan los efectos protectores de la dieta mediterránea sobre las enfermedades cerebrales han mostrado una reducción del riesgo de depresión y de deterioro de las facultades cognitivas. Es más, los niños que consumen una mayor cantidad de alimentos poco saludables repletos de azúcar y grasa parecen sufrir más trastornos psicológicos que aquellos que llevan una alimentación más saludable.

Las pruebas de que los microorganismos intestinales influyen en el cerebro y en el comportamiento están adquiriendo relevancia. Estamos viendo cómo afectan a conductas como la ansiedad en los modelos animales y, cuando se introducen determinados probióticos, cómo pueden mejorar los comportamientos depresivos. En estudios pequeños, el consumo de probióticos de las especies bifidobacteria o lactobacilo se ha asociado a una mejoría significativa de los síntomas de ansiedad y depresión.

La depresión está estrechamente relacionada con un conjunto de enfermedades, como el síndrome del colon irritable, la fibromialgia y las migrañas; por ese motivo es tan emocionante pensar que el estudio de la salud del microbioma intestinal podrá ofrecernos estrategias eficaces para su prevención y tratamiento en el futuro. De hecho, en los próximos años, los probióticos y la intervención dietética para producir un microbioma saludable pueden ser una opción de tratamiento para muchos trastornos psiquiátricos, entre ellos la depresión, la ansiedad, el autismo, la esquizofrenia y los trastornos bipolares.

CAPÍTULO

2

Los antibióticos
y el microbioma intestinal

❖ CASO DE ESTUDIO 1 ❖

TRATAMIENTO DE LA FIEBRE SIN ANTIBIÓTICOS

Annie llevó a su hija de tres años, Kate, a la clínica de su médico de cabecera tras veinticuatro horas de fiebre. Estaba visiblemente alterada porque ya habían tratado a su hija con antibióticos tres meses antes por otro episodio de fiebre del que no se conocía claramente la causa.

Aparte de esto, Kate era una niña sana, nacida a las treinta y ocho semanas de gestación y con un tamaño normal. Entró en la guardería a los dos años de edad, y al parecer desde entonces sufría constantemente de tos y moqueo nasal. Tres meses antes pasó dos días con 38,5 °C de fiebre. En ese momento, tenía tos, pero no había ningún otro síntoma. Jugaba y se relacionaba normalmente con sus hermanos. Cuando volvió a repetirse la fiebre, Annie se alarmó pero no podía ver a su médico de cabecera hasta el día siguiente, por lo que trató a su hija con los antibióticos que habían sobrado de la vez anterior.

Después de aquello, estuvo informándose acerca de la relación entre la exposición a los antibióticos y el desarrollo del asma en los niños pequeños y le preocupaba que haber administrado antibióticos a Kate pudiera causarle esta u otras enfermedades alérgicas en el futuro. Tampoco sabía cómo tratar la fiebre y quería consultarlo.

El médico de cabecera de la familia de Kate confeccionó un historial clínico detallado y llevó a cabo un examen físico exhaustivo. No había evidencias

43

de infección de oído ni de garganta. El examen respiratorio tuvo un resultado normal y se descartó la neumonía. Además, un examen de orina dio negativo, sin señales de infección del tracto urinario. La niña estaba bien hidratada e interactuaba con normalidad. El médico tranquilizó a Annie explicándole que los niños pequeños corren un mayor riesgo de infecciones virales y que están predispuestos a contraer fiebre, un síntoma de que el cuerpo está reaccionando contra el virus. Le aseguró que por el momento no se necesitaba ningún tratamiento adicional y que, en esa situación, los antibióticos causarían más perjuicios que beneficios, por lo que le aconsejó que tratara los síntomas con líquidos y analgésicos. En concreto le recomendó que no le administrara a su hija ningún antibiótico, incluidos, por supuesto, los que sobraban de los que le recetó la vez anterior.

❖ CASO DE ESTUDIO 2 ❖

COMPLICACIONES POR EL USO DE ANTIBIÓTICOS

Roberto es un hombre de cuarenta y tres años, diabético, que cinco días antes de visitar al médico había desarrollado una infección en la pierna. Tenía fiebre y la espinilla hinchada, caliente y roja. Le diagnosticaron una infección y se le recomendó que ingresara en el hospital para que le administraran antibióticos intravenosos.

A los cuatro días de estar recibiendo antibióticos empezó a tener diarrea. De hecho, experimentó siete episodios de evacuación aguda y suelta, acompañados de dolor y calambres abdominales. Esto sucedió durante dos días. Roberto estaba convencido de que tenía colitis causada por *Clostridium difficile*, también conocida como la infección por la «superbacteria» que se asocia con los antibióticos.

Su médico me pidió que lo examinara mientras Roberto estaba ingresado en el hospital. Durante la evaluación, establecimos que sufría una diarrea aguda y que, aparte de su diabetes (para la que requería insulina), se encontraba razonablemente sano. Por lo general, evacuaba una o dos veces al día sin sangre ni mucosidad. Por lo tanto, su situación actual difería claramente de sus hábitos evacuatorios normales.

Yo compartía la preocupación de Roberto de que pudiera tratarse de una diarrea relacionada con un antibiótico o una colitis provocada por *Clostridium difficile* ya que en el periodo inmediatamente posterior a la exposición a un antibiótico existe un riesgo significativo de contraerla. También le mencioné al paciente que, en ocasiones, la misma exposición al antibiótico puede interrumpir la frecuencia y la rutina de los movimientos intestinales, provocando hábitos alterados de evacuación. Mandé un análisis completo de heces para buscar parásitos y bacterias, cuyos resultados fueron positivos para la toxina *Clostridium difficile*, y Roberto comenzó un tratamiento con antibióticos para combatir su enfermedad, además de recibir información acerca del uso de los probióticos.

EL PASADO Y EL FUTURO DE LOS ANTIBIÓTICOS

Sin lugar a dudas, el descubrimiento y el auge de los antibióticos cambiaron la medicina para bien.

Los antibióticos pueden definirse como medicamentos que destruyen las bacterias o inhiben su crecimiento. La historia de estos medicamentos puede dividirse en dos partes: el periodo antiguo y la época actual. En la antigüedad, los griegos y los habitantes del sur de Asia usaban moho y ciertas plantas para tratar las infecciones. Es significativo que en Grecia y en Serbia se usara tradicionalmente el pan mohoso para tratar heridas e infecciones. En Rusia los campesinos utilizaban tierra caliente para tratar las heridas infectadas, y se afirma que los médicos de Babilonia curaban los ojos infectados con una cocción de leche agria.

¿SABÍAS QUE...?

Salvar vidas

En 1900, el 30% de todos los fallecimientos producidos en Estados Unidos correspondía a niños menores de cinco años. En 1997, solo murió un 1% de ellos.

En 1900, las tres causas principales de muerte fueron la neumonía, la tuberculosis y la diarrea no controlada, que representaban un tercio de todos los fallecimientos. En 1997, las enfermedades del corazón y el cáncer representaban más del 50% de todas las defunciones, con solo un 4% atribuido a la neumonía o a la gripe.

Uno de los avances médicos más significativos del siglo XX fue el de adquirir la capacidad de tratar las enfermedades infecciosas. Desde entonces, los fallecimientos a consecuencia de estas enfermedades han descendido notablemente en las naciones desarrolladas. Este descenso ha contribuido a una marcada disminución de la mortalidad infantil y a un incremento de treinta años en la esperanza de vida. Seguramente, los antibióticos han sido los únicos responsables de este decrecimiento de la mortalidad infantil y del aumento de la longevidad; no hay duda de que han salvado millones de vidas desde que se descubrieron.

Sin embargo, hemos llegado a una nueva era; durante las últimas décadas los antibióticos se han usado mal y se ha abusado de ellos, y debido a esto, muchos han dejado de ser eficaces contra determinadas bacterias. La resistencia a los antibióticos se produce cuando las bacterias evolucionan para protegerse de ellos y dejan de ser sensibles a sus efectos. Cuando sucede esto, los antibióticos que anteriormente habían sido efectivos para controlar la multiplicación de bacterias o para destruirlas, dejan de funcionar. Últimamente nos hemos familiarizado con el término *superbacteria*, que se refiere a esas bacterias resistentes a los antibióticos.

Un ejemplo común de superbacteria es el *Staphylococcus aureus* resistente a la meticilina, que anteriormente afectaba solo a pacientes ingresados en un hospital pero que en la actualidad puede verse en otro tipo de entornos. Otras superbacterias son la *Clostridium difficile* (*C. diff.*) y la *Mycobacterium tuberculosis*, la bacteria que causa la tuberculosis, que ahora se está volviendo difícil de tratar debido a su resistencia a los antibióticos.

Cambios en la microbiota

La capacidad de los antibióticos para alterar radicalmente la microbiota del tracto intestinal ya fue observada en la pasada década de los cincuenta, al demostrarse que dosis elevadas de un determinado antibiótico eliminaban las bacterias intestinales de los pacientes que se estaban preparando para una intervención quirúrgica del intestino. En solo unos pocos años de uso continuo de antibióticos hubo cada vez más evidencias de que alterar la microbiota del paciente con estos medicamentos podía ocasionar un microbioma intestinal que favoreciese a agentes patógenos o bacterias oportunistas causantes de enfermedades, en lugar de a bacterias benignas. Sabemos que los antibióticos modifican la composición de la microbiota del intestino. Lo que ya no se conoce tan bien es si la comunidad microbiana recupera su composición original después del tratamiento. Unos cuantos estudios han intentado responder a esta pregunta, pero con resultados dispares; hemos de seguir investigando.

Por ejemplo, un estudio evaluó a seis pacientes que habían recibido un tratamiento breve de varios antibióticos. Solo uno de ellos recuperó su perfil microbiano original a los sesenta días del tratamiento. En otro estudio que empleó una tecnología más avanzada para determinar mejor las bacterias del intestino, la inmensa mayoría de los individuos tratados con antibióticos sufrieron cambios permanentes en las especies microbianas intestinales. Aunque los resultados no están claros, su impacto es digno de destacar, ya que podrían verse afectadas las funciones asociadas con la recuperación de una microbiota normal, además de la salud general.

> Nuestro microbioma normal es esencial para diversas funciones, y las bacterias medioambientales son la base sobre la que se sustentan todas las formas de vida en la Tierra.

Resistencia antibiótica

¿Qué impacto tiene la resistencia a los antibióticos? ¿Debería preocuparnos? Los microbios nunca dejarán de adaptarse a cualquier presión selectiva que les impongamos. Es razonable suponer que, junto con la muerte y los impuestos, la resistencia a los antibióticos es una de las pocas cosas a las que es imposible escapar en esta vida. Algunos expertos sostienen que nunca ganaríamos una hipotética guerra contra los gérmenes. Y ni siquiera deberíamos intentarlo.

¿SABÍAS QUE...?

Aumenta la resistencia

Los datos sugieren que más del 60% de los especialistas se ha encontrado con una infección bacteriana resistente a innumerables antibióticos durante el año anterior.

Hemos descrito anteriormente la relación simbiótica que mantenemos con nuestros microbios y los beneficios que nos reporta coexistir en armonía con ellos. Nuestro microbioma normal es esencial para diversas funciones, y las bacterias medioambientales son, literalmente, la base sobre la que se sustentan todas las formas de vida en la Tierra.

La crisis antibiótica es el resultado predecible al que nos abocamos por el modo en que hemos desarrollado y utilizado estos fármacos desde su descubrimiento. Si seguimos con estas prácticas durante los próximos ochenta años como lo hemos hecho en los ochenta años anteriores, la resistencia a los antibióticos seguirá expandiéndose y nuestras opciones de tratamiento disminuirán. Volveremos a como se vivía antes de su descubrimiento, con un resurgimiento de infecciones que pueden resultar mortales y sin armas eficaces para reducir el impacto de los microorganismos resistentes. Los expertos en enfermedades infecciosas afirman que si queremos cambiar el sombrío panorama que vislumbramos y disponer durante mucho tiempo de una terapia antimicrobiana eficaz para las infecciones, debemos reconsiderar ciertos planteamientos tradicionales a los que a veces nos aferramos.

Impedir el abuso de antibióticos es crucial. Esto puede conseguirse en gran medida cambiando la conducta, por ejemplo mediante la educación y restringiendo la prescripción de estos medicamentos.

PREGUNTAS FRECUENTES

P Si tanto las bacterias como los virus pueden causar enfermedades graves y contagiosas, ¿por qué se tratan de forma distinta?

R Las bacterias son microorganismos unicelulares que proliferan en determinados entornos. Los virus tienen un tamaño incluso menor pero pueden vivir prácticamente en cualquier sitio; requieren de un huésped vivo para replicarse, o de lo contrario, no pueden sobrevivir. Una vez que el virus entra en tu cuerpo, invade tus células y redirige tu maquinaria celular para poder reproducirse. En muchos casos, puede ser difícil distinguir si es una bacteria o un virus lo que está causando los síntomas. Muchos tipos de enfermedades —como la meningitis, la neumonía y la diarrea— pueden estar causados tanto por una bacteria como por un virus. Y como ambos son organismos diferentes, hay que tratarlos de manera distinta. Los antibióticos nunca son eficaces para tratar virus.

ANÁLISIS DE LA INVESTIGACIÓN

EL USO DE ANTIBIÓTICOS

Contexto: usar agentes antimicrobianos puede causar diversos efectos adversos en los microorganismos intestinales. La aparición de resistencia entre las bacterias en el microbioma normal puede contribuir a un incremento de patógenos que podrían ser muy perjudiciales.

Objetivo: evaluar el efecto de dos antibióticos usados habitualmente, ciprofloxacina y clindamicina, sobre el microbioma.

Métodos: se reclutó a treinta voluntarios sanos para el estudio. Fueron asignados aleatoriamente para recibir un tratamiento con ciprofloxacina, clindamicina o un placebo. Se recogieron muestras de heces en diversos momentos.

Resultados: se produjo una disminución de un grupo numeroso de bacterias conocidas como bacterias gramnegativas a los once días de empezar a tomar el antibiótico ciprofloxacina, pero esto se normalizó al llegar a los treinta días. Es significativo que en el mismo grupo de voluntarios, la cantidad de otro grupo numeroso de bacterias, conocidas como grampositivas, permaneciera estable hasta el undécimo día, y luego se mantuviera constantemente elevado durante doce meses más. En el grupo de clindamicina no se observaron cambios con respecto a las bacterias gramnegativas. Una disminución de las grampositivas se observó a los once días de empezar a tomar clindamicina, y no se normalizó hasta doce meses más tarde. La cantidad y distribución de las bacterias no cambió en el grupo del placebo.

Conclusiones: el tiempo requerido para que los microorganismos habituales vuelvan a la normalidad tras los antibióticos es diferente según la especie de bacterias. Se puede necesitar entre uno y doce meses para normalizar el microbioma, lo que podría suponer un riesgo para la salud durante ese periodo de tiempo. El estudio demuestra que una mayor exposición a los antibióticos puede impedir que el microbioma recupere la normalidad.

VULNERABILIDAD FRENTE A LAS BACTERIAS PERJUDICIALES

El uso de antibióticos incrementa la vulnerabilidad frente a las bacterias perjudiciales. Desgraciadamente, incluso al usar los antibióticos apropiados para cada enfermedad, pueden producirse efectos secundarios graves relacionados con desequilibrios del microbioma. El mejor ejemplo de esta relación es la *Clostridium difficile*.

Clostridium difficile

Muchos habréis oído hablar de la superbacteria *Clostridium diffi-cile*, conocida también como *C. diff*. Se está convirtiendo rápidamente en una amenaza para la salud, especialmente en pacientes hospitalizados, así como en los que viven en centros de asistencia prolongada. La mayoría de los pacientes con *C. diff.* había tomado antibióticos poco antes de contraer esta infección. En otras palabras, los antibióticos pueden causar infecciones. ¿Cómo es posible si se han creado precisamente para destruir o reducir la cantidad de bacterias presentes? Bajo circunstancias normales, las bacterias benignas del intestino mantienen bajo control a la *C. diff.*, un microorganismo que existe en estado natural, y no permiten que prolifere. Sin embargo, cuando se administran antibióticos, se suprimen tanto las bacterias perjudiciales como las beneficiosas, y esto permite que la *C. diff.* se expanda descontroladamente.

> **¿SABÍAS QUE...?**
>
> **Nueva cepa**
>
> En los últimos años se ha desarrollado una nueva cepa de *C. diff.* que produce una infección grave de colon. Aunque primero se identificó en Canadá, se ha expandido por todo Estados Unidos.

Identificar y tratar la C. diff.

¿Cómo saber si tienes C. diff.? Los síntomas que provoca esta superbacteria suelen ser múltiples heces de gran volumen al día, dolor, hinchazón y calambres abdominales. En situaciones graves, se eleva el número de células blancas de la sangre y hay evidencias de inflamación en los exámenes de rayos X. Normalmente se diagnostica analizando las deposiciones. A veces se necesita una colonoscopia limitada, lo que se conoce como sigmoidoscopia flexible, para confirmar el dignóstico de *C. diff.* y descartar otros posibles diagnósticos. La mayoría de los casos de *C. diff.* responden al tratamiento estándar. Sin embargo, algunos enfermos no responden a los antibióticos habituales y podrían requerir uno más potente. En casos muy graves, podría ser necesaria una intervención quirúrgica para extraer el intestino afectado, aunque esto es extremadamente inusual. En algún caso aislado, la *C. diff.* puede llegar a ser mortal.

¿Cómo prevenir y tratar la C. diff.? Desgraciadamente, una vez que esta superbacteria se descontrola es difícil deshacerse permanentemente de ella. El antibiótico de primera línea que se emplea es el metronidazol, que se comercializa como Flagyl. El tratamiento suele durar entre diez y catorce días. Si el metronidazol no produce el efecto deseado, se usa vancomicina, el antibiótico de segunda línea. En circunstancias especiales, un médico puede combinar tratamientos para incluir tanto el metronidazol como la vancomicina —por lo general, esta última es más efectiva, especialmente si la enfermedad es más grave—. La tasa de recidiva de *C. diff.* una vez tratada puede llegar al 20%. Lamentablemente, esto significa que incluso si el tratamiento ha tenido éxito, una de cada cinco personas volverá a sufrir un brote de esta infección.

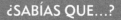

¿SABÍAS QUE...?

Una y otra vez

Tras sufrir un episodio de infección de *C. diff.*, el riesgo de nuevas infecciones es superior al 20%.

¿Qué se puede hacer para evitar la C. diff.? Es fundamental que no utilices de manera ocasional los antibióticos. Esto significa limitarlos

---

Cómo prevenir la resistencia a los antibióticos

- Pregunta si te van a hacer pruebas para asegurarte de que te recetan el antibiótico apropiado cuando este medicamento sea necesario.
- Sigue al pie de la letra las instrucciones de tu médico para tomar los antibióticos. No te saltes dosis.
- Completa el tratamiento recetado aunque ya te sientas mejor.
- No guardes antibióticos para tratar una enfermedad en el futuro.
- No pidas antibióticos cuando tu médico crea que no los necesitas.
- Evita las infecciones practicando una buena higiene de las manos y con las vacunas recomendadas.

únicamente a las enfermedades para cuyo tratamiento son imprescindibles. Ten en cuenta que una garganta irritada y el moqueo de nariz pueden deberse a diversas causas y que no significan forzosamente que sufras una infección bacteriana. Recuerda que los antibióticos solo pueden tratar las bacterias, no los virus. Practica una buena higiene de manos en todo momento.

Diarrea asociada con antibióticos

Hemos visto que los antibióticos pueden perturbar a las bacterias intestinales. Dependiendo de la proporción de bacterias residentes en el colon, esta perturbación puede dañar también el revestimiento de la pared intestinal y provocar diarrea. Normalmente, la diarrea que se produce directamente por tomar antibióticos es autorregulada y se cura sin ningún tratamiento específico. Sin embargo, sus síntomas y su gravedad pueden afectar a la calidad de vida.

El uso de antibióticos en los niños

Durante las últimas décadas, las enfermedades alérgicas han aumentado rápidamente hasta llegar a afectar a más del 20% de la población de los principales países industrializados. Sin embargo, las explicaciones que nos ofrecen las autoridades sanitarias para su espectacular incremento y prevalencia siguen siendo poco satisfactorias.

Aunque los índices de prescripción de antibióticos varían según las zonas, el uso de estos fármacos durante la niñez aumentó notablemente a finales de la década de los ochenta y a principios de los noventa. Este fenómeno coincide con el actual incremento de enfermedades alérgicas. Estudios pioneros sugerían la existencia de una relación entre la exposición a antibióticos en los

> **¿SABÍAS QUE...?**
>
> **El efecto de la higiene**
>
> La hipótesis de la higiene, propuesta inicialmente por un grupo de investigadores en 1989, sugiere que la falta de exposición a microbios como resultado de unas condiciones muy higiénicas en los primeros años de vida puede tener un impacto negativo en el equilibrio del sistema inmunitario.

primeros años de vida y el desarrollo de enfermedades alérgicas. Patologías como el asma, la dermatitis y la rinitis, son trastornos inflamatorios crónicos que surgen de la compleja interacción entre la genética de los individuos y el entorno en el que residen.

Pese a que estudios posteriores han arrojado resultados contradictorios, el mayor estudio reciente, en el que participaron más de doscientos cincuenta mil sujetos, confirmó la existencia de un vínculo. No se registró ninguna información sobre los tipos de antibióticos usados, ni sobre las dosis y duración de los tratamientos. Se cree que los antibióticos de amplio espectro, o los destinados a tratar una mayor cantidad y variedad de bacterias, tienen un efecto más potente en la reducción de microorganismos intestinales que los antibióticos más específicos. Es interesante resaltar que la relación entre la exposición a los antibióticos en los primeros años de vida y las alergias y el asma es más evidente en niños sin antecedentes familiares de asma u otras enfermedades alérgicas.

El entorno moderno

Muchos investigadores han observado que la aparición de enfermedades alérgicas va a asociada a un estilo de vida moderno y que su aumento se produce en paralelo a la disminución de enfermedades infecciosas, lo que en parte puede atribuirse, entre otros factores, a las políticas de vacunación y a un mayor uso de los antibióticos. Ya que la composición genética de los seres humanos no ha cambiado en las últimas décadas, es razonable deducir que lo que se ha modificado es el entorno y que probablemente este sea el mayor impulsor del desarrollo de las enfermedades alérgicas.

Tratar los síntomas infantiles sin antibióticos

Los niños están especialmente predispuestos a desarrollar síntomas como tos, goteo nasal y fiebre, sobre todo en los primeros años de vida, cuando su sistema inmunitario está formándose y madurando. Las guarderías y los centros preescolares

Abstente de pedir antibióticos para tratar síntomas cuando esto no sea médicamente apropiado.

son el principal caldo de cultivo para la transmisión de enfermedades infecciosas entre los más pequeños. La mayoría de las fiebres que sufren los niños sanos e inmunizados se deben a enfermedades virales, que no responden a los antibióticos. En esos casos, consulta con tu médico y sigue sus sugerencias. Abstente de pedirle que trate los síntomas con antibióticos cuando esto no sea médicamente apropiado. Si los síntomas de tu hijo no mejoran dentro del plazo previsto o si su salud se deteriora, concierta otra cita con el médico; podrían requerirse más pruebas antes de exponer a tu hijo a antibióticos.

Garganta irritada

La irritación de garganta es un síntoma muy corriente en las infecciones del tracto respiratorio superior. La causa de una irritación de garganta puede ser una bacteria o un virus, pero normalmente es más viral que bacteriana. La mayoría de las irritaciones de garganta *no* son causadas por bacterias estreptococos. Aunque es importante diagnosticar y tratar adecuadamente la faringitis estreptocócica (conocida oficialmente como faringitis estreptocócica de grupo A) para evitar cualquier complicación, esta enfermedad es muy poco frecuente en menores de tres años. De hecho, la mayoría de los niños con infecciones del tracto respiratorio superior no tienen la garganta irritada. La Academia Norteamericana de Pediatría, la Asociación Norteamericana del Corazón y la Sociedad de Enfermedades Infecciosas de Norteamérica recomiendan hacer pruebas de cultivo de garganta y evitar el tratamiento con antibióticos hasta disponer de los resultados. Es prudente esperar estos antes de iniciar el tratamiento, ya que se trata de evitar complicaciones.

Dolor de oído

Los dolores fuertes de oído son frecuentes en los niños pequeños. En 2009, la Sociedad Canadiense de Pediatría publicó unas directrices exhaustivas para el tratamiento de la otitis aguda media (infección aguda de oído). En los niños mayores de 6 meses, se recomienda una observación atenta, ya que la mayoría de los síntomas desaparecen por sí solos. No obstante, si continúan durante más de cuarenta y ocho o setenta y dos horas, deberían prescribirse antibióticos. Para la mayoría de los padres esta estrategia, que reduce las complicaciones asociadas con la terapia antibiótica, suele ser satisfactoria.

Tos y resfriado

Los antibióticos juegan un papel mínimo en el tratamiento de las infecciones pediátricas del tracto respiratorio superior. En los niños pequeños, la neumonía bacteriana es relativamente rara; las causas más comunes de neumonía son los virus como el virus respiratorio sincitial o el de la gripe. Muchos padres sienten una especie de fobia hacia la fiebre. Buscan asistencia médica porque creen que es peligrosa e indica una infección grave que ha de tratarse con antibióticos.

¿SABÍAS QUE...?

Vínculo con el asma

La exposición a los antibióticos en la infancia temprana puede predisponer a tu hijo a desarrollar asma.

PREGUNTAS FRECUENTES

P Si mi hijo tiene fiebre, ¿cómo puedo cerciorarme de que no necesita antibióticos?

R Recuerda que la fiebre es una respuesta normal del sistema inmunitario y que no es peligrosa en sí misma. No obstante, observa las siguientes directrices para evaluar la situación:

- Recuerda que, en los niños con un sistema inmunitario sano, la mayoría de las fiebres son causadas por los virus.
- El historial clínico y un examen físico son las mejores estrategias para identificar la fuente de la fiebre y determinar si son necesarias más pruebas.
- Una vez que se ha tratado la fiebre, y que la temperatura ha disminuido, los niños deberían interactuar con normalidad y volver a jugar.

HABLA EL MÉDICO

Los antibióticos han transformado para siempre el campo de la medicina moderna, mejorando notablemente la calidad de vida de innumerables individuos. Sin embargo, gracias a los avances en los métodos científicos, los investigadores están empezando a entender el daño causado a la microbiota intestinal, que nos protege de las bacterias que pueden dañarnos seriamente y provocar enfermedades graves. En el futuro habrá que seguir estudiando el microbioma intestinal para conocer en detalle su composición con objeto de entender claramente las conexiones entre la microbiota y la salud y la enfermedad. Esto les permitirá a los científicos comprender mejor de qué manera pueden afectar al desarrollo de las enfermedades las bacterias alteradas por los antibióticos.

CAPÍTULO
3

Las bacterias benignas

LA TERAPIA PROBIÓTICA

Mira, una mujer de treinta años, vino a verme tras sufrir hinchazón abdominal, episodios alternantes de diarrea y estreñimiento, así como calambres abdominales durante los últimos tres años. La frecuencia y gravedad de sus síntomas se había incrementado el año anterior, tras un viaje a México, en el que padeció durante tres días de diarrea intensa. Había sentido malestar y le urgía estar cerca del baño en caso de que no pudiera contener la diarrea. Mira no tenía ninguna pérdida inesperada de peso, tampoco sangre en las deposiciones, y en su familia no había antecedentes de cáncer de colon o enfermedad inflamatoria intestinal.

Su médico de familia me la derivó a mí, su gastroenteróloga, para que continuara con la evaluación y el tratamiento. Yo le mandé varios análisis de sangre, entre ellos uno para la enfermedad celiaca. Todas las pruebas dieron negativo. Sus muestras de heces estaban limpias de infección. Le diagnostiqué síndrome del colon irritable y tuve la impresión de que sus problemas se habían acelerado al viajar a México tras una presunta infección viral. Me pareció que el carácter de sus síntomas era predominantemente posinfeccioso.

Su plan de tratamiento consistía en modificaciones dietéticas, entre ellas reducir la ingestión de azúcar simple de fuentes como frutas, zumo de frutas y refrescos, al tiempo que incrementaba la de alimentos ricos en probióticos como yogur y kéfir. Le recomendé que empezara tomando un probiótico específico que consistía en *Bifidobacterium infantis*. Mira probó este tratamiento y la vi, tres meses después, en una visita de seguimiento. Para entonces sus síntomas habían mejorado notablemente y había recuperado su calidad de vida.

LOS ALIMENTOS FUNCIONALES Y LOS PROBIÓTICOS

¿SABÍAS QUE...?

Comer alimentos funcionales

El consumo de alimentos funcionales es un campo emergente de la ciencia de la alimentación. La Administración de Fármacos y Alimentos de Estados Unidos no define específicamente los alimentos funcionales sino que se limita a reconocer que el término se usa ampliamente en el mercado. El Ministerio de Sanidad de Canadá los define como alimentos enriquecidos con ingredientes bioactivos que han demostrado beneficios para la salud que van más allá de la nutrición básica. Por tanto, no todos los alimentos enriquecidos se consideran alimentos funcionales.

Los recientes avances en el campo de la microbiota intestinal han establecido las bases para fomentar los alimentos funcionales. Las bacterias intestinales óptimas se consiguen tomando una alimentación bien equilibrada con una mayor ingesta de alimentos funcionales, en concreto prebióticos y probióticos.

Los prebióticos son fibras dietéticas que el aparato digestivo no puede digerir. Una vez consumidas, estas fibras alteran selectivamente la composición bacteriana del intestino.

Los probióticos son bacterias vivas que al ingerirse tienen el efecto beneficioso de modificar favorablemente el microbioma intestinal.

Los prebióticos y los probióticos son dos de las estrategias más poderosas para alterar el microbioma de una manera que favorezca a la salud.

¿QUÉ SON LOS PROBIÓTICOS?

Hace más de cien años, el científico ruso Elie Metchnikoff sugirió que la leche fermentada con bacteria ácida láctica mejoraba la salud. Aproximadamente por las mismas fechas, las bifidobacterias –bacterias conocidas por optimizar la salud digestiva que originalmente se encuentran en el intestino de todos los seres humanos– se aislaron de las heces de los niños alimentados con lactancia materna y se las asoció a la disminución de infecciones en los lactantes. Y ahí nació el término *probióticos*, que solo se ha empleado con mayor claridad en los últimos años para categorizar adecuadamente los alimentos funcionales comerciales.

Se define a los probióticos como «organismos vivos que al ser administrados en la suficiente cantidad producen un efecto beneficioso en el huésped». Sabemos que pueden tener efectos positivos no solo en el intestino, sino también en otros órganos. Aunque normalmente los probióticos se consumen en alimentos fermentados con cultivos vivos activos, como el yogur, también pueden tomarse como suplementos, por ejemplo en forma de cápsulas.

En un principio, la idea de consumir bacterias vivas puede parecer extraña. Después de todo, ¿no tomamos antibióticos para combatir las bacterias? ¿No se las asocia con infecciones? Confiamos en que la información que has aprendido hasta ahora en este libro te haya convencido de que nuestra configuración genética funciona en un equilibrio delicado y complejo de bacterias beneficiosas y perjudiciales para promover la salud y el bienestar.

¿CÓMO FUNCIONAN LOS PROBIÓTICOS?

Aún no sabemos cómo actúan exactamente los probióticos en nuestro organismo, pero hay algunas funciones básicas aceptadas por la mayoría de los científicos y médicos. Dichas funciones son las siguientes:

¿SABÍAS QUE...?

Cepas populares

Existen numerosas cepas de probióticos, pero hoy en día las más comunes a nivel comercial son los lactobacilos y las bifidobacterias.

- **Limitan las bacterias perjudiciales:** los probióticos limitan la capacidad de las bacterias nocivas (también llamadas patógenos) para vivir en el intestino. Ayudan a producir sustancias que hacen que el intestino se vuelva más ácido, lo que reduce el crecimiento bacteriano. Asimismo, pueden tener un efecto antimicrobiano, lo que también reduce el crecimiento de las bacterias.

- **Mejoran la función de barrera del intestino:** la función de barrera está relacionada con la calidad o la integridad de las células intestinales. El aumento de la estanqueidad entre estas células, que se alcanza incrementando su producción de mucosidad, impide que las bacterias escapen fácilmente a otras áreas del cuerpo. Los probióticos contribuyen al mantenimiento de una capa espesa de mucosidad, proporcionando así una mayor defensa dentro del intestino.

> El intestino es el mayor órgano inmunitario del cuerpo –más del 70% de las células inmunitarias residen en él.

- **Influyen positivamente en el sistema inmunitario:** el intestino es el mayor órgano inmunitario del cuerpo –más del 70% de las células inmunitarias residen en él–. Las bacterias probióticas activan las respuestas de este sistema para obtener efectos beneficiosos, como la corrección de deficiencias inmunitarias y el incremento de determinados tipos de células blancas, en particular células T, que son cruciales para el mantenimiento de un sistema inmunitario fuerte.

LOS PROBIÓTICOS EN EL TRATAMIENTO DE ENFERMEDADES GASTROINTESTINALES

Las enfermedades gastrointestinales son una de las afecciones más frecuentes y suelen conllevar una baja calidad de vida y un funcionamiento deficiente del organismo. Los probióticos han demostrado tener un efecto importante en el tratamiento de muchos problemas médicos y a la hora de prevenir la aparición de esas afecciones. Por consiguiente, existen razones fundadas para incrementar la ingesta

---

Enfermedades en las que los probióticos pueden tener un impacto beneficioso

Enfermedades gastrointestinales
- Diarrea infecciosa.
- Diarrea asociada a antibióticos.
- Colitis causada por *Clostridium difficile* (*C. diff.*).
- Enfermedad inflamatoria intestinal (enfermedad de Crohn y colitis ulcerativa).
- Síndrome del colon irritable.
- Úlceras de estómago.
- Encefalopatía hepática.

Enfermedades no gastrointestinales
- Infecciones del tracto urinario.
- Vaginosis bacteriana.
- Hígado graso no alcohólico.
- Alergias, especialmente dermatitis.
- Diabetes.
- Obesidad.
- Infecciones respiratorias (neumonía).

---

de alimentos ricos en probióticos tanto en la medicina preventiva como en el mantenimiento de la salud. En esta sección estudiaremos las enfermedades gastrointestinales más habituales a las que beneficia el uso de los probióticos.

> Cuando estés de vacaciones, consume más alimentos ricos en probióticos, como yogur y kéfir, y si sufres diarrea infecciosa, podrías tomar un suplemento probiótico.

Diarrea infecciosa

En, como mínimo, una docena de estudios de investigación, muchos realizados con bebés y con niños, se utilizaron probióticos para tratar o prevenir la diarrea aguda provocada por infecciones. La mayoría de los estudios muestra unos beneficios muy positivos de los probióticos en lo referente a la reducción de la intensidad y la duración de los síntomas de la diarrea infecciosa. Estos beneficios se extendieron a múltiples cepas, entre ellas *Lactobacillus rhamnosus* GG y *Saccharomyces boulardii*.

Quienes viajan a climas más cálidos y a países menos desarrollados experimentan una elevada incidencia de diarreas. De hecho, hasta el 50% de los viajeros podrían contraer una, con síntomas como una importante deshidratación, debilidad y aletargamiento. Con la diarrea del viajero, el único recurso es sentarse, esperar y dejar que la naturaleza siga su curso. Si es muy grave, será necesaria una visita a urgencias para rehidratarse. Se ha demostrado que los probióticos añaden una protección significativa y reducen tanto la aparición como la intensidad de la diarrea en este tipo de situaciones. Según los estudios, el mejor probiótico para tratar la diarrea del viajero es la cepa *Lactobacillus* GG. De manera que, cuando estés de vacaciones, consume más alimentos ricos en probióticos, como yogur y kéfir, y si sufres diarrea infecciosa, podrías tomar un suplemento probiótico.

ANÁLISIS DE LA INVESTIGACIÓN

PROBIÓTICOS PARA LA DIARREA AGUDA

Contexto: los probióticos podrían ofrecer una intervención segura en la diarrea aguda relacionada con las infecciones, reduciendo la duración y la gravedad de la enfermedad.

Objetivo: evaluar el impacto de los probióticos en el tratamiento de la diarrea aguda.

Métodos: se incluyeron todos los estudios aleatorios controlados que comaraban, en pacientes con diarrea aguda, un agente probiótico específico con un placebo. Sesenta y tres estudios cumplieron los criterios de inclusión, con un total de más de ocho mil pacientes. La mayoría de las pruebas se realizaron con niños, aunque hubo siete estudios con adultos.

Resultados: los probióticos redujeron en veinticuatro horas la duración de la diarrea y disminuyeron significativamente la frecuencia de evacuación de heces.

Conclusiones: los probióticos produjeron claramente beneficios al mejorar el curso de la diarrea infecciosa; sin embargo, no pudo llegarse a conclusiones en lo que respecta a la cepa probiótica o la dosis de microorganismos que ayudaron a alcanzar estos resultados.

Diarrea asociada a antibióticos

Tu sistema digestivo es un ecosistema complejo habitado por billones de organismos. Los antibióticos pueden perturbar especialmente a las bacterias intestinales ya que destruyen tanto las malignas como las benignas. A veces, sin las bacterias beneficiosas, las perjudiciales pueden crecer descontroladamente, produciendo toxinas que dañan la cubierta de los intestinos y provocan inflamación, lo cual puede causar diarrea. Se ha demostrado que los probióticos reducen la intensidad de la diarrea en el 70% de quienes toman anti-

> **¿SABÍAS QUE...?**
>
> **Síntoma común**
>
> La diarrea es un síntoma común que surge con el uso de antibióticos.

bióticos. Aunque existen evidencias científicas que muestran los beneficios de unas cuantas cepas probióticas, las mejores evidencias son las de la cepa *Saccharomyces boulardii*. Se ha demostrado que mejora los síntomas de la diarrea asociada a los antibióticos en, al menos, tres investigaciones de alta calidad.

Esta es una lista de los tratamientos con probióticos que pueden proporcionar beneficios para prevenir y tratar la diarrea asociada a los antibióticos:

- *Saccharomyces boulardii*: 10 x 109 unidades formadoras de colonias (UFC)/día mientras dure el ciclo de antibióticos.
- *Lactobacillus acidophilus* CL1285 y *Lactobacillus casei*: 25 x 109 CFU/día durante dos días; luego 50 x 109 UFC/día mientras dure el ciclo de antibióticos.
- *Lactobacillus plantarum* 299v: 10 x 109 UFC/día dentro de las cuarenta y ocho horas posteriores al inicio de la terapia antibiótica, hasta siete días después del ciclo antibiótico.
- *Lactobacillus rhamnosus* GG: 40 x 109 UFC/día dentro de las setenta y dos horas posteriores al inicio de la terapia antibiótica; luego durante catorce días.
- VSL#3: 900 x 109 (UFC)/día mientras dure el ciclo de antibióticos, hasta siete días después de su finalización.

ANÁLISIS DE LA INVESTIGACIÓN

PREVENCIÓN PROBIÓTICA DE LA DIARREA ASOCIADA A LOS ANTIBIÓTICOS

Contexto: cuando se toman antibióticos suele producirse diarrea, y lo mismo sucede en los diagnósticos de diarrea provocada por *Clostridium difficile*. El uso de probióticos para estas dos enfermedades sigue siendo objeto de controversia.

Objetivo: comparar la eficacia de los probióticos para la prevención de la diarrea asociada a los antibióticos y el tratamiento de la provodada por *C. diff.*

Métodos: un gran metaanálisis que incluía treinta y una pruebas aleatorias controladas. En él participaron más de tres mil pacientes.

Resultados: en veinticinco pruebas aleatorias controladas, los probióticos redujeron significativamente, en un 57%, el riesgo de desarrollar una diarrea asociada a antibióticos. En seis pruebas aleatorias controladas, los probióticos ocasionaron beneficios significativos, reduciendo el riesgo de desarrollar diarrea causada por *C. diff.* en un 40%.

Conclusiones: ciertos tipos de probióticos prometen ser una terapia eficaz para ambas enfermedades. Entre ellos estarían el *Saccharomyces boulardii* y el *Lactobacillus rhamnosus* GG. Solo el *S. boulardii* fue eficaz para controlar el sobrecrecimiento de *C. diff.*

Colitis provocada por Clostridium difficile

Los probióticos pueden ser eficaces para la prevención y tratamiento de la diarrea asociada a la *C. diff.* Esto es debido a que colonizan el intestino y estimulan la actividad antibacteriana al tiempo que promueven la competencia entre los distintos microorganismos por los nutrientes y por una posición favorable en la cubierta intestinal. Al parecer esto convierte el intestino en un entorno menos acogedor para la *C. diff.* Probióticos como el lactobacilo y el *S. boulardii* frenan el crecimiento de la *C. diff.* Además, los probióticos, especialmente las bifidobacterias y los *Saccharomyces*, mejoran el sistema inmunitario.

Probióticos para la prevención de la colitis provocada por Clostridium Difficile

El papel de los probióticos en la prevención de la diarrea provocada por *C. diff.* es un área cada vez más estudiada. Hasta la fecha ha sido difícil extraer conclusiones generales que puedan aplicarse a todas las especies de probióticos, o a combinaciones de cepas. Sin embargo, un gran metaanálisis, que proporciona el mejor y el más acertado resumen de los resultados médicos, ha llegado a la conclusión de que quienes consumen probióticos tienen una frecuencia de infección de C. diff. hasta un 66% inferior que quienes no lo hacen. Algunos aspectos de este metaanálisis aún se están evaluando y confirmando. Un estudio bien diseñado, realizado posteriormente, en el que se trató a casi tres mil adultos con antibióticos no logró demostrar una reducción significativa del desarrollo de C. diff. Por lo tanto, en estos momentos hay incertidumbre en el campo de la prevención de esta superbacteria empleando probióticos.

HABLA EL MÉDICO

Como suele suceder cuando nos referimos a los probióticos, la cepa, dosis y duración de los empleados en los estudios sobre C. diff. variaron ampliamente. En el futuro, cuando se diseñen investigaciones para evaluar el impacto de los probióticos en la prevención de la diarrea provocada por C. diff., los investigadores deberán estandarizar las cepas probióticas utilizadas, además de las dosis y la duración de la terapia. Mientras tanto, recomiendo plantearse el consumo de suplementos probióticos al usar antibióticos, ya que los riesgos de complicaciones son bastante bajos para cualquiera que tenga un sistema inmunitario saludable, y esta estrategia podría reportar beneficios para la salud. Como mínimo, se reduce el riesgo de diarrea inducida por antibióticos (que es diferente de la diarrea causada por C. diff.). Sin embargo, es importante tener en cuenta que cuando se usen probióticos para la prevención de la diarrea asociada a los antibióticos o la C. diff., el tratamiento deberá consistir únicamente en esos regímenes que hayan demostrado beneficios.

Probióticos para el tratamiento de la diarrea causada por Clostridium Difficile

Los probióticos pueden ser útiles para el tratamiento de casos no graves de infección por C. diff., especialmente durante una recurrencia de la enfermedad. Los resultados de dos grandes metaanálisis que evaluaron la eficacia de los probióticos para este tipo de tratamiento sugieren que aportan un beneficio al añadirlos a la terapia antibiótica estándar. Sin embargo, ha habido ensayos clínicos bien dirigidos que muestran que no hay suficientes evidencias para recomendar los probióticos en adición a las terapias estándar. Esta área de investigación sigue evolucionando. La mayoría de los médicos, entre ellos los especialistas en gastroenterología, son de la opinión de que los probióticos pueden ser un complemento útil a las terapias antibióticas en pacientes con formas de enfermedad recurrentes, no graves, siempre que no haya razones por las que no deban usarse. En el caso de *C. diff*, no se recomienda el uso de probióticos como tratamiento único, sin antibióticos.

¿SABÍAS QUE...?

Tratamiento con recurrencia

Si has sufrido alguna vez un sobrecrecimiento de *C. diff.*, recibiste un tratamiento estándar de antibióticos y ahora tienes una recaída, podría beneficiarte enormemente añadir probióticos a tu tratamiento.

ANTIBIÓTICOS QUE PUEDEN PROVOCAR DIARREA C. *DIFF.*		
Frecuentemente asociados	**Ocasionalmente asociados**	**Raramente asociados**
Fluoroquinolonas • Ciprofloxacina • Levofloxacina • Moxifloxacina • Norfloxacina	Macrólidos • Azitromicina • Claritromicina • Eritromicina	Aminoglicósidos • Gentamicina • Neomicina • Estreptomicina • Tobramicina
Clindamicina	Trimetoprima	Tetraciclinas • Doxiciclina • Minociclina
Penicilinas • Amoxicilina • Ampicilina • Cloxacilina • Piperacilina/tazobactam	Sulfonamidas • Sulfametoxazol • Trimetoprima sulfametoxazol (TMP-SMX)	Metronidazol

ANTIBIÓTICOS QUE PUEDEN PROVOCAR DIARREA C. *DIFF.*		
FRECUENTEMENTE ASOCIADOS	OCASIONALMENTE ASOCIADOS	RARAMENTE ASOCIADOS
Cefalosporinas • Cefuroxima • Cefotaxima • Ceftazidima • Ceftriaxona • Cefalexina		Vancomicina

Enfermedad inflamatoria intestinal

La colitis ulcerosa y la enfermedad de Crohn son los mayores subtipos de enfermedad inflamatoria intestinal (EII). En el caso de la colitis ulcerosa, la inflamación se limita al colon (intestino grueso); en el caso de la enfermedad de Crohn, puede producirse en cualquier parte del tracto gastrointestinal, de la boca al ano.

La EII es una enfermedad crónica y quienes la padecen pueden experimentar brotes recurrentes. La remisión de estos puede controlarse con medicamentos —por lo general un tratamiento extensivo que conlleva muchas combinaciones de fármacos—, algunos de los cuales suprimen significativamente el sistema inmunitario. En el caso de la colitis, se ha constatado que la cepa probiótica *Escherichia coli* Nissle 1917 beneficia a los pacientes y mantiene la remisión.

> **¿SABÍAS QUE...?**
>
> **Factores de la enfermedad inflamatoria intestinal**
>
> Hay muchos factores que pueden llevar al desarrollo de la EII, entre ellos los genéticos, los del entorno (como la alimentación) y las anormalidades del sistema inmunitario.

Algunos gastroenterólogos podrían plantearse el uso de esta cepa probiótica como alternativa en pacientes intolerantes o resistentes a las preparaciones estándar de ácido 5-aminosalicílico (5-ASA), actualmente la primera línea de tratamiento para los pacientes con enfermedad de Crohn. Hasta la fecha, no se ha validado ninguna otra preparación probiótica para esta indicación ni se ha demostrado que los probióticos puedan ayudar a combatir esta enfermedad.

Síndrome del colon irritable

Cada día hay más pruebas de que los probióticos podrían beneficiar a quienes padecen el síndrome del colon irritable, aunque sigue debatiéndose qué agente o grupo de probióticos aporta mayores beneficios. Estos pacientes pueden sufrir estreñimiento, diarrea o una alternancia de uno y otro síntoma que les provoca calambres o hinchazón abdominales.

Existen otras muchas enfermedades con síntomas parecidos a los del síndrome del colon irritable, y antes de diagnosticar este habría que descartarlas.

Con frecuencia, el tratamiento del síndrome del colon irritable resulta complicado y podría implicar modificaciones en la alimentación, control del estrés y alivio de la sensibilidad de los nervios posiblemente hiperactivos. Los medicamentos no suelen ser eficaces para tratar esta afección. Varios estudios de investigación muestran que en algunos pacientes los probióticos mejoraron los síntomas; específicamente, redujeron la hinchazón abdominal y los gases y ayudaron a aliviar la diarrea. Un determinado estudio advirtió reducciones en los síntomas generales y una mejoría de la calidad de vida.

Úlceras de estómago

Probablemente, muchos estéis familiarizados con las úlceras de estómago. Los tipos más habituales de úlcera que suelen ver los gastroenterólogos en sus consultas son las de estómago y las duodenales (del intestino delgado). Por regla general, cuando alguien tiene una úlcera, suele sufrir un dolor abdominal localizado en la parte superior del estómago. El dolor se experimenta en forma de ardor o hambre. Las úlceras también pueden sangrar, produciendo heces negras, de apariencia alquitranada y líquidas. Otros síntomas son náuseas y vómitos, y es posible que incluso se llegue a vomitar sangre oscura que se asemeja

HABLA EL MÉDICO

En mi consulta veo hasta veinticinco pacientes al mes con síndrome del colon irritable. Siempre les recomiendo probióticos a la mayoría de estos pacientes. Lo sorprendente es que casi todos los que padecen este síndrome saben bastante sobre los probióticos y los han probado o siguen usándolos de un modo u otro. Por lo general, recomiendo una cápsula diaria de *Bifidobacterium infantis* (marca Align). Para obtener mejores resultados, hay que tomar el probiótico a diario, sin saltarse ninguna dosis. También el *Lactobacillus plantarum* (marca Tuzen) me parece eficaz. Como las mejores evidencias apuntan a esos probióticos, suelo limitar mis recomendaciones a estas dos cepas. Por eso, cuando un paciente me dice que ha probado otras preparaciones compradas en alguna tienda de productos para la salud o en el supermercado, ¿qué es lo que le aconsejo normalmente? Primero le pregunto por sus síntomas desde que empezó a tomar el probiótico y también sobre otros cambios que pueda haber realizado en su estilo de vida. Luego evalúo la magnitud de la mejora de los síntomas comparándolos con su intensidad habitual. Si los síntomas persisten con una intensidad significativa que cause limitaciones y un impacto en su calidad de vida, le sugiero que deje de tomar ese probiótico y lo reemplace durante seis semanas por *Bifidobacterium infantis* o *Lactobacillus plantarum*. Al mismo tiempo, le animo encarecidamente a introducir modificaciones en su alimentación y a centrarse en los alimentos ricos en probióticos.

a los posos de café. En ocasiones poco frecuentes, la sangre de un rojo brillante es visible en las heces y los pacientes pueden sentirse débiles, con vértigos o mareos. Cuando esto sucede, se trata de una emergencia médica, ya que es probable que se trate de una úlcera sangrante.

El tratamiento de las úlceras de estómago

El estrés o un exceso de café o de alimentos picantes pueden empeorar los síntomas asociados con las úlceras, pero

¿SABÍAS QUE...?

Causas de las úlceras

La causa más frecuente de las úlceras es una bacteria llamada *Helicobacter pylori*. En contra de lo que se suele creer, no son causadas por el estrés ni por un exceso de café o comida picante.

en ningún caso son causantes de estas. La bacteria *Helicobacter pylori* (*H. pylori*) fue descubierta en 1982 por dos científicos australianos que más tarde ganaron el Premio Nobel por su descubrimiento. Muchas personas portan esta bacteria en el estómago y hasta el 20% de ellas desarrollan úlceras como consecuencia; la gran mayoría no experimenta ningún síntoma. Se sabe que esta bacteria causa cáncer de estómago. Por lo tanto, es frecuente que los médicos recomienden tratar la *H. pylori* en cuanto la identifican.

Las opciones de tratamiento estándar para esta bacteria son dos tipos de antibióticos, además de una medicación supresora de ácidos conocida como inhibidor de la bomba de protones. Los antibióticos de primera línea que más suelen recetarse son la amoxicilina y la claritromicina, dos veces al día durante diez días. En los alérgicos a la penicilina, que es un fenómeno frecuente, la amoxicilina puede sustituirse por el metronidazol (Flagyl). Sin embargo, en muchos lugares del mundo la resistencia a los antibióticos estándar es un gran problema. Esto significa que la bacteria es resistente a la acción de los antibióticos, y los tratamientos habituales no lograrán destruirla. Por eso se utilizan también varios tratamientos de segunda línea, que no obstante, suelen ser difíciles de tolerar por sus muchos efectos secundarios, como náuseas, vómitos y malestar abdominal. Por eso, con frecuencia muchos pacientes no completan el ciclo de segunda línea, con lo que no obtienen buenos resultados en su lucha contra la bacteria *H. pylori*.

> En muchos lugares del mundo la resistencia a los antibióticos estándar es un gran problema. Esto significa que la bacteria es resistente a la acción de los antibióticos, y los tratamientos habituales no lograrán destruirla.

Probióticos con antibióticos para el tratamiento de H. Pylori

Se ha demostrado la utilidad de los probióticos como complemento para mejorar la tolerabilidad y el seguimiento de los tratamientos antibióticos tradicionales. *Saccharomyces boulardii*, un probiótico usado para tratar la diarrea provocada por *C. diff.*, se estudió en el tratamiento de *H. pylori*. En una investigación en la que participaron más de mil trescientos pacientes, el *S. boulardii* administrado con las terapias estándar incrementó los índices de erradicación de *H. pylori* al tiempo que disminuía los efectos secundarios relacionados con la terapia.

Otro estudio examinó el efecto de los antibióticos estándar con la adición de un yogur que contenía la cepa probiótica *Lactobacillus gasseri*. El 86% de los pacientes que recibieron el yogur además de los antibióticos lograron erradicar el *H. pylori*, comparados con el 69% de quienes recibieron solo los antibióticos. Se llegó a la conclusión de que la causa principal del fracaso del tratamiento era la resistencia de la bacteria a uno de los antibióticos, claritromicina, y que la adición del yogur fue decisiva para tratar el *H. pylori*.

HABLA EL MÉDICO

Mi opinión sobre este asunto es que el *H. pylori* es uno de los responsables conocidos de algunas enfermedades graves, especialmente de las úlceras y el cáncer de estómago. Por lo tanto, hay que combatir este tipo de bacteria en cuanto que se descubre su existencia. Esto se ha vuelto cada vez más difícil empleando las estrategias terapéuticas tradicionales debido a la creciente resistencia a los antibióticos, por lo que nos vemos obligados a explorar terapias o complementos más novedosos para enfrentarnos con éxito a estas bacterias. Actualmente existen indicios de que los probióticos son eficaces, quizá tanto en forma de cápsula como consumidos de manera natural.

Teniendo en cuenta que los probióticos apenas presentan efectos secundarios y que la mayoría de las personas puede tolerarlos sin ningún problema, recomiendo habitualmente *S. boulardii* a los pacientes que no han respondido bien a los tratamientos estándar para *H. pylori* y a aquellos que no pueden tolerar la medicación que se utiliza habitualmente para tratar esta bacteria debido a sus efectos secundarios.

Si te han diagnosticado que tienes *H. pylori* con anterioridad y no consigues erradicarla, habla con tu médico para que añada probióticos a tu plan de tratamiento.

LOS PROBIÓTICOS EN EL TRATAMIENTO DE ENFERMEDADES NO GASTROINTESTINALES

Los probióticos actúan contra varias enfermedades no gastrointestinales. Por ejemplo, las infecciones del tracto urinario y la vaginosis bacteriana. La explicación de su eficacia tiene que ver con la migración o translocación de las bacterias intestinales para causar enfermedad. En ambos casos las terapias probióticas producen unos excelentes resultados.

> **Síntomas de las infecciones del tracto urinario**
>
> - Sensación de ardor al orinar.
> - Necesidad frecuente de orinar.
> - Necesidad urgente de orinar.
> - Sangre en la orina.
> - Dolor en la parte inferior del abdomen.
> - Vaciamiento incompleto de la vejiga.
> - Fiebre.
> - Escalofríos.

Infecciones del tracto urinario

El tracto urinario comprende los riñones, los uréteres, la vejiga y la uretra. Los riñones son el motor del tracto urinario y su función es filtrar las toxinas y proporcionar una sangre limpia para el resto del cuerpo. Una vez que se ha filtrado la sangre, la orina, formada por productos de desecho, baja por los uréteres y se almacena en la vejiga. Cuando la vejiga está llena, se excreta la orina a través de la uretra. La mayoría de las infecciones del tracto urinario son, en realidad, infecciones de la vejiga, no de los riñones, que no suelen ser graves en los adultos si se diagnostican y se tratan rápidamente. Sin embargo, si no se tratan a tiempo, pueden pasar a los riñones. Una infección de riñones puede ser bastante grave y causar un daño permanente. Las mujeres tienen más predisposición a las infecciones de vejiga debido a que la longitud de su uretra es más reducida; las bacterias tienen que recorrer menos distancia en una uretra corta, lo que aumenta la posibilidad de una infección de vejiga.

Los síntomas habituales de la infección del tracto urinario son una necesidad frecuente y urgente de orinar, acompañado de ardor y, a veces, de sangre. Otros síntomas adicionales pueden ser dolor en la parte inferior del abdomen y la sensación de no haber vaciado completamente la vejiga. Cuando la infección es grave, los pacientes pueden experimentar fiebre, con escalofríos o sudor. La diabetes incrementa el riesgo de infecciones urinarias.

Para confirmar el diagnóstico de infección del tracto urinario (un resultado positivo indica la proliferación de bacterias), se toma una muestra de orina. Para tratarla, se suelen recetar antibióticos –el tipo de antibiótico y la duración del tratamiento dependen en parte del sexo del paciente y de otros factores de riesgo.

> **¿SABÍAS QUE...?**
>
> **Las mujeres corren mayor riesgo**
>
> Más de la mitad de las mujeres padecerá al menos una infección del tracto urinario en su vida, y un tercio de las que sufra una infección del tracto urinario tendrá infecciones urinarias recurrentes.

Como muchas mujeres sufrirán a lo largo de su vida más de una infección del tracto urinario, su exposición repetida a los antibióticos es causa de preocupación. Las estrategias preventivas, como la utilización de dosis diarias más bajas de antibióticos, pueden dar lugar a efectos secundarios relacionados con estos fármacos, resistencia a los antibióticos e incluso colitis provocada por *C. diff.* Por lo tanto, sería conveniente buscar otras alternativas seguras y eficaces. Hay pruebas clínicas cada vez más numerosas que respaldan el tratamiento de las infecciones urinarias con probióticos, y existe un número creciente de cepas probióticas que pueden utilizarse con este fin. Las investigaciones muestran una relación entre la pérdida de la microbiota genital normal, en concreto de las especies de lactobacilos, y las enfermedades infecciosas del tracto urinario. Además, varios estudios in vitro han confirmado que los lactobacilos inhiben el crecimiento de *E. coli*, una bacteria común que causa infecciones del tracto urinario.

> Hay pruebas clínicas cada vez más numerosas que respaldan el tratamiento de las infecciones urinarias con probióticos, y existe un número creciente de cepas probióticas que pueden utilizarse con este fin.

Un estudio finlandés demostró que las infecciones recurrentes del tracto urinario disminuían en las mujeres que consumían productos de leche fermentada con bacterias probióticas más de tres veces a la semana. Más recientemente, en una investigación realizada en Estados Unidos con cien mujeres jóvenes que sufrían infecciones recurrentes del tracto urinario, estas recibieron diariamente durante cinco días un óvulo vaginal que contenía lactobacilos; después de esto se les administró una dosis de mantenimiento que consistía en un óvulo semanal durante diez semanas. Los investigadores concluyeron que este tratamiento era más eficaz para la prevención de futuras infecciones que el de las mujeres que no recibían probióticos. Aparentemente, al elegir un suplemento probiótico, los que han mostrado mejores resultados contra las infecciones del tracto urinario son las especies de lactobacilos, en la magnitud de 109 UFC.

ANÁLISIS DE LA INVESTIGACIÓN

LAS INFECCIONES DEL TRACTO URINARIO Y LA ALIMENTACIÓN

Contexto: como las infecciones del tracto urinario están causadas por bacterias de las heces que entran en contacto con una parte del tracto urinario, los factores dietéticos pueden influir en el riesgo de contraerlas.

Objetivo: estudiar los factores dietéticos que contribuyen a las infecciones del tracto urinario en las mujeres.

Métodos: ciento treinta y nueve mujeres a las que se diagnosticó una infección del tracto urinario se compararon con un número similar de mujeres sin episodios de infecciones urinarias. Por medio de un cuestionario se recopiló información sobre su ingesta dietética.

Resultados: el consumo frecuente de zumos frescos, especialmente de bayas, y de productos lácteos fermentados que contienen bacterias probióticas se asoció a una disminución de las infecciones del tracto urinario de un 34%. El consumo de productos lácteos fermentados tres o más veces a la semana reducía significativamente el riesgo de infecciones del tracto urinario.

Conclusiones: los hábitos dietéticos son un factor de riesgo importante en el desarrollo de infecciones del tracto urinario, por lo que la orientación dietética podría ser un primer paso para la prevención de estas enfermedades.

Vaginosis bacteriana

La vaginosis bacteriana es una infección causada por un desequilibrio de bacterias en la vagina, que suelen experimentar las mujeres más jóvenes en edad de procrear. Se produce cuando las bacterias más perjudiciales crecen en exceso y desplazan a las bacterias que se dan de manera natural en la vagina. Esta infección tiende a curarse por sí misma tras unos cuantos días sin ninguna terapia específica. Sin embargo, los síntomas pueden ser engorrosos, y en ciertos casos pueden llegar a causar problemas más graves. El síntoma más frecuente de la vaginosis bacteriana es un flujo vaginal maloliente, a veces con olor a pescado, que suele empeorar tras mantener relaciones sexuales. El diagnóstico se confirma con la toma de una muestra de flujo vaginal.

¿SABÍAS QUE...?

No se requiere terapia

Hasta una tercera parte de los casos de vaginosis bacteriana se soluciona solo.

El tratamiento recomendado para esta infección es el uso de antibióticos, normalmente empezando por el metronidazol (Flagyl). A veces, sin embargo, los antibióticos no son eficaces y muchas mujeres tienen una alta tasa de recurrencia. De hecho, un estudio demostró que en la mayoría de las mujeres con vaginosis bacteriana, la *Gardnerella vaginalis*, la bacteria que en la mayor parte de los casos es la causante de esta enfermedad, seguía estando presente en el revestimiento vaginal a pesar del tratamiento con metronidazol.

En la flora vaginal de las mujeres sanas suelen predominar las especies de lactobacilos. Entre los factores que influyen en la flora vaginal figuran los cambios hormonales (con la menopausia), el pH vaginal y el uso de agentes antimicrobianos. Los probióticos pueden jugar un papel protector. Las investigaciones clínicas han estudiado sus efectos al tomarlos en forma oral o mediante una aplicación intravaginal. Dos estudios de excelente calidad han confirmado que el *Lactobacillus rhamnosus* utilizado junto al *Lactobacillus reuteri* en dosis de 1 x 109 UFC al día mejoró sustancialmente los síntomas de la vaginosis bacteriana en comparación con los de las pacientes que no habían recibido ningún

El posible papel de los probióticos en el tratamiento del autismo

El autismo es un trastorno del desarrollo neurológico que se caracteriza por discapacidad para la interacción social y la comunicación y un comportamiento limitado y repetitivo; suele presentarse acompañado por trastornos digestivos. Desde que se diagnosticó por primera vez en 1943, su prevalencia se ha disparado: ha pasado de una de cada cinco mil personas ia una de cada sesenta y ocho! Aunque la causa de este aumento no está completamente clara, se especula que factores relacionados con la inmunidad materna, la toxicidad medioambiental durante el periodo prenatal o anormalidades de la función metabólica podrían contribuir al desarrollo del autismo.

El interés por el tracto gastrointestinal y los efectos de la alimentación en el autismo no es algo enteramente nuevo, ya que una comunidad médica cada vez más numerosa señala la incidencia creciente de síntomas gastrointestinales en los niños que sufren este trastorno. La dificultad para explorar esta área ha sido mayor posiblemente por las complicaciones a la hora de reconocer síntomas gastrointestinales y otros problemas médicos en individuos con una capacidad verbal limitada.

El desarrollo del microbioma intestinal comienza incluso antes del nacimiento y continúa durante los tres primeros años de vida. Hay diferencias en el microbioma dependiendo de la nutrición infantil: el de los niños alimentados con leche materna es distinto del de los que se alimentan con leche artificial. A alrededor de los tres años de edad, el microbioma del niño ya es parecido al que tendrá en la edad adulta. Dado que el autismo infantil se suele diagnosticar también entre las edades de uno a tres años, este paralelismo sugiere que merece la pena investigar más la relación entre el desarrollo del microbioma y el del sistema inmunitario.

Varios equipos de investigación han estudiado los microorganismos intestinales de la población autista y han encontrado diferencias coherentes en la composición del microbioma al compararlo con el de sujetos de control sanos. Por ejemplo, se ha descubierto que comparados con niños sanos, los niños autistas tienen diez veces más bacterias de la clase *Clostridium*, además de otras diferencias bacterianas. Es significativo que, según un estudio realizado con niños autistas, tras ser sometidos estos a un tratamiento antibiótico mejoraran sus síntomas intestinales y sus habilidades cognitivas.

Un artículo reciente de la prestigiosa publicación científica *Cell* describe la mejoría en un modelo de autismo en ratones al tratar a los animales con los microorganismos naturales *Bacteroides fragilis*, que habitan en el intestino. Esto sugiere que las terapias probióticas podrían desempeñar un papel en el tratamiento del autismo. En este estudio se corrigió la permeabilidad intestinal y se produjo una mejoría de los síntomas relacionados con la comunicación y la ansiedad.

Como las interacciones del microbioma con el cerebro son un factor potencial para el autismo, pueden ser valiosas las intervenciones terapéuticas dirigidas a él. Las dietas con prebióticos y probióticos que facilitan el crecimiento de bacterias beneficiosas para la salud podrían resultar útiles.

Solo estamos comenzando a comprender el efecto del microbioma en los individuos con autismo. Ahora disponemos de la tecnología necesaria para empezar a identificar con exactitud las especies microbianas y evaluar las funciones de estas especies bacterianas específicamente en lo referente al autismo y otros trastornos psiquiátricos. En el transcurso de la siguiente década, es probable que los investigadores aprovechen estos indicios para explorar más detalladamente el microbioma en la psiquiatría.

HABLA EL MÉDICO

Desde mi punto de vista, la combinación de probióticos con antibióticos estándar para tratar la vaginosis bacteriana es probablemente más eficaz que los antibióticos por sí solos. Además, los probióticos podrían evitar la recurrencia de esta infección y mejorar así la calidad de vida. Los datos, pese a ser prometedores, se encuentran divididos entre las diferentes rutas de administración de los probióticos (oral e intravaginal) y las diferentes cepas. Aunque al tratar la vaginosis bacteriana no se ha evaluado formalmente la alimentación, creo que los alimentos ricos en probióticos intensifican los efectos beneficiosos de los suplementos.

tratamiento. Un numeroso grupo de mujeres con vaginosis infecciosa que probó la misma combinación de probióticos obtuvo resultados normales en los exámenes vaginales, lo que indica que la infección fue tratada con mayor éxito que en mujeres que no tomaron ningún probiótico.

LA SEGURIDAD DE LOS PROBIÓTICOS

La seguridad de los probióticos está respaldada por una larga trayectoria de uso en los alimentos fermentados y la leche. Y lo que resulta aun más tranquilizador es que estas bacterias se encuentran a menudo en la naturaleza: residen de forma natural en las plantas, animales y seres humanos. No obstante, conviene destacar que los probióticos aparecen regulados como alimentos, no como fármacos. Por lo tanto, no se someten al mismo nivel de exigencia que existe en el control de fármacos y tampoco se requiere que demuestren su seguridad. La inmensa mayoría de la población considera que los probióticos son seguros.

Futuras aplicaciones clínicas de los probióticos

- Enfermedad del hígado alcohólico.
- Prevención del cáncer.
- Diabetes.
- Enfermedad de injerto contra huésped.
- Artritis reumatoide.

Riesgos del uso de probióticos

Existen diferentes riesgos teóricos relacionados con el uso de los probióticos. El más importante son las infecciones debidas al movimiento de las bacterias probióticas. Una bacteria probiótica puede ir del tracto digestivo a otras partes del cuerpo en donde no suele estar y, por consiguiente, causar infección. Sin embargo, esto es algo muy poco habitual y normalmente sucede solo en casos en que los pacientes tienen suprimido su sistema inmunitario (es decir, el sistema inmunitario no les funciona con normalidad) o en pacientes hospitalizados con catéteres, que presentan un riesgo de infección que podría verse incrementado con el uso de probióticos. Por su parte, los pacientes con cáncer activo que estén recibiendo quimioterapia o tomando medicamentos que reducen el funcionamiento del sistema inmunitario, deberían consultarlo con su médico antes de tomar probióticos. El resto de las personas no tiene por qué sufrir ninguna complicación infecciosa por su uso.

ANÁLISIS DE LA INVESTIGACIÓN

LA DIABETES Y EL MICROBIOMA

Contexto: los cambios en el microbioma, y la interacción entre el microbioma y los genes humanos, se han relacionado con el desarrollo de la diabetes.

Objetivo: explorar la posible conexión entre los cambios en el microbioma y la diabetes tipo 1.

Métodos: treinta y tres niños con predisposición genética a la diabetes tipo 1 fueron sometidos durante tres años a un seguimiento clínico. El equipo de investigación analizó con regularidad muestras de heces de los niños, recopilando datos sobre la composición de sus microbiomas intestinales.

Resultados: en los niños que desarrollaron diabetes tipo 1, tuvo lugar un fuerte descenso de los tipos de bacterias que se producen en el intestino. También hubo un descenso de las bacterias conocidas por regular la salud y un incremento de las bacterias potencialmente nocivas que sabemos que favorecen la inflamación.

Conclusiones: revelar los patrones del desarrollo del microbioma en los individuos sanos y en los que corren el riesgo de desarrollar diabetes tipo 1 nos permitirá orientar diagnósticos y tratamientos en el futuro.

CAPÍTULO

4

El impacto de la fibra en la microbiota intestinal

❖ CASO DE ESTUDIO ❖

EL CÁNCER DE COLON Y LA FIBRA

Jun es una fisioterapeuta que durante la mayor parte de su vida adulta ha estado interesada en el enfoque holístico de la salud y el bienestar. Vino a verme para acordar un examen para la detección del cáncer de colon, ya que tenía antecedentes familiares de esta enfermedad –a su padre se lo diagnosticaron a los cuarenta y cinco años–. Mientras hablábamos de las estrategias de detección del cáncer de colon, Jun me hizo muchas preguntas sobre el papel de la fibra en la protección contra esa enfermedad. Conocía las diferentes formas de fibra dietética y, en particular, estaba bastante interesada en saber más sobre la novedad, es decir, las fibras prebióticas, y el papel que estas desempeñan en el mantenimiento de la salud y en la prevención de enfermedades. Estaba decidida a seguir una alimentación sana y le interesaba sacar el máximo provecho de esa estrategia.

No tenía ningún síntoma gastrointestinal específico. En concreto, no sentía dolor ni calambres intestinales, no sangraba al evacuar ni experimentó ningún cambio en sus movimientos intestinales. Su peso era saludable, no bebía alcohol y procuraba hacer ejercicio tres veces a la semana. De hecho, estaba tan motivada para sacarle el mayor rendimiento a su dieta que llevó a la consulta un diario de comidas para que se lo revisara.

Le aseguré que estaba bien encaminada para alcanzar sus objetivos de mantener la salud y prevenir la enfermedad y le expliqué que la colonoscopia era la prueba de referencia para diagnosticar pólipos en el colon, que son el precursor del cáncer de colon, y que incluso quienes no experimentan síntomas pueden tener pólipos y cáncer de colon. Jun aceptó someterse a una colonoscopia, dados sus antecedentes familiares. Me sorprendió la minuciosidad de las descripciones de su diario de alimentación. Tomaba tres comidas y un aperitivo al día. Cada comida contenía fibra procedente de cereales, frutas o verduras. Su ingesta diaria de fibra me pareció impresionante, casi 25 gramos, que es justo la cantidad precisa –de hecho, es extraordinaria, dado que la mayoría de los habitantes de los países desarrollados consume solo entre 10 y 15 gramos de fibra al día (ver «¿Cuánta fibra debo comer?» página 84)–. La animé a seguir esforzándose como hasta ahora.

¿QUÉ ES LA FIBRA?

El término *fibra dietética* surgió en 1953, pero los beneficios de los alimentos ricos en fibra se conocen desde la antigüedad. En el año 430 a. de C., Hipócrates, el padre de la medicina occidental, describía los efectos laxantes del trigo integral comparados con los del trigo refinado. Con el transcurso del tiempo, otros individuos notables describieron la relación entre fibra y prevención de la enfermedad.

En particular, a las dietas ricas en fibra se les atribuyen propiedades para la prevención de diversas enfermedades crónicas (entre ellas la diabetes), las enfermedades cardiovasculares, el cáncer de colon y la obesidad. Ahora, en pleno siglo XXI, la fibra ha resurgido como un posible paladín del mantenimiento de la salud y la prevención de las enfermedades, si bien lo hace por medio de novedosas asociaciones que influyen en la configuración del microbioma intestinal.

¿SABÍAS QUE...?

La reaparición de la fibra

La fibra fue objeto de una investigación sistemática durante los años treinta del pasado siglo pero parecía haberse olvidado hasta que volvió a salir a la luz en la década de los setenta.

La fibra en el intestino

La fibra dietética se extrae principalmente de las plantas y está compuesta por hidratos de carbono complejos sin almidón que no se digieren en el intestino delgado, por lo que pasa a través de él sin detenerse hasta llegar al colon, donde se fermentan gracias a las bacterias que residen allí. Se considera que la fibra no nos aporta calorías ni energía, o al menos esta ha sido, durante décadas, la información proporcionada por los médicos y otros profesionales de la salud. Sin embargo, lo que no se suele tomar en consideración es el impacto de su fermentación. Una vez que la fibra fermenta en el colon, se liberan metabolitos, lo que a menudo da lugar a ácidos grasos, que se reabsorben y se convierten en una fuente de calorías. Esta es una distinción más sutil que cada vez goza de un mayor reconocimiento entre la comunidad médica.

Desde hace mucho tiempo asociamos la fibra con un aumento de la salud, pero en la actualidad nuevas investigaciones nos demuestran que los microorganismos intestinales podrían desempeñar un papel en estos beneficios. Por ejemplo, un estudio demostró que añadir más fibra a la alimentación puede hacernos pasar del microbioma relacionado con la obesidad a otro microbioma que asociamos con un cuerpo más esbelto. De hecho, un investigador afirmó que «la alimentación es una de las herramientas más poderosas de que disponemos para cambiar la microbiota». Otro investigador llegó a la conclusión de que «la fibra dietética y la diversidad de microorganismos se complementan entre sí para dar lugar a una mejor salud». Cuando la fibra llega al colon, está lista para ser devorada por la microbiota, que extrae de ella energía extra, así como nutrientes, vitaminas y componentes adicionales. En concreto, un grupo de ácidos grasos llamados ácidos grasos de cadena corta son especialmente interesantes: durante mucho tiempo se los ha asociado con la mejoría de la inmunidad y el descenso de la inflamación, como vimos anteriormente. Por lo tanto, la alimentación tiene un enorme potencial para influir en el microbioma.

> A las dietas ricas en fibra se les atribuyen propiedades para la prevención de diversas enfermedades crónicas (entre ellas la diabetes), las enfermedades cardiovasculares, el cáncer de colon y la obesidad.

Una investigación dirigida por un grupo de científicos en Míchigan demostró que los ratones a los que se alimentaba con una dieta rica en fibra tenían un revestimiento intestinal sano mientras que la capa de revestimiento de los que tomaron una alimentación sin fibra disminuyó enormemente. Como el revestimiento intestinal es una barrera de defensa crucial contra las bacterias que escapan del colon y entran en la corriente sanguínea, la conclusión parece ser que habría que incorporar la fibra a la alimentación para reducir el riesgo de infección.

ANÁLISIS DE LA INVESTIGACIÓN

CEREALES INTEGRALES Y BACTERIAS SALUDABLES

Contexto: consumir cereales integrales reduce el riesgo de enfermedades crónicas graves. No se conoce aún con claridad cómo ejercen su impacto beneficioso estos alimentos.

Objetivo: evaluar el impacto de los cereales integrales en el microbioma intestinal.

Métodos: se administraron dos dietas específicas de avena integral o avena baja en salvado a unos ratones durante ocho semanas.

Resultados: se observó que el aumento de peso fue un 15% menor en el grupo de la avena integral, comparado con el grupo de avena baja en salvado. El primer grupo experimentó además un incremento significativo de ciertas familias bacterianas beneficiosas como las cepas lactobacilo y *Prevotella*. Estos hallazgos microbianos mostraron también una mejoría de la sensibilidad a la insulina (lo que podría reducir el riesgo de desarrollar diabetes) en el grupo de los cereales integrales. Los niveles de lactobacilo fueron dos veces superiores, comparados con los del grupo bajo en salvado.

Conclusiones: se sabe que el lactobacilo aporta numerosos beneficios a la salud, y esto puede tener relación con los beneficios de una alimentación rica en fibra.

¿CUÁNTA FIBRA DEBO COMER?

La mayoría de los habitantes de los países industrializados no toma la suficiente cantidad de fibra a diario. Los alimentos que se suelen consumir más son bajos en fibra dietética. Por lo general, los alimentos que son una «fuente de fibra» aportan de 2 a 3 gramos de fibra por porción. El estadounidense medio consume de 10 a 15 gramos al día, muy por debajo de los 25 a 35 gramos recomendados. La harina, los cereales y las patatas son las fuentes de fibra más populares de la alimentación estadounidense, mientras que las frutas, las legumbres y los frutos secos son las que ocupan un escalón más bajo en la lista.

Las cantidades de fibra recomendadas son necesarias para regular los movimientos intestinales, aparte de otros beneficios para la salud expuestos anteriormente. Si ahora mismo no consumes la suficiente cantidad de fibra y te gustaría hacerlo, ve aumentando poco a poco tu ingesta. Añadir de golpe grandes cantidades de alimentos ricos en fibra a tu dieta puede causarte calambres abdominales, hinchazón y quizá algo de diarrea. Cuando incorpores estos cambios de una manera más gradual, tu intestino dejará de experimentar malestar y se sentirá maravillosamente.

> **¿SABÍAS QUE...?**
>
> **Más que fibra**
>
> Los alimentos ricos en fibra como los cereales enteros, las verduras, la fruta y las legumbres contienen algo más que fibra; también son ricos en numerosas vitaminas, minerales y proteínas.

FORMAS DE FIBRA

La fibra dietética se presenta en dos formas: soluble e insoluble. La mayoría de las fuentes de fibra incluyen ambos tipos, aunque puede predominar uno de ellos. La fibra dietética se encuentra principalmente en frutas, verduras, cereales integrales, legumbres, frutos secos y semillas.

A la fibra insoluble también se la conoce como forraje o volumen e incluye todas las partes de los alimentos vegetales que tu cuerpo no puede digerir ni absorber. La fibra soluble, que puede encontrarse en algunas verduras, frutas y legumbres, cuando se le añade agua, se espesa y adquiere la consistencia de una gelatina, lo cual aporta muchos beneficios para la salud (ver «Beneficios de una alimentación rica en fibra», página 89).

Al contrario de lo que sucede con otros componentes alimentarios, como las grasas, las proteínas y los hidratos de carbono, el cuerpo no puede descomponer ni absorber la fibra. Esta pasa relativamente intacta por el estómago, el intestino delgado y el colon. Desempeña muchas funciones importantes para el mantenimiento de la salud, como impedir el estreñimiento y la diarrea.

La fibra soluble

La fibra soluble baja el ritmo al que la comida atraviesa el intestino e incrementa la absorción de agua de la materia fecal en el colon. Esta acción fomenta la formación de heces espesas y gelatinosas al tiempo que reduce la diarrea. Sus propiedades absorbentes también permiten el paso de desechos más blandos, de textura gelatinosa, que ablandan las heces y propician su excreción. La fibra soluble no solo ayuda a que la digestión sea más lenta, sino que además reduce el colesterol en la sangre, controla los niveles de azúcar en la sangre y disminuye los síntomas del síndrome del colon irritable.

> La fibra soluble no solo ayuda a que la digestión sea más lenta sino que además reduce el colesterol en la sangre, controla los niveles de azúcar en la sangre y disminuye los síntomas del síndrome del colon irritable.

Las frutas y las verduras ricas en fibra soluble aparecen en la lista que se presenta a continuación. Deberíamos tomar 10 gramos de fibra soluble al día.

LAS DIEZ FUENTES MÁS IMPORTANTES DE FIBRA SOLUBLE		
Fuente alimentaria	**Tamaño de la porción**	**Fibra soluble (gramos)**
Fruta de la pasión, púrpura, fresca	½ taza (120 ml)	6,5
Judías negras, cocidas	¾ de taza (180 ml)	5,4
Habas de Lima, cocidas	¾ de taza (180 ml)	5,3
Nueces de soja, asadas	¼ de taza (60 ml)	3,5
Judías blancas, cocidas	¾ de taza (180 ml)	3,3

LAS DIEZ FUENTES MÁS IMPORTANTES DE FIBRA SOLUBLE		
Fuente alimentaria	Tamaño de la porción	Fibra soluble (gramos)
Judías pintas, cocidas	¾ de taza (180 ml)	3,2
Alubias rojas, cocidas	¾ de taza (180 ml)	2,6 a 3,0
Tofu, cocido	150 g	2,8
Copos de salvado con psilio	⅓ de taza (75 ml)	2,7
Judías, en lata, con cerdo y salsa de tomate	¾ de taza (180 ml)	2,6

Suplementos de fibra soluble

Los alimentos no son la única fuente de fibra soluble beneficiosa. Hay suplementos de fibra soluble que se venden sin receta y que suelen estar elaborados a base de psilio (por ejemplo, Metamucil) o inulina (por ejemplo, Benefibre). Quienes comercializan estos productos aseguran que los suplementos, insípidos e inodoros, pueden añadirse a un sinfín de alimentos y bebidas, sin que el consumidor apenas los note.

Directrices para tomar suplementos de fibra soluble

1. **Al incorporar suplementos de fibra en tu alimentación, aumenta la cantidad gradualmente.** A pesar de lo que recomienden las instrucciones de la etiqueta, empieza por una sola cucharadita (5 ml) al día durante una semana. Una vez que tu intestino se haya adaptado a esta dosis, aumenta poco a poco la frecuencia del suplemento hasta llegar al doble cada día durante una semana, y sigue así hasta que llegues a la máxima dosis recomendada. Si desde el principio tomas la cantidad de suplemento que se recomienda en las instrucciones, podrías experimentar síntomas como gases, hinchazón, flatulencia y calambres abdominales.

¿SABÍAS QUE...?

Dosis graduales

Un error habitual al empezar a tomar suplementos de fibra es comenzar con una dosis elevada en lugar de hacerlo gradualmente.

2. **Toma los suplementos de fibra con la ingesta de agua adecuada.** Proponte beber entre seis y ocho vasos de agua diarios. No hay que confundir el agua con otros líquidos. Los líquidos con cafeína tienen propiedades diuréticas y pueden deshidratar más que hidratar.

3. **Ten paciencia.** Tardarás algún tiempo en notar los efectos de los suplementos, de manera que no te des por vencido si no te sientes bien después de unos cuantos días. Puedes necesitar de dos a cuatro semanas para sentir plenamente los efectos positivos de los suplementos de fibra.

Suplementos comerciales de fibra comunes

Todos estos suplementos son fuentes excelentes de fibra soluble y funcionan de una manera muy parecida. La fuente de fibra de Benefibre es la inulina, una fibra prebiótica que ha demostrado tener un efecto único sobre el microbioma intestinal.

PREGUNTAS FRECUENTES

P **¿Tomar suplementos de fibra es una buena estrategia para mantener la salud?**

R La mejor estrategia es, sin lugar a dudas, obtener la fibra por medio de fuentes naturales. Además del contenido en fibra, los alimentos integrales proporcionan otros nutrientes, como antioxidantes, vitaminas, minerales y electrolitos. Cuando tomas alimentos ricos en fibra, también estás reduciendo tu consumo de alimentos nocivos como los azúcares simples, los alimentos ricos en grasa y los procesados. Depender de suplementos de fibra te priva de la oportunidad de consumir alimentos sanos y desarrollar hábitos que te ayudarán a mantener y recuperar tu salud. Sin embargo, los suplementos de fibra ofrecen algunos beneficios, en particular para quienes sufren los síntomas gastrointestinales frecuentes de diarrea y estreñimiento. Asimismo, los suplementos de fibra pueden usarse para ayudar a bajar el colesterol y mantener niveles más estables de azúcar en la sangre.

Producto	Tipo de fibra
Benefibre	Inulina
Konsyl	Psilio
Metamucil	Psilio
Normacol	Esterculia
Prodiem	Metilcelulosa

La fibra insoluble

Al contrario que la fibra soluble, la fibra insoluble no se disuelve en agua. Ayuda a la regularidad intestinal y mantiene el sistema digestivo sano atrayendo líquido al intestino delgado para que las heces se muevan por él con mayor rapidez. Por lo general, las frutas y las verduras contienen fibra soluble e insoluble –la parte del alimento vegetal que tiene una textura rugosa o fibrosa, es decir, la piel o la cáscara, es, de hecho, la fibra insoluble–. Entre las fuentes ricas en fibra insoluble se encuentran el salvado de los cereales integrales, los frutos secos, las semillas y las pieles o las cáscaras de las frutas y las verduras.

BENEFICIOS DE UNA ALIMENTACIÓN RICA EN FIBRA

Una alimentación rica en fibra aporta numerosos beneficios a la salud, entre ellos su efecto sobre la motilidad del intestino, su influencia en las funciones metabólicas, el fortalecimiento de la barrera del colon, el incremento de los ácidos grasos de cadena corta y la mejora de la inmunidad, todo lo cual se logra por medio de los microorganismos intestinales. A continuación veremos más detalladamente algunos de estos beneficios.

Un incremento de la ingesta de fibra reduce la formación de divertículos, unas cavidades en el intestino grueso que pueden perforarse, estallar o sangrar, provocando un dolor intenso y una infección en el abdomen.

Normaliza las evacuaciones

La fibra dietética incrementa el peso y el tamaño de las heces y las ablanda. Esto facilita las evacuaciones y reduce la necesidad de hacer esfuerzos y empujar, lo que limita el riesgo de desarrollar unas hemo-rroides dolorosas, que pueden sangrar. El incremento de la ingesta de fibra también disminuye la formación de divertículos, unas cavidades en el intestino grueso que pueden perforarse, estallar o sangrar, pro-vocando un dolor intenso y una infección en el abdomen. Al mismo tiempo, la fibra suele proporcionar un alivio a quienes sufren de heces más sueltas o diarrea ya que, al absorber agua y añadir volumen, ayuda a solidificar las heces.

Disminuye los niveles de colesterol en la sangre y la presión arterial

La fibra soluble, como la que se encuentra en las legumbres, la avena, el salvado de avena y las semillas de lino, puede ayudar a reducir los niveles de la lipoproteína de baja densidad (LDL, según sus siglas en ingles), o colesterol «malo». Asimismo, las investigaciones médicas han mostrado la existencia de un vínculo entre el incremento de fibra en la alimentación y una reducción de la presión arterial, que protege la salud cardiovascular.

Controla los niveles de azúcar en la sangre

La fibra, especialmente la soluble, puede bajar el ritmo de absor-ción del azúcar de un alimento consumido recientemente. Esta es una buena noticia para los enfermos de diabetes, ya que los niveles de azú-car se controlan mejor cuando la fibra se incorpora a la alimentación. Los estudios demuestran que se asocia con la prevención de la diabetes tipo 2.

Favorece el adelgazamiento

Se sabe que los alimentos ricos en fibra enlentecen el tránsito de los alimentos sólidos y líquidos por el estómago. Esto significa que los alimentos ricos en fibra se quedan durante un poco más de tiempo que otros tipos de alimento en el estómago. Esto produce una sensación de lleno o saciedad que engaña al cerebro, haciéndole creer que ya no tie-nes hambre. Te sientes satisfecho durante un periodo más prolongado de tiempo, lo que hace que disminuya la cantidad de alimento y calorías consumidos. En esencia, reduces al mínimo el riesgo de comer en exceso. En general, los alimentos ricos en fibra son menos «hipercalóricos», es decir, tienen menos calorías por el mismo volumen o porción de alimento ingerido, lo que propicia un peso óptimo.

> En general, los alimentos ricos en fibra son menos «hipercalóricos», es decir, tienen menos calorías por el mismo volumen o porción de alimento ingerido, lo que propicia un peso óptimo.

¿QUÉ SON LAS FIBRAS PREBIÓTICAS?

Los prebióticos son fibras naturales no digeribles de hidratos de carbono que modifican la composición bacteriana del intestino. Las fibras prebióticas difieren de otras fuentes de fibra y las investigaciones médicas han demostrado que alteran de manera positiva la composición de las bacterias intestinales.

Ya hemos analizado a fondo la fibra, y con un poco de suerte te habrán parecido convincentes las razones para consumir más cantidad. Los investigadores y los médicos no entienden por qué ciertas fibras, como las prebióticas, poseen propiedades únicas. No solo las fibras dietéticas tienen un potencial o un efecto prebiótico, que se produce cuando un alimento rico en prebióticos es metabolizado en el intestino, de desarrollar selectivamente bacterias benignas en el colon. Otros alimentos, como los probióticos y los fermentados, pueden conseguir los mismos resultados. El enfoque terapéutico combinado de sacar el máximo provecho a las fibras prebióticas y a los probióticos fortalece la capacidad de alterar

¿SABÍAS QUE...?

Resumen de los prebióticos y los probióticos

Los prebióticos son fibras de hidratos de carbono no digeribles que influyen de manera positiva en la composición de las bacterias intestinales. Los probióticos, que principalmente se encuentran en los alimentos fermentados, son bacterias vivas que pueden alterar el entorno intestinal para crear un hábitat bacteriano beneficioso.

favorablemente el microbioma y, por lo tanto, contribuye de manera muy positiva a la salud.

Características de los prebióticos

Los prebióticos como el ajo, la raíz de achicoria, los puerros, los espárragos y las cebollas, por nombrar solo unos cuantos, contribuyen a la creación de un microbioma intestinal acogedor. Los prebióticos favorecen el crecimiento de las bacterias benignas que habitan en el intestino. Aunque tanto las fibras insolubles como las solubles tienen muchas propiedades beneficiosas, no todas producen el mismo impacto sobre las bacterias intestinales. Los prebióticos exhiben las siguientes características:

> Los prebióticos favorecen el crecimiento de las bacterias benignas que habitan en el intestino.

1. **Tienen la capacidad de resistir el ácido gástrico.** Muchas sustancias no pueden soportar el entorno extremadamente ácido del estómago. Para que puedan salir del estómago y llegar al intestino intactas, tienen que ser bastante resistentes. Se les da el nombre de prebiótico cuando no son absorbidos por la parte superior del tracto gastrointestinal, sino que llegan al colon sin haber sufrido cambios.

2. **Son fermentados por las bacterias intestinales.** Como la fibra no se digiere anteriormente, pasa directamente al intestino grueso o colon. Las bacterias del colon actúan sobre la fibra sin digerir y la fermentan. Los productos finales de este proceso de fermentación son ácidos grasos, vitaminas, minerales y energía.

3. **Estimulan selectivamente el crecimiento y la actividad de las bacterias intestinales benignas.** Los prebióticos estimulan ciertas bacterias beneficiosas, como el lactobacilo, la bifidobacteria y la *Faecalibacterium*.

ANÁLISIS DE LA INVESTIGACIÓN

LOS PREBIÓTICOS Y LA OBESIDAD

Contexto: existe un interés creciente en modificar los microorganismos intestinales utilizando la alimentación para medir su efecto en la obesidad.

Objetivo: evaluar el efecto de los prebióticos (la inulina y la oligofructosa) en el microbioma intestinal.

Métodos: a unas ratas macho delgadas y obesas se les asignaron aleatoriamente varias dosis de fibra prebiótica. Se midió la microbiota intestinal.

Resultados: las bifidobacterias y los lactobacilos aumentaron en las ratas obesas del grupo rico en fibra, comparadas con las del grupo bajo en fibra. Las especies microbianas de la división bacteroidetes disminuyeron, mientras que los firmicutes aumentaron en las ratas con un consumo elevado de fibra.

Conclusiones: los prebióticos alteran positivamente la microbiota intestinal; su eficacia depende de la dosis.

La historia de los prebióticos

El concepto de prebióticos es relativamente nuevo, aunque los alimentos ricos en ellos se consumen desde el principio de los tiempos. Análisis de muestras de heces bien conservadas de decenas de miles de años de antigüedad sugieren que la ingesta de alimentos prebióticos era de unos 135 gramos al día, fundamentalmente con un abundante consumo de frutas, verduras, frutos secos y semillas, como exigían los tiempos prehistóricos. Compara esto con el consumo estándar de fibra prebiótica en los principales países occidentales, que consiste solo en unos pocos gramos al día.

En las sociedades que consumen grandes cantidades de fibra, apenas se dan las enfermedades gastrointestinales más corrientes. Los mecanismos subyacentes de los prebióticos no fueron estudiados hasta mediados de la década de los noventa, cuando el concepto ganó popularidad entre los investigadores.

Los prebióticos modernos: alimentación y suplementos

La ingesta de prebióticos se realiza principalmente a través de la alimentación, y esta es preferible a los suplementos. Conseguir suplementos prebióticos de buena calidad puede resultar difícil; además, suelen ser caros y carecen de muchos otros nutrientes que normalmente acompañan a los alimentos ricos en fibra. Una alimentación variada, rica en fibra, garantiza la ingesta de prebióticos adecuados y de otros requerimientos de nutrientes.

> Conseguir suplementos prebióticos de buena calidad puede resultar difícil; además, suelen ser caros y carecen de muchos otros nutrientes que normalmente acompañan a los alimentos ricos en fibra.

Una función importante de la fibra dietética y los prebióticos es la fermentación en el colon. Las recientes investigaciones que demuestran las propiedades para la salud de ciertos microorganismos intestinales han alentado la creación de estrategias basadas en la alimentación para mejorar la composición y la función de las bacterias intestinales. En la mayoría de los países los prebióticos se aceptan como sustancias alimenticias naturales que aportan múltiples beneficios, parecidas a los fármacos que pueden obtenerse mediante receta. Muchos alimentos contienen cantidades pequeñas de prebióticos (la lista de los alimentos que contienen prebióticos es extensa; en la página 86 pueden verse los diez alimentos principales que contienen fibra).

Los estudios de investigación que evalúan los prebióticos son limitados, ya que hasta la fecha solo han usado un suplemento en polvo con una de sus dos clases principales: fructooligosacáridos (FOS) y galactooligosacáridos (GOS). La inulina es el tipo más conocido de FOS y el que más se ha estudiado. Por consiguiente, como el conocimiento se limita al efecto de estos dos suplementos prebióticos, son los más recomendados. La mayor parte de las fibras prebióticas que aparecen en la siguiente tabla entran en la categoría de estos dos tipos.

FUENTES DE FIBRA CON EFECTOS PREBIÓTICOS	
FUENTE ALIMENTARIA DE PREBIÓTICO	EFECTOS PREBIÓTICOS
Goma arábiga	Aumenta las bifidobacterias
Plátano	Aumenta las bifidobacterias
Galacto-oligosacárido (GOS)	Aumenta las bifidobacterias
Inulina	Aumenta las bifidobacterias
Polidextrosa	Aumenta las bifidobacterias
Psilio	Potencial prebiótico
Dextrina de trigo	Disminuye las bacterias que producen enfermedades

ANÁLISIS DE LA INVESTIGACIÓN

UN COLON SANO

Contexto: el cambio del microbioma intestinal podría ayudar a distinguir a los individuos con un colon sano de aquellos que tienen pólipos (tumores benignos) o cáncer de colon. Los cambios en el microbioma intestinal entre estos grupos de pacientes podrían ser un indicador de cáncer de colon, la segunda causa principal de fallecimientos relacionados con el cáncer en algunos de los países más desarrollados.

Objetivo: determinar el microbioma intestinal de tres grupos de personas: las sanas, las que tienen pólipos en el colon y los pacientes de cáncer de colon.

Métodos: los participantes fueron sometidos a una colonoscopia (un examen directo del intestino para detectar pólipos y cáncer). Además se recogieron muestras de heces para realizar un análisis de ADN y secuenciación genética.

Resultados: los individuos con un colon sano tenían un microbioma intestinal diferente del de aquellos con pólipos y cáncer. Pudieron verse grandes cantidades de las especies *Fusobacterium* en la superficie de los tumores en comparación con los tejidos sanos, lo que sugiere que el *Fusobacterium* podría ser un indicador de la presencia de tumores.

Conclusiones: estos resultados pueden ser importantes para prevenir el cáncer de colon en situaciones en las que la posibilidad de colonoscopia sea limitada, y podrían ofrecer una alternativa a esta prueba para la detección de los cambios iniciales del cáncer de colon.

EFECTOS DE LA FIBRA PREBIÓTICA

¿SABÍAS QUE...?

Una estrella prebiótica

Se ha demostrado que la goma arábiga, un alimento prebiótico, produce un aumento significativo de bifidobacterias y lactobacilos con pocos efectos secundarios.

La fibra prebiótica aporta diversos beneficios a la salud al modificar la composición de la flora intestinal. Aún no se ha llegado a un consenso sobre cuál sería la cantidad diaria ideal de prebióticos; no obstante, las recomendaciones van de 3 a 8 gramos al día para mantener la buena salud digestiva y más de 15 gramos para quienes tengan un trastorno digestivo activo. La ingestión total de fibra dietética debería estar entre 25 y 35 gramos al día, dependiendo de la edad y el sexo.

Aumenta la microbiota sana

La fibra prebiótica incrementa el crecimiento de las dos bacterias intestinales más importantes para la salud humana, las bifidobacterias y los lactobacilos. Se ha demostrado que los prebióticos elevan el contenido de bifidobacterias de las heces incluso al ingerirlos en dosis relativamente pequeñas.

Producen ácidos grasos de cadena corta

Algunas fibras fermentables, como el psilio, no concuerdan con la definición oficial de los prebióticos y aun así nos proporcionan beneficios saludables al producir ácidos grasos de cadena corta. Como vimos anteriormente, los tres ácidos grasos de cadena corta más abundantes son el acetato, el propionato y el butirato, cada uno de los cuales produce beneficios únicos de gran importancia para el organismo. El más importante para la salud del colon es el butirato, ya que este órgano depende de él para obtener energía (ver la sección de preguntas frecuentes de la página 37). Además, el butirato ayuda a disminuir la inflamación, mejora la inmunidad y puede proteger contra ciertos cánceres.

Mejora la protección inmunitaria

Algunas fibras que producen ácidos grasos de cadena corta podrían desempeñar también un papel en la optimización del sistema inmunitario. En estudios realizados con animales se ha demostrado que añadir este tipo de ácidos grasos a la comida mejora la función inmunitaria al incrementar el número de glóbulos sanguíneos blancos que luchan contra las infecciones. Además, hay algunas pruebas de aumento de la resistencia a la enfermedad y la infección gracias a la ingestión de fibra. Por ejemplo, se ha descubierto que los alimentos con oligofructosa, un tipo de fibra inulina, reducían la frecuencia de fiebres y complicaciones infecciosas graves asociadas con la diarrea y las enfermedades respiratorias. Se ha demostrado que ciertas fibras interactúan con las células inmunitarias, estimulando directamente el sistema inmunitario.

> Se ha demostrado que ciertas fibras interactúan con las células inmunitarias, estimulando directamente el sistema inmunitario.

Los beneficios de los prebióticos para la salud

- Reducen la prevalencia y duración de las infecciones.
- Atenúan la frecuencia de la diarrea asociada a los antibióticos.
- Mejoran los síntomas del síndrome del colon irritable.
- Ejercen efectos protectores para prevenir el cáncer de colon al estimular la producción de butirato.
- Mejoran la disponibilidad y la absorción de los minerales esenciales, como el calcio, el magnesio y posiblemente el hierro.
- Disminuyen los factores de riesgo que nos predisponen a la enfermedad cardiaca.
- Aumentan la sensación de saciedad, mitigando así el apetito –lo que favorece el adelgazamiento– y previene la obesidad.

TRATAR LA ENFERMEDAD CON PREBIÓTICOS

Sabiendo que el consumo de prebióticos produce las bacterias deseables, examinemos su papel y su función en las enfermedades.

¿SABÍAS QUE...?

Prebióticos al viajar

Plantéate tomar inulina antes y durante un viaje. Esta estrategia puede ser la forma más natural de conseguir los mismos resultados que los fármacos que previenen la diarrea o limitan su intensidad, sin miedo a los efectos secundarios.

Diarrea infecciosa

Un estudio sobre la diarrea del viajero examinó el efecto de ingerir 10 gramos diarios de inulina durante dos semanas antes y después de viajar a un destino de riesgo alto o medio. La conclusión a la que se llegó fue que esta estrategia reducía la frecuencia y la intensidad de la diarrea. Otro estudio obtuvo los mismos resultados utilizando galacto-oligosacáridos.

ANÁLISIS DE LA INVESTIGACIÓN

LIMITAR LA DIARREA DEL VIAJERO

Contexto: se sabe que los prebióticos tienen la capacidad de afectar positivamente al microbioma intestinal, aumentando así la resistencia a la infección y a la diarrea.

Objetivo: evaluar el impacto de una mezcla de prebióticos galacto-oligosacáridos en la intensidad e incidencia de la diarrea del viajero.

Métodos: en el estudio participaron ciento cincuenta y nueve personas sanas que viajaron a un país que supone un riesgo medio o alto de sufrir diarrea del viajero. Los sujetos recibieron o bien prebióticos o bien un placebo.

Resultados: hubo una reducción significativa de la incidencia y duración de la diarrea del viajero en los sujetos que recibieron el prebiótico. La duración de la diarrea en este grupo fue de 2,4 días, comparada con la del grupo de control, de 4,6 días. Igualmente, los síntomas de dolor abdominal disminuyeron en el grupo de los prebióticos —con una duración de 2 días, comparada con la del grupo de control, de 3,5 días.

Conclusiones: el consumo de la mezcla de prebióticos mostró un potencial significativo a la hora de reducir la incidencia y los síntomas de la diarrea del viajero.

Síndrome del colon irritable

El síndrome del colon irritable es un trastorno extremadamente frecuente, que afecta a más del 20% de la población. De hecho, es una de las cinco causas principales por las que los pacientes acuden al médico. El síndrome del colon irritable se caracteriza por malestar o dolor abdominal relacionado con cambios en los hábitos intestinales. Sus síntomas son crónicos y perturbadores y pueden tener un efecto negativo sobre la calidad de vida de quienes lo sufren. Un grupo de investigación demostró que los probióticos galacto-oligosacáridos aumentaba la presencia de bifidobacterias en pacientes con este síndrome, lo que mejoraba la consistencia de las heces, reducía la hinchazón y los gases y producía una sensación general de bienestar.

> El consumo de prebióticos a base de inulina da lugar a un aumento de la absorción de calcio, mejorando así la fortaleza ósea de quienes tienen predisposición a la osteoporosis.

Cáncer de colon

Los prebióticos podrían reducir el riesgo de cáncer de colon. La fibra prebiótica estimula selectivamente la población de bifidobacterias del colon, lo que a su vez puede incrementar el contenido de ácidos grasos de cadena corta de este órgano. Se trata de un área prometedora para futuros estudios.

Osteoporosis

Quizá un hecho menos conocido relacionado con la fibra prebiótica tiene que ver con la absorción de calcio. La investigación demuestra que el consumo de prebióticos a base de inulina da lugar a un aumento de la absorción de calcio, mejorando así la fortaleza ósea de quienes tienen predisposición a la osteoporosis.

Enfermedades cardiovasculares

Evidencias sistemáticas de estudios clínicos bien diseñados sugieren que el consumo de fibra tiene efectos protectores para el corazón.

La fibra de los cereales es altamente eficaz, seguramente porque ayudan a reducir el colesterol LDL y a mejorar la inflamación.

La Administración de Fármacos y Alimentos Estadounidense (FDA, por sus siglas en inglés) acepta las propiedades médicas de la fibra de avena, cebada y psilio.

Obesidad y control del azúcar en la sangre

Investigadores médicos han descubierto que, en algunos estudios clínicos, la fibra prebiótica causó una modesta pérdida de peso a los tres meses de consumir suplementos con oligofructosa en adultos con sobrepeso y obesidad. Esta pérdida de peso se logró sin esfuerzo al reducir la ingestión de alimentos y sin que hubiera un incremento de la actividad física. Además, se redujeron los niveles de las hormonas cuya influencia sobre el apetito es conocida y que, por lo tanto, nos empujan a comer más. De hecho, cuando los investigadores revisaron los diarios de comidas detallados de los sujetos de estudio, los que estaban tomando suplementos prebióticos indicaban una reducción del consumo de alimentos, aunque no se habían esforzado en conseguirla.

> En algunos estudios clínicos, la fibra prebiótica causó una modesta pérdida de peso a los tres meses de consumir suplementos con oligofructosa en adultos con sobrepeso y obesidad.

Asimismo, se produjo una leve mejoría en el control de los niveles de azúcar en la sangre, lo que sugiere un efecto protector contra el desarrollo de la diabetes, además de la regulación de una serie de hormonas que influyen en el apetito.

ANÁLISIS DE LA INVESTIGACIÓN

LAS ALUBIAS Y EL CORAZÓN

Contexto: cada vez se reconoce más el papel fundamental de las estrategias dietéticas para combatir la epidemia actual de obesidad y los trastornos metabólicos relacionados con ella.

Objetivo: evaluar los posibles efectos prebióticos de las alubias suecas con relación al riesgo cardiovascular.

Métodos: dieciséis adultos jóvenes recibieron al azar alubias pintas o pan blanco para cenar. A continuación se evaluaron sus parámetros metabólicos y se calculó la actividad de fermentación en el colon midiendo los ácidos grasos de cadena corta.

Resultados: una cena a base de alubias pintas, comparada con una de pan blanco, disminuyó el azúcar en la sangre e incrementó la sensación de saciedad. Además, se elevó la producción de butirato, lo que indica una actividad fermentativa superior en el colon.

Conclusiones: la cena con alubias pintas afectó de manera positiva a las mediciones del riesgo de desarrollo de enfermedades cardiovasculares; es probable que estos resultados se debieran en parte a la fermentación bacteriana en el intestino.

Enfermedad del hígado graso no alcohólico

Los principales factores de predisposición a la enfermedad del hígado graso no alcohólico son la obesidad, la diabetes y los niveles altos de colesterol y de triglicéridos en la sangre. Mientras que los efectos perjudiciales para la salud del exceso de alcohol son bien conocidos, te sorprendería saber que al analizarlo bajo el microscopio, el hígado de los pacientes de patologías hepáticas relacionadas con el alcohol se parece al de los que padecen la enfermedad no alcohólica del hígado.

Hay evidencias médicas de que, además de modificar las bacterias del intestino, la fibra prebiótica reduce la capacidad del hígado para producir grasa.

La enfermedad del hígado graso no alcohólico surge del exceso de grasa depositada en el hígado, que puede venir tanto del exceso de grasa dietética como de la grasa generada en este órgano. En sujetos sanos, la cantidad de grasa que se fabrica de manera natural en el hígado es relativamente baja. En cambio, en

> **¿SABÍAS QUE...?**
>
> **Incidencia del hígado graso**
>
> La enfermedad del hígado graso no alcohólico, llamada también hígado graso, es la afección hepática más frecuente en el mundo desarrollado.

quienes padecen esta enfermedad, sucede justo lo contrario. Las dietas ricas en prebióticos podrían desempeñar un papel en la alteración de los genes que controlan el metabolismo de la grasa, disminuyendo así la cantidad de grasa fabricada por el hígado.

Hay muy pocos estudios que muestren los efectos de tomar prebióticos durante algún tiempo en sujetos con la enfermedad del hígado graso no alcohólico, pero por lo que sabemos hasta ahora parece ser que los resultados de las pruebas de función hepática de quienes toman suplementos de fibra prebiótica mejoran de manera significativa. Ninguno de estos pacientes se sometió a una biopsia de hígado para confirmar la mejoría definitiva. Aun así, teniendo en cuenta el impacto positivo sobre los factores de riesgo para la enfermedad del hígado graso no alcohólico y la posible mejora de los resultados en las pruebas hepáticas, es razonable sugerir la posibilidad de que la fibra prebiótica tenga un impacto positivo en quienes la padecen.

SEGURIDAD DE LA FIBRA PREBIÓTICA

El consumo medio diario de fibra prebiótica en los países más industrializados se sitúa entre los 3 y los 8 gramos. Recientemente, se ha añadido como ingrediente a muchos productos alimenticios habituales, como pan, barritas de cereales y cereales para el desayuno. En la mayoría de los países los prebióticos se consideran naturales y saludables. Dado que algunos tipos de fibra prebiótica son insolubles, pueden tener algunos efectos secundarios, como hinchazón, gases y calambres abdominales, cuando se consumen en dosis excesivamente altas. Por lo tanto, quienes tienen predisposición a estos síntomas, por ejemplo quienes padecen el síndrome del colon irritable, deberían incrementar la ingestión de prebióticos únicamente si son capaces de tolerar los síntomas.

LAS DECLARACIONES DE PROPIEDADES MÉDICAS DE LOS PREBIÓTICOS

Los organismos sanitarios nacionales reconocen que los alimentos que comemos pueden afectar a nuestra salud de diversas formas.

Una declaración de propiedades médicas es cualquier especificación en la etiqueta o en la publicidad que afirme, sugiera o insinúe que existe una relación entre consumir un alimento o un ingrediente y la salud de la persona. Por lo tanto, para que un alimento prebiótico pueda ser etiquetado como tal, hay que demostrar que tiene un beneficio evaluable para la salud de los seres humanos, y esto debe ir acompañado por un cambio en la composición bacteriana del intestino.

HABLA EL MÉDICO

En los países occidentales, si un producto alimenticio se etiqueta como prebiótico, es probable que aporte algunos beneficios. Sin embargo, solo porque la etiqueta de un alimento afirme que es prebiótico o porque contenga ingredientes prebióticos, no puedes sacar la conclusión de que vas a obtener inmediatamente un beneficio para tu salud; aún no conocemos qué cantidad de prebióticos se requiere para una buena salud y para la prevención de las enfermedades. El microbioma intestinal responde muy rápidamente a los ajustes dietéticos. Sin embargo, puede que los beneficios para la salud asociados con estos cambios para prevenir o tratar las enfermedades tarden más en materializarse, dependiendo de la enfermedad y de su gravedad. Más adelante encontrarás recomendaciones y directrices sobre las dosis de prebióticos y sus fuentes dietéticas.

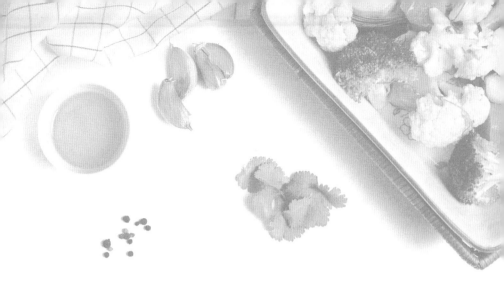

Segunda parte

Cómo conseguir un microbioma saludable

5

La alimentación vegetariana

❖ CASO DE ESTUDIO ❖

UN ENFOQUE INTEGRAL

Teresa tenía treinta y ocho años, y hacía quince le diagnosticaron la enfermedad de Crohn y el síndrome del colon irritable. Afortunadamente, sus síntomas eran leves y el curso de su enfermedad relativamente lento. Sin embargo, recientemente empezó a sufrir un incremento de los calambres abdominales, diarrea y sangre en las deposiciones. Cuando llegó a mi consulta, estaba muy preocupada por sus antecedentes familiares de cáncer de colon (a su padre se lo habían diagnosticado a los cuarenta y cinco años); temía que ella también lo tuviera. Para la enfermedad de Crohn tomaba un medicamento antiinflamatorio específico llamado Salofalk, que al parecer solo es efectivo en casos muy leves de esta dolencia. Apenas había bajado de peso en el pasado año. Su última colonoscopia se la hicieron hacía más de cinco años y los resultados fueron normales. Seguía una alimentación rica en carne y, con frecuencia, como su trabajo le exigía viajar a menudo, consumía comida rápida o comía en restaurantes.

Le mandé un análisis de sangre, una colonoscopia y una resonancia magnética especializada para volver a evaluar el intestino delgado. Tanto el análisis como la resonancia dieron resultados normales. La colonoscopia solo reveló hemorroides de tamaño moderado sin evidencias de cáncer ni de actividad de la enfermedad de Crohn. Le expliqué que algunos de sus síntomas podían proceder del síndrome del colon irritable, pero que no podíamos predecir hasta qué punto llegaría a ser activa la enfermedad de Crohn más adelante. Después de esto, me pidió que le ofreciera algunas estrategias dietéticas para tratar sus síntomas e impedir que se agravara la enfermedad de Crohn. Le recomendé unas terapias dietéticas, aunque todavía son experimentales para esta patología, porque hay una importante investigación preliminar que apoya la reducción de alimentos inflamatorios para modificar de forma positiva el microbioma intestinal. Le hablé de iniciar una dieta vegetariana y de incrementar el consumo de fibra, de prebióticos y de probióticos, y le recomendé que tomara un probiótico específico, VSL 3, durante tres meses. Luego la asesoró un dietista con experiencia en tratar pacientes con la enfermedad de Crohn.

En la visita de seguimiento, Teresa me contó que sus síntomas habían mejorado de manera notable; además, como beneficio adicional, había perdido 4,5 kilos.

Espero que a estas alturas estés convencido de que mejorar el microbioma intestinal es una de las claves para cultivar la salud y prevenir las enfermedades. Conocemos el impacto positivo de los hidratos de carbono y el efecto del almidón sobre el microbioma, así como los beneficios que los alimentos ricos en probióticos y el impacto de la fibra dietética, especialmente la rica en prebióticos. Asimismo, estamos más familiarizados con las consecuencias menos favorables de las dietas en las que abundan las proteínas para la configuración de un microbioma beneficioso. Si a todo esto le añadimos la evidencia de que los alimentos de origen vegetal tienen compuestos bioactivos como los polifenoles y los fitoquímicos, que mejoran y mantienen la salud, no debería sorprendernos que cada vez sean más las personas que optan por una alimentación vegetariana.

HISTORIA DEL VEGETARIANISMO

Al examinar la anatomía y la fisiología de los carnívoros y los herbívoros a lo largo del tiempo, los investigadores determinaron que los seres humanos son omnívoros (no vegetarianos) por naturaleza. En la antigüedad, existía una amplia disponibilidad de plantas y fruta y era muy fácil recolectar estos alimentos. En cambio, cazar animales era difícil, con frecuencia peligroso, y por consiguiente los productos animales probablemente se consumieran solo de manera esporádica comparados con los vegetales, que se ingerían con mayor regularidad. Muchas de las primeras civilizaciones fueron predominantemente vegetarianas, y las creencias religiosas y culturales desempeñaban un papel en la elección de los alimentos; de hecho, estas creencias siguen siendo importantes.

> Los alimentos vegetales tienen compuestos bioactivos como los polifenoles y los fitoquímicos, que mejoran y mantienen la salud.

Los principales alimentos básicos tanto de las culturas antiguas como de los modernos vegetarianos son el trigo, el arroz, el maíz y las legumbres, todos ellos fuentes vegetales ricas en fibra. Por el contrario, los alimentos básicos de los países occidentales son productos animales (38%), y los cereales (26%) se consumen en menor cantidad. Este cambio a alimentos más ricos en grasa y con menor contenido en fibra producido durante las dos o tres últimas décadas es paralelo al elevado aumento de las enfermedades crónicas en el mundo occidental.

La siguiente tabla resume los principales alimentos de las culturas antiguas.

PRINCIPALES ALIMENTOS DE LAS CIVILIZACIONES ANTIGUAS	
China	Sorgo, soja, trigo
Egipto	Cebada, trigo
India	Maíz, lentejas, arroz, trigo
México/Mayas	Amaranto, maíz
Oriente Medio	Garbanzos, trigo
Perú/Incas	Patatas, quinoa

La popularidad de las dietas vegetarianas ha aumentado, y ahora los profesionales de la salud reconocen el vegetarianismo como una estrategia saludable y potencialmente terapéutica. Por ejemplo, una investigación reciente de casi mil quinientos participantes (entre los que figuraban ciento cuatro veganos) señaló que la alimentación vegana recibía la puntuación más elevada en lo que se refiere a calidad de una dieta al ser evaluada por el Índice de Alimentación Saludable. Dicha evaluación se realiza en conformidad con la orientación dietética federal de Estados Unidos. Por el contrario, la dieta omnívora fue la que recibió la puntuación más baja.

Durante la pasada década de los setenta, existía el temor de que los vegetarianos pudieran sufrir deficiencias nutricionales; por lo visto se pasó por alto el hecho de que infinidad de asiáticos hubieran seguido una alimentación vegetariana durante miles de años sin ese problema. En los años ochenta y noventa numerosos estudios nutricionales comenzaron a documentar los beneficios de las dietas vegetarianas para la salud, en particular en la lucha contra varias enfermedades crónicas. Por ejemplo, se constató una disminución del desarrollo de la obesidad, la diabetes y ciertos tipos de cánceres y un incremento de la longevidad. Se demostraron fehacientemente los efectos protectores para la salud de la alimentación vegetariana al compararla con las dietas ricas en proteínas animales.

Múltiples estudios observacionales han identificado en varios casos resultados consistentes con ciertos patrones dietéticos. Por ejemplo,

---

¿SABÍAS QUE...?

Las dietas del mundo

Las investigaciones efectuadas durante décadas muestran que las poblaciones de Asia, África y el Mediterráneo presentaban los índices más bajos de enfermedades crónicas relacionadas con la alimentación y que eran más longevas y vivían de una manera más saludable. Las dietas tradicionales de Asia y el Mediterráneo se basan principalmente en las plantas, de manera que estas investigaciones sugieren que el vegetarianismo proporciona otros beneficios aparte de suministrar las cantidades adecuadas de nutrientes. De hecho, se ha demostrado que estas dietas tienen un impacto positivo sobre los factores de riesgo de enfermedades cardiovasculares y diabetes.

en dos pruebas clínicas aleatorias controladas se ha confirmado que la dieta mediterránea, que incluye principalmente frutas, verduras, cereales integrales, frutos secos, semillas y algunos lácteos, disminuye la incidencia de las enfermedades cardiovasculares y las relacionadas con la inflamación. Los investigadores están llegando a la conclusión de que una alimentación centrada en los productos vegetales podría ser recomendable en términos generales para la prevención de múltiples enfermedades, y que muchos de estos beneficios están relacionados con los cambios que produce en el microbioma intestinal.

¿QUÉ ES EXACTAMENTE LA ALIMENTACIÓN VEGETARIANA?

La alimentación vegetariana es una alimentación basada en el consumo de productos de origen vegetal, con una gran cantidad de frutas, verduras, legumbres, cereales integrales, frutos secos y semillas. Están excluidos de ella la carne roja, la carne de ave y los productos del mar. Hay varios tipos de dietas vegetarianas.

Los componentes de una dieta vegetariana a los que se atribuyen beneficios para la salud son la fibra, los fitoquímicos y los antioxidantes.

¿SABÍAS QUE…?

Dietas flexibles

Algunas personas se consideran a sí mismas semivegetarianas o flexitarianas, lo que significa que siguen una dieta basada en alimentos vegetales pero muy de vez en cuando consumen pequeñas cantidades de pollo o pescado.

TIPO DE DIETA VEGETARIANA	ALIMENTOS INCLUIDOS ADEMÁS DE LOS DE ORIGEN VEGETAL
Lacto	Lácteos (leche, queso, yogur y mantequilla)
Lacto ovo	Lácteos y huevos
Ovo	Huevos
Vegana	Sin adiciones; solo alimentos de origen vegetal

ANÁLISIS DE LA INVESTIGACIÓN

VEGANO Y OMNÍVORO

Contexto: pocos estudios han evaluado y comparado rigurosamente el impacto de las dietas omnívora, vegetariana y vegana sobre la salud. Es posible que los beneficios de la dieta vegana puedan tener relación con un perfil único de microbiota intestinal, y que los cambios de microbiota en los veganos puedan tener un efecto protector contra las enfermedades metabólicas e inflamatorias.

Objetivo: comparar los perfiles bioquímicos de veganos y omnívoros con características similares, como edad, sexo y peso.

Métodos: los investigadores analizaron la composición corporal de veinticuatro veganos y veinticinco omnívoros, un diario de comidas de siete días y su actividad física.

Resultados: los veganos tenían una presión arterial significativamente más baja y una ingesta superior de hidratos de carbono. Asimismo, mostraron niveles inferiores de triglicéridos.

Conclusiones: los veganos presentan una ingesta alimentaria y un perfil bioquímico que disminuye el riesgo de desarrollar enfermedades cardiovasculares. Este estudio fue diseñado para comparar solo una dieta vegana con una dieta omnívora; sin embargo, es posible que pueda observarse un beneficio parecido con otras dietas vegetarianas.

BENEFICIOS DE LA ALIMENTACIÓN VEGETARIANA PARA LA SALUD

Peso corporal

Nuestra sociedad está obsesionada con adelgazar, como se refleja en la cantidad y variedad de dietas para bajar de peso que existen. Varias investigaciones han establecido recientemente una relación entre la adopción de una alimentación vegetariana y una disminución del peso corporal en adultos y adolescentes. De hecho, los hombres vegetarianos pesan por término medio unos 7,7 kilos menos que los no vegetarianos, y las mujeres vegetarianas suelen pesar 4 kilos menos que las no vegetarianas. Estos resultados se han replicado en numerosos estudios clínicos a gran escala.

Trastornos cardiovasculares

Comer la cantidad adecuada de verdura y frutas beneficia al sistema cardiovascular. Los alimentos de origen vegetal aportan al cuerpo múltiples antioxidantes, los más activos de los cuales son los flavonoides, los carotenoides y las vitaminas antioxidantes (alfatocoferol, conocida también como vitamina E, y ácido ascórbico, conocido también como vitamina C). Los antioxidantes ejercen sus efectos beneficiosos reduciendo el colesterol LDL («malo»), incrementando el colesterol HDL («bueno») y regulando los niveles totales de colesterol. El resultado es un menor riesgo de desarrollo de arterioesclerosis, o endurecimiento de las arterias, que constituye el primer paso para desarrollar una enfermedad cardiovascular. Otro beneficio relacionado con el corazón es el control de la presión arterial. Por término medio, la presión arterial de los

> **¿SABÍAS QUE...?**
>
> **Una dieta con corazón**
>
> Por término medio, los vegetarianos tienen un 25% menos de probabilidades de morir de enfermedades cardiovasculares que los omnívoros.

PREGUNTAS FRECUENTES

P ¿Qué diferencias existen entre los estudios observacionales y las pruebas clínicas controladas en la manera de evaluar el vegetarianismo?

R Los estudios conocidos como «observacionales» se diferencian de las pruebas controladas en su diseño. En los estudios observacionales, las dietas no se «examinan». Sencillamente se evalúan basándose en lo que hacen las personas. Por este motivo, los investigadores no pueden controlar otros factores del modo de vida, como el estrés, el ejercicio o el tabaquismo, que también podrían estar contribuyendo a que se produzca un determinado resultado. Por otro lado, las pruebas controladas se llevan a cabo en entornos clínicos donde se pide a los participantes que se ajusten a intervenciones o terapias específicas, entre las que puede figurar un placebo. A continuación se recogen los datos para evaluar el impacto de estas intervenciones en ciertos resultados que generalmente tienen relación con la salud.

vegetarianos es diez puntos inferior a la de los no vegetarianos, lo que reduce su riesgo de ataque al corazón y embolia. Aunque no está claro qué factores de la dieta vegetariana bajan los niveles de presión arterial, se cree que el mayor consumo de fibra podría ser uno de ellos. Otro factor es el mayor consumo de alimentos ricos en potasio de los vegetarianos. El potasio tiene el efecto contrario al sodio –que endurece los vasos sanguíneos y supone un riesgo comprobado para la presión arterial–. Ayuda a excretar el sodio a través de la orina y a aliviar así la presión de los vasos sanguíneos.

Diabetes

En una investigación, en quienes comían carne se produjo una incidencia superior de la diabetes tipo 2 al compararlos con los semivegetarianos, los lactoovogetarianos y los veganos, en orden descendente. Se cree que los vegetarianos tienen mejor sensibilidad a la insulina debido a un mayor consumo de fibra. Mejorar la sensibilidad a la insulina optimiza el control del azúcar en la sangre y reduce el riesgo de desarrollar diabetes.

Cáncer

La investigación sobre los índices de cáncer en vegetarianos y no vegetarianos se ha reducido a estudios que se limitan a observar a los sujetos a lo largo del tiempo. Teniendo en cuenta esta limitación, se han identificado índices más bajos de cáncer, especialmente de mama, colon y próstata, en quienes seguían una dieta vegetariana. Los índices de cáncer de mama son mucho más bajos en los países en los que la dieta se basa principalmente en alimentos vegetales.

Un estudio a gran escala señaló recientemente que los veganos mostraban índices de cáncer inferiores a los de quienes comen carne y a los vegetarianos. Según este estudio, las mujeres veganas tenían un riesgo tres veces menos de desarrollar cánceres específicamente femeninos, como el de mama, el de cérvix y el de ovarios. Los investigadores controlaron otros factores que podrían tener algún impacto en los resultados del estudio, entre ellos los índices de tabaquismo, el consumo de alcohol y los antecedentes familiares de cáncer.

Pese a los descubrimientos referentes al cáncer y las dietas vegetarianas, se requieren pruebas clínicas más contundentes para confirmar la relación causa y efecto. El cuerpo de evidencias del que disponemos a día de hoy sugiere que deberíamos incrementar en gran medida la cantidad de alimentos vegetales de nuestra dieta.

Las directrices más recientes de nutrición publicadas por la Sociedad Americana contra el Cáncer y la Sociedad Canadiense del Cáncer recomiendan llevar una dieta equilibrada que ponga el énfasis en los alimentos vegetales y que incluya:

¿SABÍAS QUE…?

Menor riesgo de cáncer

En determinados estudios se ha llegado a la conclusión de que los veganos tienen un nivel muy bajo de la hormona factor de crecimiento insulínico tipo 1 (1FG-1, según sus siglas en inglés), que fomenta el cáncer en adultos. La ingesta de proteína animal incrementa los niveles de 1GF-1, pero a las pocas semanas de adoptar una dieta de origen vegetal, estos niveles bajan. Otro grupo de investigadores, entre ellos la doctora Elizabeth Blackburn, ganadora del Premio Nobel, demostraron que una dieta vegana producía alteraciones beneficiosas en los genes que limitaban el riesgo de ciertos cánceres y otras enfermedades.

- Comer cinco o más porciones de verduras y frutas al día (el 50% de tu plato deberían ser verduras y frutas).
- Elegir cereales integrales en lugar de cereales procesados y refinados (el 25% de tu plato deberían ser productos a base de cereales integrales).
- Limitar el consumo de carnes procesadas y carne roja (menos del 25% de tu plato deberían ser productos cárnicos).
- Equilibrar la ingesta de calorías con actividad física para conseguir o mantener un peso saludable.
- Limitar la ingestión de alcohol.

ANÁLISIS DE LA INVESTIGACIÓN

LA INFLUENCIA DE LA DIETA VEGETARIANA

Contexto: aún no se conoce con exactitud el impacto de una dieta vegetariana, comparada con una no vegetariana, sobre el microbioma.

Objetivo: investigar el impacto de la edad, la genética y la alimentación en la composición del microbioma.

Métodos: se recopiló información dietética de noventa y ocho voluntarios sobre su alimentación reciente y a largo plazo utilizando dos cuestionarios estandarizados. Posteriormente, diez sujetos ingresaron voluntariamente en un hospital para realizar un estudio controlado de alimentación y recibieron una dieta rica en grasas y baja en fibra o una dieta baja en grasas y rica en fibra. Se recogieron muestras de heces para analizarlas.

Resultados: los nutrientes de los grupos que seguían la misma alimentación tendían a agruparse. Por ejemplo, las dietas ricas en grasa comparadas con las ricas en productos vegetales y fibra tenían asociaciones inversas en relación a los microorganismos que dominaban en el intestino. Las especies de *bacteroides* estaban claramente asociadas con la proteína animal y las grasas saturadas, y las especies de *prevotella*, con un consumo elevado de hidratos de carbono. Entre los sujetos ingresados en el hospital, se detectaron cambios en el microbioma en el transcurso de veinticuatro horas. El estudio no evaluó la estabilidad del microbioma durante los diez días.

Conclusiones: las dietas vegetarianas tuvieron efectos muy diferentes sobre el microbioma al compararlas con las no vegetarianas, y aunque se observaron cambios en el microbioma tras veinticuatro horas, se requiere un periodo más largo de intervención dietética para mantener estos cambios. Es necesario realizar más estudios para determinar si comprometerse a seguir a largo plazo una dieta vegetariana podría alterar permanentemente el microbioma de un individuo y proporcionarle beneficios a su salud.

LAS DIETAS VEGETARIANAS Y EL MICROBIOMA

Existe una creciente preocupación por el hecho de que la alimentación actual, y en concreto el aumento del consumo de alimentos ricos en grasas, proteínas animales y azúcar, haya alterado la composición genética y la actividad metabólica del microbioma intestinal. Se sospecha que estas alteraciones contribuyen al continuo aumento de las enfermedades crónicas en el mundo desarrollado. Sin embargo, aún no sabemos claramente con qué rapidez y reproducibilidad responde la bacteria intestinal al cambio dietético.

Inflamación

La inflamación podría ser un componente crucial que vincula la microbiota a varias afecciones graves, como la obesidad, la disfunción metabólica y las enfermedades crónicas.

Un grupo de investigación estudió la influencia de la alimentación vegana en la obesidad y la inflamación. La conclusión fue que los sujetos que seguían una dieta vegana durante un mes mejoraban sus niveles de azúcar en la sangre, bajaban de peso y reducían sus triglicéridos y su colesterol. Además, esta dieta alteró la microbiota intestinal reduciendo el número de bacterias firmicutes e incrementando significativamente el de bacteroidetes. En concreto, dentro de la clase bacteroidetes aumentó la presencia de la especie prevotella, que está asociada con un mayor consumo de hidratos de carbono y con el vegetarianismo. Otras bacterias dominantes dentro de la clase bacteroidetes son los *bacteroides* —los investigadores encontraron una mayor proporción de ellos en los sujetos que seguían dietas ricas en proteínas y grasas animales—. Por ejemplo, un estudio tailandés descubrió que entre los no vegetarianos adultos prevalecía una cantidad significativamente más elevada de bacteroides, mientras que los sujetos vegetarianos tenían un nivel superior de prevotella.

> Las dietas vegana y vegetariana tienen una mayor proporción de hidratos de carbono y fibra que la omnívora, y las muestras de heces señalan un pH inferior, lo que previene el crecimiento de algunas bacterias que predisponen a enfermedades (como E. coli) que no toleran un entorno más ácido.

En otro estudio que evaluaba el microbioma de sujetos veganos y vegetarianos, los primeros tuvieron una abundancia de *Faecalibacterium prausnitzii* (una bacteria antiinflamatoria y un gran productor de butirato); recuerda que el butirato es un ácido graso de cadena corta que tiene una importancia fundamental para la salud del intestino y protege contra el desarrollo de enfermedades inflamatorias). Las dietas vegana y vegetariana tienen una mayor proporción de hidratos de carbono y fibra que la omnívora, y las muestras de heces señalan un pH inferior, lo que impide el crecimiento de algunas bacterias que predisponen a enfermedades (como *E. coli*) y que no toleran un entorno más ácido.

Obesidad

La influencia de una dieta vegana en la obesidad fue estudiada por un grupo de investigación. Los sujetos que seguían este tipo de dieta mostraron una regulación de los niveles de azúcar en la sangre y una reducción de peso corporal en comparación con quienes seguían una dieta occidental sin restricciones, además de una notable mejoría del colesterol. Además, experimentaron una alteración en el estado de su microbioma, con un incremento de bacteroidetes y una disminución de firmicutes. En particular, la dieta vegana se asoció con una reducción en el número de patobiontes (bacterias que tienen el potencial de fomentar las enfermedades si las circunstancias propician un entorno favorable a su aparición) residentes en el intestino.

> ### ¿SABÍAS QUE...?
>
> **El vínculo vegano**
>
> La investigación en el campo de la alimentación y el microbioma evoluciona rápidamente; en la actualidad existen pruebas claras de que las dietas vegana y vegetariana guardan relación con una mejoría de la salud del microbioma y pueden usarse como estrategias de tratamiento para ciertas enfermedades de carácter inflamatorio.

Disfunción metabólica

La prueba más reciente de que una alimentación vegana fomenta los microorganismos intestinales que reducen el riesgo metabólico, procede de las investigaciones que vinculan la carne roja a una proteína específica llamada carnitina. El metabolismo de la carnitina, que se encuentra principalmente en la carne y que llevan a cabo las bacterias intestinales, puede propiciar la enfermedad cardiaca. Los veganos carecen del microbioma requerido para metabolizar la carnitina, lo que reduce al mínimo el riesgo de esta enfermedad y el endurecimiento de las arterias. De hecho, durante el año en el que se evaluó a los sujetos en una de estas investigaciones, estos mantuvieron sistemáticamente un microbioma favorable que limitaba el metabolismo de la carnitina, con sus productos finales no deseados. Se llegó a la conclusión de que los veganos tenían el menor volumen de bacterias que predisponen a la enfermedad mientras que el mayor correspondía a las dietas no vegetarianas –las vegetarianas se encontraban en un punto intermedio entre ambas.

HABLA EL MÉDICO

En los últimos años un conjunto de evidencias sustanciales hace que resulte muy atrayente seguir una dieta vegetariana. Sin embargo, reconozco que en la práctica cambiar la manera de vivir para adaptarse a esta alimentación puede resultar difícil. Con frecuencia, a pesar de su enorme atractivo, la dieta vegetariana no resulta viable, especialmente para quienes estamos acostumbrados a la alimentación occidental moderna. Entiendo que una dieta rica en fibra, con prebióticos y probióticos, con frutas y verduras abundantes e incluso algo de carne, ofrece mayores beneficios para la salud que una dieta vegetariana basada en una cantidad excesiva de azúcares simples y alimentos altamente procesados. Comer pescado rico en ácidos grasos omega-3 aporta beneficios a la salud. También podría tener el inconveniente de una posible ingestión de mercurio, y aún no se conoce el impacto de este metal en el microbioma. Ten en cuenta que las dietas vegetarianas pueden variar en calidad y en composición, y que el consumo moderado de carne puede ser beneficioso para la salud.

6

La alimentación vegetariana en detalle

❖ CASO DE ESTUDIO ❖

ADOPTAR EL VEGETARIANISMO

Jovan es un hombre de treinta y cinco años con claros antecedentes familiares de enfermedad cardiaca. A su padre le diagnosticaron esta afección a los cuarenta y siete años, tras un ataque al corazón, y al hermano de Jovan, a los treinta y nueve. Su tío, por la rama paterna, experimentó recientemente dolor de pecho y dificultades para respirar, y se estaban investigando sus síntomas. Además, estos tres hombres tenían un colesterol alto.

Dados los antecedentes familiares y su propia falta de energía, Jovan se decidió a acudir al médico para un chequeo rutinario. Se quedó asombrado cuando supo que sus niveles de colesterol en la sangre eran un 60% más elevados que la media normal. El médico le recomendó que efectuara algunas modificaciones en su estilo de vida y bajara de peso. Pero Jovan pensaba que entre sus dos hijos pequeños y su trabajo, que le ocupaban mucho tiempo, no le quedaba un momento para realizar otras actividades, entre ellas el ejercicio físico.

Además, tenía un dolor en la parte superior del abdomen y sufría de náuseas, por lo que su médico de cabecera lo envió a mi consulta. A Jovan le preocupaba que el estrés de su trabajo y su vida familiar le hubiese causado una úlcera de estómago. Le expliqué que, en contra de lo que se suele creer, el estrés no causa úlceras. Como no presentaba ninguno de los factores habituales de riesgo, me pareció poco probable que la causa de esos síntomas fuera una úlcera. Aparte de su nivel de colesterol, el análisis de sangre dio unos resultados normales. Le diagnostiqué dispepsia no ulcerosa (básicamente un síndrome del intestino irritable de la parte superior del sistema digestivo), que se asocia al estrés y la mala alimentación.

Cuando supo que mejorar su alimentación le ayudaría no solo a solucionar sus problemas digestivos sino también a reducir su nivel de colesterol en la sangre e incrementar su energía, Jovan se sintió entusiasmado con la idea de tomar el control de su salud. Nunca había consumido mucha carne y la idea de una dieta vegetariana le resultaba atractiva, especialmente teniendo en cuenta sus factores de riesgo para desarrollar una enfermedad cardiaca. Comentamos las numerosas ventajas de una alimentación vegetariana y le ofrecí algunos consejos preliminares para aumentar la fibra dietética, incrementar su consumo de frutas y verduras, y limitar el de bebidas y alimentos con azúcar. Lo remití a un dietista para que siguiera asesorándose.

Como hemos visto, los últimos descubrimientos demuestran que las dietas vegana y vegetariana tienen la capacidad de configurar el microbioma de forma que limite las enfermedades crónicas y posiblemente pueda ayudar a tratarlas. A lo largo de la historia ha habido numerosos malentendidos con respecto al valor nutricional de las dietas vegetarianas. Uno de ellos es el supuesto aumento del riesgo de deficiencias de nutrientes como vitaminas, hierro y proteína.

En el siguiente capítulo rebatiremos los mitos de la deficiencia nutricional y te enseñaremos estrategias para ayudarte a seguir la dieta vegetariana.

¿SABÍAS QUE...?

Prevenir la enfermedad

La alimentación vegetariana reduce el riesgo de desarrollo de enfermedades cardiacas, diabetes, obesidad, presión arterial elevada y ciertos tipos de cáncer, y aumenta la esperanza de vida en general.

VITAMINA B$_{12}$

Los vegetarianos, y en especial los veganos, corren el riesgo específico de tener deficiencia de vitamina B$_{12}$, principalmente porque esta vitamina se encuentra de manera natural solo en los alimentos animales y en alguna levadura nutricional (también se añade a los

PREGUNTAS FRECUENTES

P Ahora que puedo plantearme seguir una dieta vegetariana, ¿cómo me aseguro de obtener la nutrición apropiada y de que no me falten nutrientes esenciales?

R La clave para cualquier dieta es elegir una amplia variedad de alimentos y consumir las calorías adecuadas para satisfacer tus necesidades de macronutrientes (proteína, hidratos de carbono y grasa) y micronutrientes (vitaminas y minerales). Si tu alimentación es lo suficientemente variada, el riesgo de deficiencias de nutrientes será bajo. Una alimentación sin diversidad corre el riesgo de desarrollar deficiencias de proteína, vitamina B_{12}, hierro, calcio, vitamina D, cinc y ácidos grasos omega-3. En las siguientes secciones te mostraremos detalladamente los pasos que debes dar para asegurarte de que una dieta vegetariana cumple con los objetivos nutricionales.

alimentos manufacturados y puede consumirse como suplemento dietético y como medicamento con receta). La vitamina B_{12} es necesaria para la adecuada formación de células rojas de la sangre, una buena función neurólogica y un desarrollo celular apropiado. Por lo tanto, ¿cuánta vitamina B_{12} necesitamos?

Fuentes vegetarianas de vitamina B_{12}

Normalmente la vitamina B_{12} no se encuentra en los alimentos vegetales, pero se pueden enriquecer alimentos como la leche de soja, los sucedáneos de carne, las barritas energéticas y los cereales para el desayuno. La formulación de los productos enriquecidos varía, de manera que asegúrate de leer la etiqueta. El tempeh, el miso, las algas y otros alimentos de origen vegetal pueden contener vitamina B_{12} pero no se los considera unas fuentes fiables.

EDAD (HOMBRES Y MUJERES)	VITAMINA B$_{12}$ (MCG/DÍA)
0-6 meses	0,4
7-11 meses	0,5
1-3 años	0,9
4-8 años	1,2
9-13 años	1,8
14+ años	2,4
Durante el embarazo	2,6
Durante la lactancia	2,8

FUENTES VEGETARIANAS DE VITAMINA B$_{12}$		
Alimento	Tamaño de la porción de alimento	Vitamina B$_{12}$ (mcg)
Leche de coco, enriquecida con vitamina B$_{12}$	1 taza (250 ml)	3,0
Lonchas de Meatless*	75 g	3,0
Hamburguesa de soja	75 g	1,8
Queso: suizo/emmental	50 g	1,7
Huevos, cocidos	2 grandes	1,5-1,6
Requesón (1%)	¾ de taza (175 ml)	1,5
Leche (desnatada, 1%, 2% o 3,25%)	1 taza (250 ml)	1,2-1,4
Sucedáneos vegetarianos de pollo, palitos de pescado, salchichas o albóndigas, cocidos	75 g	1,0-3,8
Bebida de almendra, avena o arroz enriquecida con vitamina B$_{12}$	1 taza (250 ml)	1,0
Red Star T6635 + levadura (fórmula vegetariana de apoyo)	2 g (1 cucharadita/ 5 ml polvo o 2 cucharaditas/10 ml en láminas)	1,0
Leche de soja, enriquecida con vitamina B$_{12}$	1 taza (250 ml)	1,0
Yogur natural (semidesnatado)	¾ de taza (175 ml)	1,0
Queso: brie, cheddar, edam, feta, fontina, gouda, gruyere, mozzarella, provolone	50 g	0,7-0,9
*N. del T.: sucedáneo de carne a base de productos vegetales.		

Suplementos dietéticos de vitamina B_{12}

Como suplemento dietético la vitamina B_{12} suele presentarse en forma de cianocobalamina, una sustancia que el cuerpo convierte fácilmente en vitamina B_{12} activa. Las evidencias científicas actuales no destacan ninguna diferencia entre las formas orales de esta vitamina de los suplementos y las fuentes alimenticias en lo que se refiere a la capacidad del cuerpo para absorberla y utilizarla en diversas funciones. Además de los suplementos dietéticos, puede encontrarse también en forma de tabletas y grageas que se colocan bajo la lengua.

¿SABÍAS QUE...?

Suplementos para veganos

Los veganos estrictos deberían plantearse seriamente tomar suplementos de vitamina B_{12} a diario.

Medicamentos recetados de vitamina B_{12}

La vitamina B_{12} puede administrarse mediante una inyección en el músculo. Esta ruta de administración suele emplearse para tratar la deficiencia de vitamina B_{12} causada por una enfermedad específica autoinmune llamada anemia perniciosa, así como otras patologías que pueden causar una mala absorción de esta vitamina.

¿SABÍAS QUE...?

Tratamiento de la deficiencia

La deficiencia de vitamina B_{12} suele tratarse con inyecciones intramusculares. En algunas personas, una vez que se han llenado los depósitos de vitamina B_{12}, los pacientes mantienen los niveles adecuados tomando suplementos orales o siguiendo una dieta más rica en esta vitamina.

Deficiencia de vitamina B_{12}

La deficiencia de vitamina B_{12} se caracteriza por anemia o niveles bajos de hemoglobina en la sangre, cansancio, debilidad y pérdida de apetito. Pueden producirse cambios neurológicos como falta de sensibilidad y hormigueo en las manos y en los pies y ocasionarse daños irreparables en los nervios. Otros síntomas podrían ser dificultad para mantener el equilibrio, confusión, demencia, mala memoria y dolor en la boca o en la lengua.

P ¿Quién corre más riesgo de deficiencia de vitamina B_{12}?

R Los grupos de riesgo de deficiencia de vitamina B_{12} incluyen los vegetarianos y los veganos estrictos, que corren un mayor riesgo que los lactoovovegetarianos y los no vegetarianos. Las embarazadas y las mujeres en periodo de lactancia que siguen una dieta vegetariana estricta deben tener en cuenta que esto puede ocasionar una escasez de vitamina B_{12} en la leche materna. Si ocurre esto, sus hijos podrían desarrollar deficiencia de vitamina B_{12} a muy temprana edad.

La deficiencia de vitamina B_{12} no detectada ni tratada en los niños puede ocasionar resultados neurológicos negativos, y por esta razón, la Academia de Nutrición y Dietética recomienda a las veganas y lactoovovegetarianas que tomen suplementos durante el embarazo y la lactancia para garantizar que se transfiere la suficiente cantidad de vitamina B_{12} al feto y al bebé respectivamente. Si estás embarazada o amamantando a tu hijo, consulta con el pediatra la dosis óptima de suplementos de vitamina B_{12}.

ANÁLISIS DE LA INVESTIGACIÓN

LA ARTRITIS EN LOS VEGANOS

Contexto: varios investigadores están examinando posibles estrategias para emplear las bacterias como medicamentos en el tratamiento de trastornos inmunitarios como la artritis reumatoide. Los especialistas han observado que a algunos pacientes con artritis reumatoide les ha beneficiado dejar de comer carne o adoptar la dieta mediterránea, que es rica en pescado, aceite de oliva y verduras.

Objetivo: evaluar el papel del microbioma intestinal en pacientes con artritis reumatoide tras adoptar una dieta vegana.

Métodos: se realizaron evaluaciones clínicas detalladas, entre ellas análisis de heces, antes y después de la intervención dietética. Los pacientes fueron asignados a dos grupos. El grupo de prueba recibió una dieta vegana estricta y el de control siguió con su dieta omnívora estándar.

Resultados: los investigadores observaron un cambio significativo de los microorganismos intestinales en el grupo asignado a la dieta vegana, pero no en el grupo de control. Además, en el grupo de prueba se produjo una mejoría significativa de la intensidad de los síntomas relacionados con la enfermedad.

Conclusiones: la dieta vegana cambia el microbioma intestinal de los pacientes con artritis reumatoide, y estos cambios se asocian a la reducción de síntomas.

HIERRO

El hierro es un mineral esencial. Es un componente importante de la hemoglobina, que se encuentra en las células rojas de la sangre, y que ayuda a transportar el oxígeno de los pulmones al resto del cuerpo. Si no tienes bastante hierro, tu cuerpo no puede fabricar suficientes glóbulos rojos para transportar el oxígeno. En este caso, sufres anemia por deficiencia de hierro.

Se han planteado dudas en cuanto al hierro que aporta la alimentación vegetariana. No todo el hierro que se encuentra en los alimentos es biodisponible. Puede que una dieta vegetariana contenga las mismas cantidades de este mineral que una no vegetariana; sin embargo, como el hierro viene de fuentes vegetales, es menos biodisponible. Este es el llamado hierro no hem. El hierro hem, la forma que aparece en los productos cárnicos, tiene una mayor biodisponibilidad.

> **¿SABÍAS QUE...?**
>
> **Definición de la biodisponibilidad**
>
> El término *biodisponibilidad* se refiere a la cantidad de sustancias que entra en el cuerpo y que es realmente absorbida y usada.

La composición de las dietas vegetarianas puede ser tan variada como la de las no vegetarianas. Elegir alimentos ricos en fibra y cereales integrales en lugar de alimentos bajos en fibra y cereales refinados puede afectar enormemente a la absorción de hierro. Como al hierro no hem le influyen otros factores dietéticos y los nutrientes ingeridos en una comida, en líneas generales los vegetarianos necesitan alrededor del doble de hierro que quienes comen carne.

El hierro bajo el microscopio

Los resultados de las últimas investigaciones sugieren que el hierro puede afectar a la composición microbiana del intestino. Por ejemplo, en dos estudios pequeños realizados entre niños africanos de corta y mediana edad, el enriquecimiento con hierro los predisponía a un perfil microbiano intestinal que podría ser más perjudicial y daría lugar a un aumento de la prevalencia de enfermedades inflamatorias. Los cambios microbianos del intestino causados por el consumo de hierro podrían afectar a la respuesta inmunitaria del intestino; sin embargo, se necesitan más estudios para definir más detalladamente esta relación. Se podría llegar a la conclusión de que una dieta no vegetariana y rica en hierro puede alterar negativamente el microbioma.

¿CUÁNTO HIERRO SE DEBERÍA TOMAR?		
	Dieta no vegetariana (mg/día)	Dieta vegetariana (mg/día)
Hombres 19 + años	8	16
Mujeres 19-50	18	32-36
Mujeres 51 + años	8	14-16

Cómo incrementar la absorción de hierro

Verduras y legumbres

Una dieta vegetariana equilibrada con legumbres, cereales enriquecidos y verduras de hoja verde puede proporcionar la cantidad adecuada de hierro. Los estudios confirman que la incidencia de anemia por deficiencia de hierro no es mayor entre individuos que siguen una dieta vegetariana saludable, comparada con la de los no vegetarianos.

¿SABÍAS QUE...?

Nutrición cronometrada

Consume alimentos con polifenoles al menos dos horas antes o después de tu comida principal rica en hierro.

Productos lácteos

Los productos lácteos, como la leche y ciertas formas de calcio, podrían disminuir o inhibir la absorción de hierro.

Dado que los productos lácteos, como el queso y el yogur, pueden ser una fuente excelente de importantes nutrientes, los vegetarianos deberían proponerse tomar una determinada cantidad de ellos a diario, pero sin excederse. Para los adultos es recomendable tomar dos porciones de lácteos al día. Una porción equivale a 1 taza (250 ml) de leche o a ¾ de taza (175 ml) de yogur. No mezclar los alimentos ricos en hierro y los productos lácteos en una misma comida también te ayudará a mejorar la absorción de hierro, así que procura comer alimentos ricos en hierro dos o tres horas antes o después de tomar productos lácteos.

Vitamina C

Algunos nutrientes tienden a funcionar mejor cuando los tomamos juntos que por separado. La combinación de hierro y vitamina C no es una excepción. En especial, las frutas y las verduras que contienen vitamina C y ácidos orgánicos mejoran la absorción de hierro no hem.

> La vitamina C desempeña un papel importante en la síntesis del colágeno, responsable de la salud de los tejidos, la piel y los huesos.

La vitamina C participa en muchas reacciones corporales y desempeña un papel importante en la síntesis del colágeno, responsable de la salud de los tejidos, la piel y los huesos. En su función relacionada con la absorción, transforma el hierro hem en una forma de esta sustancia que es fácilmente absorbida por el intestino delgado. Las buenas fuentes de vitamina C son los pimientos dulces, las bayas, el brócoli, la col, el melón, la coliflor, la melaza, la col rizada, el kiwi, los limones, las naranjas, las patatas, los tomates y los zumos enriquecidos con vitamina C.

Polifenoles

Los polifenoles son sustancias químicas vegetales que funcionan como antioxidantes para proteger de daños a las células. Se encuentran en el té, el café, las colas y el cacao. Incluir polifenoles en la alimentación reporta muchos beneficios, pero no debes tomarlos con comidas ricas en hierro, ya que perjudican su absorción.

Anemia por deficiencia de hierro

Causas de la deficiencia de hierro
• Enfermedad celiaca.
• Cáncer de colon.
• Pólipos en el colon.
• Enfermedad de Crohn (extensiva).
• Sangrado menstrual excesivo.
• Hemorragia nasal (crónica, descontrolada).
• Mala alimentación.
• Úlcera de estómago.
• Colitis ulcerosa.

Una dieta vegetariana puede predisponerte a la anemia por deficiencia de hierro a menos que seas consciente de que debes comer el doble de alimentos vegetales ricos en este mineral. La anemia por deficiencia de hierro puede deberse a muchas otras afecciones, algunas de las cuales podrían ser mortales; por eso es importante determinar la causa. Si te la han diagnosticado, tu médico probablemente te pedirá que te hagas otras pruebas adicionales para identificar correctamente la causa de la anemia.

Pérdida de sangre

La sangre contiene hierro en sus células rojas. Por lo tanto, si pierdes sangre, pierdes hierro. Las mujeres con menstruaciones abundantes corren el riesgo de sufrir una deficiencia de hierro debido a la excesiva pérdida de sangre. Del mismo modo, a la larga, la pérdida crónica de sangre, como en el caso de una úlcera de estómago, un pólipo en el colon o un cáncer de colon, puede causar deficiencia de hierro. El uso de analgésicos sin receta, como los antiinflamatorias del tipo aspirina o ibuprofeno, también puede incrementar la posibilidad de anemia por deficiencia de hierro.

Incapacidad de absorber el hierro

El hierro de los alimentos se absorbe en la corriente sanguínea a través del intestino delgado. Los trastornos intestinales, como la enfermedad celiaca, pueden provocar anemia por deficiencia de hierro. La enfermedad celiaca, una afección autoinmune, tiene una mayor incidencia en los europeos del norte y sus descendientes. Quienes la sufren pueden experimentar síntomas gastrointestinales, como hinchazón, calambres abdominales, diarrea y estreñimiento. Sin embargo,

P ¿Cómo saber si tengo anemia por deficiencia de hierro?

R El síntoma más habitual de la anemia por deficiencia de hierro es la fatiga (cansancio). Otras señales y síntomas son latidos cardiacos irregulares, dolor en el pecho, palidez, sensación molesta o de hormigueo en las piernas, síndrome de las piernas inquietas, uñas frágiles, inflamación o dolor en la lengua, debilidad, dificultades para respirar, dolor de cabeza, llagas en la comisura de la boca y ansias de comer no solo alimentos, sino también otras sustancias no nutritivas como tierra, arcilla o hielo. En otros casos de deficiencias de nutrientes pueden darse los mismos síntomas; por lo tanto, es importante que acudas al médico para confirmar una diagnosis y descartar otras posibles causas. El médico puede evaluar tu afección con un análisis de sangre y unas pruebas de laboratorio.

algunas personas no experimentan estos síntomas y reciben su diagnóstico mediante un sencillo análisis de sangre. La enfermedad celiaca no diagnosticada puede causar problemas nutricionales y, en casos muy poco frecuentes, cáncer.

Falta de hierro en la alimentación

Antes hablamos del impacto de una dieta vegetariana sobre el riesgo de deficiencia de hierro. Si consumes muy poco hierro, en una dieta vegetariana o no vegetariana, con el tiempo puedes desarrollar una deficiencia de este mineral. Presta especial atención si estás restringiendo ciertas fuentes dietéticas con el propósito de perder peso o para controlar otros síntomas.

¿SABÍAS QUE...?

Anemia y edad avanzada

Si tienes alrededor de cincuenta años o más, la deficiencia de hierro podría indicar problemas graves de salud, como pólipos en el colon o cáncer de colon, incluso cuando no haya otros síntomas.

FUENTES VEGETARIANAS DE HIERRO		
ALIMENTO	TAMAÑO DE LA PORCIÓN	HIERRO (MG)
Verduras y frutas		
Puré de tomate	½ taza (120 ml)	2,4
Alubias de Lima, cocidas	½ taza (120 ml)	2,2
Espárragos, crudos	6 tallos	2,1
Espinacas, cocidas	½ taza (120 ml)	2,0-3,4
Acelgas, cocidas	½ taza (120 ml)	2,0
Guisantes, cocidos	½ taza (120 ml)	1,7
Albaricoques, secos	¼ de taza (60 ml)	1,6
Zumo de ciruela	½ taza (120 ml)	1,6
Patata, con piel, cocida	1 mediana	1,3-1,9
Col rizada, cocida	½ taza (120 ml)	1,3
Guisantes, cocidos	½ taza (120 ml)	1,3
Espárragos, picados, cocidos	½ taza (120 ml)	1,0
Higos, secos	5	1,0
Cereales		
Crema de trigo	¾ de taza (180 ml)	5,7-5,8
Harina de avena, instantánea, cocida	¾ de taza (180 ml)	4,5-6,6
Cereales en frío, enriquecidos	30 g	4,0
Amaranto	½ taza (120 ml)	3,0
Bagel	½	2,0
Fideos de pasta o de huevo, enriquecidos, cocidos	½ taza (120 ml)	2,0
Barritas de granola (avena, frutas y frutos secos)	1 barrita (32 g)	1,2-2,7
Quinoa	½ taza (120 ml)	1,0
Sucedáneos de carne		
Habas de soja, maduras, cocidas	¾ de taza (180 ml)	6,5-7,0

FUENTES VEGETARIANAS DE HIERRO		
ALIMENTO	TAMAÑO DE LA PORCIÓN	HIERRO (MG)
Lentejas, cocidas	¾ de taza (180 ml)	4,1-5,0
Tofu, cocido	¾ de taza (180 ml)	3,0-4,0
Alubias, cocidas: negras, rojas, blancas, pintas, blancas	¾ de taza (180 ml)	3,0-4,0
Garbanzos, cocidos	¾ de taza (180 ml)	2,0-3,5
Guisantes, cocidos, partidos	¾ de taza (180 ml)	2,0-3,5
Semillas de calabaza	¼ de taza (60 ml)	2,0-3,0
Alubias de Lima, cocidas	½ taza (120 ml)	2,0
Hummus	¼ de taza (60 ml)	1,4
Frutos secos, sin cáscara		
Almendras, anacardos, avellanas, nueces de macadamia, pistachos	¼ de taza (60 ml)	1,3-2,2
Mantequilla de almendras	2 cucharadas (30 ml)	1,2
Otros		
Huevo, cocido	1 grande	0,6-0,9
Melaza negra	1 cucharada (15 ml)	4,0

Suplementos de hierro

No es aconsejable tomar suplementos de hierro sin un asesoramiento formal y sin un diagnóstico apropiado de tu médico. El exceso de hierro puede ser peligroso y podría dañarte el hígado y causar otras complicaciones. Los suplementos de hierro también pueden causar efectos secundarios como malestar de estómago, náuseas, vómitos y estreñimiento. Si, basándose en un análisis de sangre, tu médico cree que necesitas un suplemento de hierro, te recetará la fórmula adecuada, te aconsejará qué dosis debes tomar y supervisará tus progresos.

PROTEÍNA

Los aminoácidos son los elementos fundamentales de la proteína. Los seres humanos necesitamos veinte aminoácidos diferentes para nuestro funcionamiento normal. Nueve de estos aminoácidos se consideran esenciales porque el cuerpo es incapaz de sintetizarlos; por lo tanto, ha de obtenerlos mediante la alimentación. Los aminoácidos restantes, no esenciales, pueden conseguirse con la alimentación y el cuerpo también tiene la capacidad de elaborarlos si es necesario. Los alimentos de origen vegetal, con la excepción de las habas de soja, los productos de soja y la quinoa, son fuentes incompletas de proteína porque contienen cantidades insuficientes de uno o más de los aminoácidos esenciales. Sin embargo, al combinar diferentes proteínas vegetales en varias comidas a lo largo del día, puedes asegurarte de obtener todos los aminoácidos esenciales con la alimentación.

> Los seres humanos necesitamos veinte aminoácidos diferentes para nuestro funcionamiento normal.

PREGUNTAS FRECUENTES

P **¿Hay tipos de proteína que son más beneficiosos o nocivos para el microbioma intestinal?**

R Es difícil responder científicamente esta pregunta, porque haría falta que los participantes de los estudios recibieran proteínas animales o proteínas vegetales y que el resto de su ingestión dietética fuera idéntico. En otras palabras, para evaluar el microbioma, un investigador tendría que suministrar proteína de origen animal y proteína de origen vegetal y mantener neutrales los demás factores. Las fuentes animales de proteína vienen acompañadas de otros nutrientes, como las grasas saturadas, que sabemos que afectan negativamente a la salud. Del mismo modo, las fuentes vegetales de proteínas vienen acompañadas de otros muchos nutrientes, especialmente de fibra. Sería necesario que los investigadores controlaran los efectos de la fibra sobre los resultados del microbioma antes de que cualquier impacto directo pudiera atribuirse a las proteínas vegetales. Este tipo de investigación aún no se ha llevado a cabo. A efectos prácticos, las proteínas vegetales son preferibles a las animales por sus numerosos beneficios, no solo como fuente de proteínas sino también por sus nutrientes intrínsecos.

Si te preocupa no obtener suficientes proteínas con una dieta vegetariana, te sorprenderá saber que la mayoría de los habitantes de los países occidentales comen demasiadas proteínas. En realidad, los vegetarianos no corren un riesgo especial de ingesta inadecuada de este macronutriente. Desafortunadamente, sigue prevaleciendo la idea de que la carne es la única fuente importante de proteína, aunque hay muchas fuentes excelentes procedentes de alimentos no cárnicos.

Fuentes vegetales de proteína
Legumbres

Las legumbres incluyen todas las clases de alubias, garbanzos, lentejas y guisantes y son una fuente vegetariana excelente de proteína.

ALIMENTO	TAMAÑO DE LA PORCIÓN	PROTEÍNAS (G)
Lentejas, cocidas	1 taza (250 ml)	18
Garbanzos, cocidos	1 taza (250 ml)	15
Alubias, cocidas: negras, rojas, de Lima, pintas	1 taza (250 ml)	15
Guisantes, cocidos	1 taza (250 ml)	13
Guisantes verdes, cocidos	1 taza (250 ml)	8

Tofu, tempeh y productos de soja

El tofu, el tempeh y otros productos de soja son fuentes excelentes de proteína para vegetarianos. Entre estas opciones figuran la leche de soja, que puede encontrarse en muchos sabores, así como las edamame (habas de soja), el yogur de soja, el helado de soja, las habas secas de soja y el queso de soja.

¿SABÍAS QUE…?

El estímulo de la soja

Muchos de los alimentos elaborados con soja, como el tofu, el tempeh y otros, están además enriquecidos con nutrientes que son importantes para la salud, como el calcio, el hierro y la vitamina B_{12}.

ALIMENTO	TAMAÑO DE LA PORCIÓN	PROTEÍNAS (G)
Tempeh	1 taza (250 ml)	31
Soja, cocidas	1 taza (250 ml)	22
Tofu, duro o blando	125 g	10-11
Leche de soja, natural	1 taza (250 ml)	7
Yogur de soja, natural	1 taza (250 ml)	6

Espirulina

La espirulina es un alga azul verdosa altamente nutritiva. Es digno de destacar su contenido en proteínas y vitaminas B.

ALIMENTO	TAMAÑO DE LA PORCIÓN	PROTEÍNAS (G)
Espirulina, seca	1-2 cucharadita (5-10 ml)	1-3

Quinoa

La quinoa se considera, con diferencia, el «superalimento» más popular del mundo. Es una buena fuente de proteínas que además proporciona 5 gramos de fibra, el 15% de las necesidades de hierro y micronutrientes como folato, cinc, potasio, manganeso y fósforo. Se suele considerar una proteína completa, pero hay un problema: la cantidad de proteína de la quinoa es menor que la que encontramos en las fuentes cárnicas, los huevos, la leche y la mayoría de las legumbres. Por ejemplo, 1 taza (250 ml) de quinoa contiene 8 gramos de proteína; compara esto con los 25 gramos de proteínas que encontramos en un filete de 100 gramos. Por eso es por lo que la quinoa se clasifica dentro de la categoría de los cereales más que como un alimento alternativo a la carne.

> La cantidad de proteína de la quinoa es menor que la que encontramos en las fuentes cárnicas, los huevos, la leche y la mayoría de las legumbres.

ALIMENTO	TAMAÑO DE LA PORCIÓN	PROTEÍNAS (G)
Quinoa, cocida	1 taza (250 ml)	6-8

Cereales integrales y productos elaborados con cereales

El cereal integral es la semilla entera de una planta. Esta semilla está formada por salvado, germen y endosperma. El proceso de refinado del grano elimina el salvado y el germen, dejando solo el endosperma. Estas partes que se desechan contienen el 25% de las proteínas del cereal así como, al menos, diecisiete nutrientes fundamentales.

ALIMENTO	TAMAÑO DE LA PORCIÓN	PROTEÍNAS (G)
Seitán (sucedáneo de carne elaborado con trigo)	60 g	21
Bagel	1 mediano (100 g)	10
Espagueti de trigo integral, cocido	1 taza (250 ml)	8
Pan de trigo integral	2 rebanadas	7
Bulgur, cocido	1 taza (250 ml)	6
Arroz integral, cocido	1 taza (250 ml)	5

Hamburguesas vegetales y sucedáneos de carne

La mayoría de los productos comerciales de esta categoría se elaboran con proteína de soja o de trigo. Estas hamburguesas son estupendas para la barbacoa y pueden acompañarse con cereales integrales o verduras. Si añades algo de kimchi o chucrut a las salchichas vegetales para aportarles prebióticos, mejorará tu microbioma intestinal, lo que te permitirá mantener un sistema inmunitario saludable y prevenir las enfermedades de tipo inflamatorio.

ALIMENTO	TAMAÑO DE LA PORCIÓN	PROTEÍNAS (G)
Hamburguesa vegetal	1 hamburguesa	13
Salchicha vegetal	1 salchicha	8

Frutos secos y semillas

Además de ser fuentes excelentes de proteína, los frutos secos y las semillas contienen vitaminas, minerales, fibra y otros nutrientes que pueden ayudarte a prevenir el cáncer y la enfermedad cardiovascular. Mucha gente no come frutos secos por su contenido en grasas, pero la verdad es que pueden proporcionar una sensación de saciedad y satisfacción que podría ayudarte a reducir el consumo de otros alimentos con una mayor cantidad de calorías y menos nutritivos. Como los frutos secos son ricos en aminoácidos esenciales y grasas saludables, constituyen una parte importante de cualquier dieta vegetariana. Los siguientes son buenas fuentes de proteínas:

- Las **almendras**, además de proteínas, contienen vitamina E, manganeso, cobre y vitamina B_{12}. Se componen en su mayor parte de grasa monoinsaturada, un tipo de grasa que sabemos que protege contra las enfermedades cardiacas y el colesterol alto.
- Los **anacardos**, que también son ricos en antioxidantes y tienen menos contenido en grasa que la mayoría de los frutos secos. Tres cuartas partes de esta grasa son insaturadas.
- Las **semillas de calabaza**, con proteínas, ácidos grasos esenciales y varios micronutrientes, como el magnesio. Son buenas para la salud de la próstata y tienen beneficios antiinflamatorios para quienes padecen de artritis, además de ayudar a reducir el colesterol.

ALIMENTO	TAMAÑO DE LA PORCIÓN	PROTEÍNAS (G)
Mantequilla de cacahuete	2 cucharadas (30 ml)	8
Almendras	¼ de taza (60 ml)	8
Semillas de cáñamo	2 cucharadas (30 ml)	7-11
Mantequilla de almendra	2 cucharadas (30 ml)	7
Semillas de girasol	¼ de taza (60 ml)	6
Anacardos	¼ de taza (60 ml)	5
Semillas de chía	2 cucharadas (30 ml)	5
Semillas de calabaza	¼ de taza (60 ml)	3

Verduras

Normalmente, las verduras no son famosas por su contenido proteínico, pero las espinacas y el brócoli son dos de las mejores fuentes de proteína.

ALIMENTO	TAMAÑO DE LA PORCIÓN	PROTEÍNAS (G)
Espinacas, cocidas	1 taza (250 ml)	5
Brócoli, cocido	1 taza (250 ml)	4

Huevos

Los huevos contienen los nueve aminoácidos esenciales y muchos minerales y vitaminas esenciales (vitaminas A, B_6, B_{12}, D, E, riboflavina, tiamina, colina, niacina y folato).

ALIMENTO	TAMAÑO DE LA PORCIÓN	PROTEÍNAS (G)
Huevos	2 medianos	12

Proteína de productos lácteos y de sucedáneos de los lácteos

Productos lácteos

La leche contiene dos tipos de proteínas: el suero (20%) y la caseína (80%). Ambas son de alta calidad y contienen todos los aminoácidos necesarios para las múltiples funciones de la proteína en el cuerpo. Una taza de leche (250 ml) contiene 8 gramos de proteína, mientras que ¾ de taza (175 ml) de yogur tienen una carga proteínica similar y ½ taza (125 ml) de requesón aporta 15 gramos. Resulta evidente que los productos lácteos son fuentes ricas de proteína, y que los vegetarianos no tienen que ir muy lejos para obtenerla.

> **¿SABÍAS QUE…?**
>
> **Probióticos en los lácteos**
>
> Un beneficio extra de los lácteos, especialmente de los fermentados (como el yogur y los lácteos ricos en probióticos), es que causan una mejora de las bacterias intestinales.

Beneficios de los lácteos

Los productos lácteos son un elemento importante de la nutrición humana y están asociados con posibles beneficios para la salud. Algunos estudios sugieren que la ingestión de lácteos puede tener un efecto reductor de peso. El elevado contenido en calcio de los lácteos podría facilitar el adelgazamiento al suprimir la formación de grasa e incrementar su excreción. Además, la proteína de suero que aparece en la leche puede contribuir a una sensación de saciedad y a reducir el apetito.

> La proteína de suero que aparece en la leche puede contribuir a una sensación de saciedad y a reducir el apetito.

Curiosamente, el consumo elevado de lácteos también ha demostrado tener un efecto positivo ante ciertas enfermedades. Por ejemplo, se ha asociado a índices inferiores de desarrollo de la diabetes. El impacto del consumo de lácteos en la diabetes tipo 2 puede explicarse en parte por su efecto adelgazante. La ingestión de leche y lácteos semidesnatados se ha asociado asimismo a un menor desarrollo de la presión arterial alta. Esto tiene relación con los efectos adelgazantes de los lácteos y con su impacto

P **¿Cómo puedo saber si tengo intolerancia a la lactosa? Y en caso de tenerla, ¿cómo debería modificar mi alimentación?**

R La intolerancia a la lactosa suele darse en pacientes de determinadas etnias y de ciertas regiones geográficas y en quienes han tenido problemas médicos anteriormente; sin embargo, esta afección está creciendo y, en la actualidad, entre el 25 y el 35% de la población podría recibir un diagnóstico de intolerancia a la lactosa.

El azúcar principal de la leche y de los productos lácteos es la lactosa. Las células que recubren el intestino delgado producen una enzima, llamada lactasa, que digiere la lactosa. En la intolerancia a la lactosa, se produce una deficiencia de lactasa, ya sea parcial o completa, que causa una absorción deficiente del azúcar lactosa. En esta circunstancia, la lactosa no se absorbe en el intestino delgado y pasa directamente al colon (intestino grueso), causando diarrea e hinchazón y distensión abdominales. Estos son síntomas frecuentes de la intolerancia a la lactosa, aunque también pueden darse en otras enfermedades.

Los exámenes formales, como los análisis de aliento y de sangre, pueden confirmar un diagnóstico. El objetivo del tratamiento de la intolerancia a la lactosa debería ser mejorar los síntomas digestivos. Con frecuencia, se recomienda la reducción de la lactosa, más que su supresión total. Es poco probable que la cantidad de lactosa que se encuentra en el yogur, en los quesos duros y en las pastillas o grageas cause síntomas gastrointestinales. Si estos síntomas persisten a pesar de las pequeñas dosis, podría existir otro problema subyacente.

Entre los sustitutos de la lactosa figuran los productos sin lactosa y el reemplazo de enzimas de lactasa. Aunque restringir la lactosa dietética puede mejorar los síntomas gastrointestinales, los efectos a largo plazo de una alimentación deficiente en productos lácteos podrían privar al cuerpo de calcio y aumentar el riesgo de fracturas y la incidencia de la obesidad.

en el mantenimiento del tono de los vasos sanguíneos. Otros minerales que aparecen en los alimentos lácteos, como el magnesio, el calcio y el potasio, podrían también bajar la presión arterial. Además, los lácteos juegan un papel importante en la prevención de las enfermedades óseas como la osteoporosis.

Alternativas no lácteas

A quienes son intolerantes a la lactosa se les suelen recomendar alimentos que no contengan lácteos para evitar los síntomas gastrointestinales que les provoca esa sustancia. No obstante, estos pacientes pueden tolerar la lactosa, y por tanto los lácteos, en pequeñas cantidades. Las alternativas para los intolerantes a la lactosa son el yogur y los quesos bajos en lactosa, además de los siguientes alimentos no lácteos:

- **Leche de soja:** quizá el término *leche de soja* se preste a confusión, ya que técnicamente no se trata de un producto lácteo. Consiste en un extracto líquido de las habas de soja. La leche de soja es rica en proteína, de 6 a 10 gramos por taza (250 ml). Esta bebida está enriquecida con calcio, riboflavina y vitaminas adicionales, lo que la convierte en una fuente alimentaria nutritiva. Hay que mencionar que los alimentos procedentes de la soja son la única fuente vegetal completa de proteínas y, por lo tanto, la fuente preferible cuando sea necesaria una alternativa no láctea.

- **Leche de arroz:** la leche de arroz se elabora con arroz hervido, jarabe de arroz integral y almidón de arroz. Esta es también una alternativa popular para un estilo de vida vegano o para quienes tienen intolerancia a los lácteos. Comparada con la leche tradicional, la de arroz tiene menos proteínas, solo 1 gramo por taza (250 ml) y solo una pequeña cantidad de calcio natural. Sin embargo, la mayoría de las marcas están enriquecidas con calcio, vitamina D y otras vitaminas. Debido a su bajo contenido proteínico, tendrías que depender de otros alimentos para satisfacer tus necesidades proteínicas.

> **¿SABÍAS QUE...?**
>
> **Yogur**
>
> Una de las ventajas de comer yogur es el impacto positivo que tiene sobre el microbioma, ya que es rico en probióticos

- **Leche de almendras:** esta es otra alternativa a la leche, elaborada con almendras molidas, agua y una pequeña cantidad de edulcorante. Aunque puede formularse para tener un gusto y una textura similares a los de la leche de vaca, carece de ciertos nutrientes. El contenido de proteína de la leche de almendras es menor y generalmente escasea en vitaminas de la familia B. Aunque la leche de almendras tiene un lugar dentro de la dieta vegana y vegetariana, estos factores deben tenerse en cuenta. Mucha gente prefiere el gusto de la leche de almendras al de otros sucedáneos de leche.

- **Leche de coco**: esta leche es más rica en calorías y en grasas que la mayoría de las leches y sucedáneos de leche. Contiene fibra y hierro, dos diferencias notables y beneficiosas del perfil nutricional al compararlo con la leche de vaca. La leche de coco es una fuente rica de proteínas, ya que contiene 6 gramos por taza (250 ml).

Fuentes de omega-3

Los ácidos grasos omega-3 son ácidos grasos esenciales que no pueden obtenerse solo de la alimentación. La función mejor conocida de los omega-3 es la de ayudar al mantenimiento de una buena salud cardiovascular, pero además colabora en el desarrollo cerebral y ocular. Las fuentes vegetales más ricas en ácidos grasos omega-3 son las algas, como arame, dulse, nori, kelp, kombu y wakame. También pueden encontrarse en las semillas de linaza, el aceite de linaza y las nueces. Los ácidos grasos omega-3 continúan ganando en popularidad y ahora pueden hallarse en alimentos enriquecidos, como huevos, yogur, bebidas de soja y margarina.

CALCIO Y VITAMINA D

El calcio y la vitamina D son vitales para el crecimiento y el mantenimiento de los huesos y los dientes. Limitar el consumo de alcohol, cafeína y sal te ayudará a mantener los huesos fuertes. A continuación veremos cuánto calcio y vitamina D necesitas:

CANTIDADES RECOMENDADAS DE CALCIO Y VITAMINA D				
EDAD	CALCIO CDR (MG/DÍA)	CALCIO LÍMITE MÁXIMO (MG/DÍA)	VITAMINA D CDR (UI/DÍA)	VITAMINA D LÍMITE MÁXIMO (UI/DÍA)
19-50	1.000	2.500	600	4.000
51-70 (hombres)	1.000	2.000	600	4.000
51-70 (mujeres)	1.200	2.000	600	4.000
70 +	1.200	2.000	800	4.000

El calcio de los alimentos se absorbe mucho mejor que el de los suplementos. Es difícil encontrar fuentes naturales de vitamina D. Aunque nuestra piel puede fabricarla, las mejores fuentes alimentarias para los lactoovovegetarianos son la leche y los huevos. Otras fuentes son los cereales de desayuno y las bebidas vegetales, como la leche de soja, la leche de arroz, la leche de almendras y el zumo de naranja, enriquecidos.

FUENTES VEGETARIANAS DE CALCIO	
ALIMENTO	TAMAÑO DE LA PORCIÓN
300 mg de calcio o más	
Queso: ricotta	½ taza (125 ml)
Queso: suizo, cheddar, gouda, mozzarella	1½ taza (250 g)
Berzas, cocidas	1 taza (250 ml)
Leche de cabra, enriquecida	1 taza (250 ml)
Leche, leche baja en lactosa y suero de leche	1 taza (250 ml)
Leche desnatada en polvo	3 cucharadas (45 ml)
Bebidas enriquecidas de soja, arroz o almendras	1 taza (250 ml)
Tofu	1 taza (150) g
Yogur natural	¾ de taza (175 ml)

FUENTES VEGETARIANAS DE CALCIO	
Alimento	**Tamaño de la porción**
200 a 300 mg de calcio	
Queso: parmesano	2 cucharadas (30 ml)
Queso: feta, camembert	50 g
Col rizada, cocida	1 taza (250 ml)
Melaza negra	1 cucharada (15 ml)
Hojas de mostaza, cocidas	1 taza (250 ml)
Pudin elaborado con leche	½ taza (125 ml)
Yogur con sabor	¾ de taza (175 ml)
Menos de 200 mg de calcio	
Habas, cocidas: blancas, de soja	¾ de taza (175 ml)
Repollo chino, cocido	½ taza (125 ml)
Brócoli, cocido	1 taza (250 ml)
Queso: brie	1½ taza (250 g)
Col china, cocida	1 taza (250 ml)
Requesón	1 taza (250 ml)
Frutos secos: almendras, nueces de Brasil	¾ de taza (60 ml)
Avena, instantánea	¾ de taza (175 ml)
Quimbombó, cocido	½ taza (125 ml)
Zumo de naranja, enriquecido	½ taza (125 ml)
Espinacas, cocidas	½ taza (125 ml)
Grelos, cocidos	½ taza (125 ml)

CINC

El cinc es un mineral necesario diariamente en pequeñas cantidades. Sus funciones principales son ayudar al cuerpo a usar los hidratos de carbono, las proteínas y las grasas, fortaleciendo el sistema inmunitario y sanando las heridas.

RECOMENDACIONES DE CONSUMO DE CINC		
	CANTIDAD DIARIA RECOMENDADA (MG/DÍA)	LÍMITE SUPERIOR (MG/DÍA)
Hombres 19 +	11	40
Mujeres 19 +	8	40
Mujeres embarazadas 19 +	11	40
Mujeres en periodo de lactancia 19 +	23	40

La carne proporciona de dos a cuatro veces la cantidad de cinc por ración comparada con las fuentes vegetales, de manera que los vegetarianos necesitan añadir más fuentes ricas en cinc a su alimentación. Además, las dietas vegetarianas pueden ser ricas en fitatos y fibra, que reducen la absorción del cinc. Las mejores fuentes vegetarianas son las semillas de calabaza, las judías negras, el germen de trigo y el tempeh.

FUENTES VEGETARIANAS DE CINC		
ALIMENTO	TAMAÑO DE LA PORCIÓN	CINC (MG)
Verduras y frutas	Este grupo de alimentos contiene muy poco cinc	
Cereales		
Germen de trigo	2 cucharadas (30 ml)	2,4
Salvado	30 g	1,8-2,4
Arroz salvaje, cocido	½ taza (125 ml)	1,2
Productos lácteos		
Queso: brie, cheddar, gouda, mozzarella, suizo	45 g	1,2-2,2
Yogur, natural o con fruta	¾ de taza (175 ml)	1,1-1,6
Leche	1 taza (250 ml)	1,0-1,1
Alternativas a la carne		
Judías al horno, cocidas	¾ de taza (175 ml)	4,3

FUENTES VEGETARIANAS DE CINC

Alimento	Tamaño de la porción	Cinc (mg)
Semillas de calabaza	¼ de taza (60 ml)	2,7-4,4
Tempeh	¾ de taza (175 ml)	2,4
Lentejas, cocidas	¾ de taza (175 ml)	1,9
Mantequilla de anacardo	2 cucharadas (30 ml)	1,7
Habas de soja	¼ de taza (60 ml)	1,4
Tahini o mantequilla de sésamo	2 cucharadas (30 ml)	1,4
Hamburguesa de soja	1 hamburguesa 70 g	1,3
Tofu	¾ de taza (175 ml)	1,2-1,7
Huevos, cocidos	2 grandes	1,2-1,3
Frutos secos, sin cáscara: cacahuetes, piñones, anacardos, almendras	¼ de taza (60 ml)	1,1-2,2
Garbanzos, cocidos	¾ de taza (175 ml)	1,1-1,9
Guisantes, cocidos, partidos	¾ de taza (175 ml)	1,1-1,9
Semillas de girasol, sin cáscara	¼ de taza (60 ml)	0,6-1,8

7

La eficacia de la fibra dietética y los prebióticos

PREVENIR LA OBESIDAD Y LA DIABETES

Ben, de cuarenta y cuatro años de edad, acudió a mi consulta preocupado por la enfermedad del hígado graso y la diabetes. En los últimos cinco años había experimentado un aumento gradual de peso; a los treinta y cinco pesaba 72 kilos, y ahora 82. Desde que fue despedido de su trabajo, en el que realizaba bastante esfuerzo físico, carecía de motivación para hacer ejercicio. Aparte de esto, había empeorado la calidad de su alimentación a raíz de que se separó de su esposa, cinco años antes de perder el empleo, y desde entonces no le había dado excesiva importancia a llevar una vida sana. Recientemente, a su padre le habían diagnosticado cirrosis hepática debida a la enfermedad del hígado graso, aunque no bebía alcohol. Le explicaron que la cirrosis estaba relacionada con la obesidad y la diabetes, por eso Ben tenía miedo de que a él le ocurriera lo mismo.

En la clínica no se identificaron síntomas significativos gastrointestinales o relacionados con el hígado; aun así, los resultados de los análisis hepáticos fueron moderadamente elevados y además se observó un nivel anormal de azúcar en la sangre en ayunas, lo que indicaba un principio de diabetes. Ben prefería evitar los medicamentos y estaba decidido a controlar sus problemas de salud mediante la alimentación.

Le pedí que llevara un diario de comidas durante siete días. En la visita de seguimiento, constaté la frecuencia con la que comía alimentos envasados y congelados, la falta de frutas y verduras y cómo recurría siempre a latas de sopa para la cena. No obstante, también tenía algunos hábitos saludables: le gustaba preparar los alimentos salteados y, por las mañanas, los batidos con mucha fruta –aunque curiosamente no había indicado nada de esto en el diario que trajo para que se lo revisara–. Posteriormente lo derivé a un dietista para que siguiera asesorándole sobre cómo enriquecer su consumo de fibra. Le comenté que tomar más fibra era seguramente la estrategia más importante para prevenir la obesidad, mejorar la presión arterial y reducir la dependencia de los medicamentos para la diabetes. Asimismo, le expliqué cómo la fibra incrementa la sensación de saciedad y hace descender el ritmo de la absorción de azúcar. También le hablé del impacto beneficioso de la fibra sobre el microbioma. Cuando salió de la clínica, Ben se sentía motivado para hacerse cargo de su salud.

LA FIBRA DIETÉTICA A LO LARGO DE LA HISTORIA

En capítulos anteriores comentamos los beneficios de la fibra dietética y de una dieta vegetariana. Durante la prehistoria, nuestros ancestros vivían de la tierra y consumían entre 50 y 100 gramos de fibra al día procedente de fuentes vegetales, como bayas, otras frutas y hortalizas de raíz. Con el desarrollo sociocultural y las sociedades más organizadas surgieron poblados con explotación agrícola y ganadera. La ingestión de fibra disminuyó gradualmente con el paso del tiempo, e incluso en los países industrializados se eliminó la de los cereales porque se creía que no tenía valor nutritivo; de este modo se popularizó el pan blanco sin fibra y carente de muchos minerales y vitaminas importantes. Esto vino

¿SABÍAS QUE...?

Estudios sobre la fibra

En sociedades que consumen grandes cantidades de fibra apenas se dan muchas de las enfermedades gastrointestinales habituales. Sin embargo, estas observaciones solo se han sometido a estudio en fechas recientes. A mediados de la década de los noventa, cuando el concepto de prebiótico alcanzó popularidad, este se convirtió en un tema candente de estudio para los investigadores, que examinaron los mecanismos subyacentes que podrían explicar estos resultados positivos.

acompañado de un incremento de los alimentos procesados y listos para comer, creados para nuestra comodidad y adecuados a una forma de vida ajetreada.

Fibras prebióticas

Ya hemos visto que los prebióticos son fibras dietéticas que no pueden digerirse en el tracto gastrointestinal. Cuando ingerimos fibra prebiótica, esta altera selectivamente la composición bacteriana del intestino. Hay dos categorías principales de fibras prebióticas: fructooligosacáridos (FOS) y galactooligosacáridos (GOS). La inulina es el tipo más conocido de FOS y se encuentra naturalmente en los alimentos vegetales, especialmente en la pataca, el espárrago, el plátano, el puerro, la cebolla, la cebada, el centeno y otros productos de grano integral, la achicoria, el diente de león y el helenio. Darle un mayor protagonismo en la alimentación a la fibra prebiótica produce numerosos efectos beneficiosos para la salud, como explicamos anteriormente. Esta es una lista de los diez alimentos principales con fibra prebiótica:

> **¿SABÍAS QUE...?**
>
> **GOS prebióticos naturales**
>
> También puedes encontrar fibras prebióticas en la leche materna y en galactooligosacáridos como los productos lácteos fermentados, entre ellos el yogur, el suero de leche y el kéfir.

1. Espárrago (crudo)
2. Raíz de achicoria (cruda)
3. Patacas (crudas)
4. Hojas de diente de león (crudas)
5. Ajo (crudo)
6. Cebollas (crudas y cocidas)
7. Puerros (crudos)
8. Plátanos (crudos)
9. Salvado de trigo (crudo)
10. Harina integral de trigo

Este tipo de fibra tiene efectos muy específicos sobre las bacterias del intestino y puede ayudarte a prevenir y a tratar enfermedades (ver «Tratar la enfermedad con prebióticos», en la página 98). El efecto prebiótico se produce cuando hay un incremento en la actividad de las bacterias intestinales saludables, es decir, los prebióticos estimulan el crecimiento de las bacterias benignas, como las bifidobacterias y los lactobacilos, y de esta manera incrementan su resistencia contra las bacterias perjudiciales.

¿SABÍAS QUE...?

Dosis prebiótica

Actualmente no existe un consenso en cuanto a la cantidad de prebióticos que debemos tomar diariamente, pero se recomienda consumir entre 3 y 8 gramos, y más de 15 si sufres un trastorno digestivo. Proponte ingerir de 25 a 35 gramos al día. Esforzarte por tomar la fibra dietética recomendada y prestar especial atención a los alimentos ricos en prebióticos debería permitirte cumplir con tus objetivos de fibra dietética por medio de la alimentación.

AÑADE A TU DIETA ALIMENTOS RICOS EN PREBIÓTICOS

En esta sección conocerás los numerosos beneficios para la salud de algunos alimentos, además de su aporte de fibra. Recuerda que en el capítulo 4 vimos cómo los alimentos ricos en fibra modifican el microbioma para reducir el riesgo de enfermedades cardiacas, diabetes y trastornos inflamatorios. Lo mejor de muchos de estos alimentos es su versatilidad. Hay múltiples formas de disfrutar de la riqueza de nutrientes de los alimentos prebióticos, tanto crudos como cocinados.

Espárragos

El espárrago contiene nutrientes antiinflamatorios, antioxidantes –entre ellos vitamina C, beta-caroteno y vitamina E– y minerales –cinc, manganeso y selenio–. Además, es una buena fuente de fibra, que proporciona unos 3 gramos por taza (250 ml), y rico en inulina. No obstante, cocer espárragos afecta a su contenido de inulina y podría reducir la disponibilidad del prebiótico.

Consejos para prepararlos

Los espárragos crudos no están tan sabrosos; por eso, cocerlos ligeramente al vapor o saltearlos es una buena forma de equilibrar los beneficios de la inulina y la fibra mientras se potencia el sabor. Puedes cortarlos para comerlos en ensalada o prepararlos ligeramente al vapor y añadirlos a tu plato favorito de pasta. Picados añaden sabor y color a las tortillas. Puedes hacer del espárrago una comida completa salteándolo con ajo y setas y acompañándolo de tofu.

Raíz de achicoria

La raíz de achicoria es una hierba que se encuentra en todo el mundo. Es rica en inulina y recientemente ha empezado a aparecer en aperitivos horneados, barritas de granola, yogures y helado. Tiene poco sabor y una textura suave y cremosa. La raíz de achicoria se usa también como sucedáneo del café en muchos países; las raíces se tuestan y luego se muelen y se toman en infusión. Al igual que otros alimentos ricos en fibra, la raíz de achicoria previene el estreñimiento, ayuda a mantener un equilibrio saludable de bacterias benignas en el intestino y reduce los niveles de colesterol. No obstante, su consumo excesivo puede provocar hinchazón, gases, náuseas y calambres abdominales.

> Al igual que otros alimentos ricos en fibra, la raíz de achicoria previene el estreñimiento, ayuda a mantener un equilibrio saludable de bacterias benignas en el intestino y reduce los niveles de colesterol.

Pataca

La pataca es el tubérculo de una variedad de flores perennes de la familia de las asteráceas. Sus flores parecen pequeños girasoles amarillos y sus raíces se asemejan a la raíz del jengibre. Estos tubérculos tienen una textura parecida a la de la patata y a menudo se recomienda a los diabéticos comerlos en lugar de estas. Curiosamente la pataca, también llamada alcachofa de Jerusalén, no es una alcachofa ni tiene relación alguna con Jerusalén. Hoy en día los términos *pataca* y *alcachofa de Jerusalén* se usan indistintamente junto con su nombre menos conocido, aguaturma. La pataca es excepcionalmente rica en inulina, lo que le da un sabor ligeramente dulce.

Consejos para prepararla

La pataca, cortada en tiras muy finas, es un gran aporte para las ensaladas. En puré es excelente en risottos y sopas. Estos tubérculos son una guarnición deliciosa, rociados de aceite y asados con patatas.

Hojas de diente de león

Estas verduras amargas, como otras verduras de hojas verdes, son ricas en fibra y contienen además fitoquímicos; vitaminas A, K y C, y minerales como el hierro y el calcio.

Consejos para prepararlas

Usa las hojas de diente de león en ensaladas o en lugar de col rizada, espinacas o berzas.

Ajo

Los beneficios que aporta el ajo a la salud son bien conocidos. Originario de Asia central, el ajo es una de las plantas cultivadas más antiguas del mundo —se ha cultivado durante más de cinco mil años—. En realidad es una hierba, utilizada para darles sabor a los alimentos y como medicina para prevenir o tratar una amplia variedad de enfermedades y trastornos.

Consejos para prepararlo

La mejor manera de disfrutar de los beneficios del ajo para la salud es comerlo crudo. Puedes hacerlo puré para preparar una salsa o añadirlo a un pesto fresco o a cualquier salsa. Si no puedes tolerarlo crudo, añádelo picado a un plato cuando estés terminando de cocinarlo y así podrás sacar el máximo beneficio de su contenido en inulina nutritiva y de su sabor.

PREGUNTAS FRECUENTES

P ¿Cuáles son algunos de los beneficios que aporta el ajo a la salud?

R El ajo se usa en diferentes culturas de todo el mundo y es una de las plantas medicinales más antiguas para el tratamiento y la prevención de enfermedades. Presenta innumerables beneficios para la salud, entre los cuales figura una actividad antimicrobiana parecida a la de algunos antibióticos. Además, tiene propiedades que estimulan el sistema inmunitario y le proporcionan la capacidad para defenderse de bacterias perjudiciales. Se conocen sus propiedades antioxidantes, que podrían reducir el impacto de los productos metabólicos tóxicos que entran en el cuerpo desde el medioambiente o que se generan de manera natural. En lo referente a la protección contra la enfermedad cardiaca, retrasa el endurecimiento de las arterias, una afección conocida como aterosclerosis. En estudios realizados con animales, se ha demostrado que reduce el colesterol y los triglicéridos, factores de riesgo significativo para la enfermedad cardiaca y los ataques al corazón. Por último, se ha demostrado que tiene efectos antiinflamatorios y anticancerígenos. La magnitud de estos efectos no se conoce en su totalidad, pero los estudios siguen investigando los beneficios del ajo para la salud.

ANÁLISIS DE LA INVESTIGACIÓN

EL AJO EN EL INTESTINO

Contexto: muchos de los beneficios del ajo para la salud son conocidos, pero no está bien definido su efecto sobre el microbioma.

Objetivos: describir la influencia del ajo en la microbiota intestinal.

Métodos: este estudio se realizó in vitro, bien en tubos de ensayo o bien en una placa de cultivo, fuera del cuerpo humano. Se emplearon múltiples cultivos bacterianos que se introdujeron en tubos de ensayo. Posteriormente, se añadió ajo en polvo a los tubos de ensayo. También se usó un tubo de ensayo de control en el que se inocularon cultivos bacterianos pero sin añadirles ajo.

Resultados: el ajo en polvo destruyó numerosas cepas bacterianas perjudiciales en los tubos de ensayo. En especial, hubo una reducción significativa de cepas de bacteroides y *Clostridium*. Otras cepas bacterianas beneficiosas, como la especie lactobacilo, no se vieron afectadas por el ajo. En el tubo de control aumentó la cantidad de bacterias nocivas.

Conclusiones: el ajo tuvo un efecto inhibidor en algunas especies de bacterias. Aún se desconoce el impacto de estos resultados en el cuerpo humano, pero merece la pena seguir investigando. Es concebible que con una exposición a largo plazo, el ajo pueda favorecer la composición favorable del microbioma.

Cebollas/Puerros

La cebolla es más que una sabrosa planta culinaria: contiene azúcar natural; vitaminas A, B_6, C y E; minerales como sodio, potasio y hierro; fibra dietética e inulina. Cruda es excepcionalmente potente: contiene abundantes compuestos de azufre orgánico que se destruyen parcialmente al exponerla al calor. Para quienes tengan problemas con comer cebolla cruda, cocinarlas las volverá más apetecibles al tiempo que conservan la mayoría de los beneficios para la salud.

> **¿SABÍAS QUE...?**
>
> **La potencia de la cebolla**
>
> Se ha demostrado que las cebollas ejercen una acción de reducción de los niveles de azúcar en la sangre. Además, poseen una potente actividad antibacteriana, quizá por las propiedades prebióticas de su inulina, que tiene la capacidad de destruir muchos patógenos causantes de enfermedades.

Consejos para su preparación

Las cebollas y los puerros pueden comerse crudos (en ensaladas, aperitivos o sopas frías) o al vapor, hervidos o asados. Las cebollas picadas y salteadas pueden añadirse casi a cualquier plato de verduras para mejorar su contenido nutritivo y su sabor. De manera que utilízalas generosamente y disfruta de los muchos beneficios que aportan a la salud.

Plátano verde

Nutricionalmente, el plátano verde (sin madurar) es una fuente de fibra, vitamina B_6 y potasio. Se ha demostrado que su elevado contenido en fibra regula el azúcar en la sangre y ayuda a controlar el peso.

Salvado de trigo/Harina integral de trigo

El salvado de trigo es la capa exterior dura del grano de trigo. Crudo tiene la mayor cantidad de fibra prebiótica. Además de una extraordinaria cantidad de fibra, el salvado de trigo es también una buena fuente de hierro, magnesio y vitamina B_6.

> Incorpora el salvado y la harina integral de trigo tan a menudo como sea posible en las comidas diarias.

La harina integral de trigo se extrae del grano entero y contiene todos sus componentes.

Incorpora el salvado y la harina integral de trigo tan a menudo como sea posible en las comidas diarias.

CONSEJOS PARA INCREMENTAR TU CONSUMO DE FIBRA

1. Trata de comer entre cinco y diez porciones de fruta y verdura al día. Toma al menos una verdura de hoja verde oscura y otra de color naranja al día. Elige verduras y frutas con poca o ninguna grasa, azúcar y sal añadidas. Reduce al mínimo los zumos y siempre que sea posible come la fruta entera.

2. Incluye habitualmente legumbres en tu alimentación. Cómelas solas o en guisos, ensaladas y salsas.

3. Ingiere al menos seis porciones de productos elaborados con cereales integrales diariamente. Elige pan de cereales integrales, cereales integrales para el desayuno, pastas integrales y productos de bollería elaborados con avena, cebada, quinoa, amaranto, mijo, arroz integral o trigo integral.

4. Añade una cucharada (15 ml) de semillas de linaza molidas (harina de linaza) o salvado de trigo a tus cereales por las mañanas.

5. Proponte comer alimentos ricos en fibra a lo largo de todo el día.

6. Incrementa poco a poco la fibra en tu alimentación, ya que un aumento rápido puede causar gases, hinchazón y diarrea.

7. Lee las etiquetas de los alimentos. Compáralos y elige los que contengan más fibra. Aprende a comparar porciones de

tamaño similar. Comprueba el contenido de fibra en gramos. Busca productos que incluyan salvado o harina integral de trigo, ya que son especialmente ricos en contenido prebiótico.

8. Sustituye al menos la mitad de la harina blanca (común o para pastelería) de tus recetas por harina integral de trigo.

FUENTES DE FIBRA EN LAS ETIQUETAS DE LOS ALIMENTOS	
DEFINICIONES NORMALIZADAS	GRAMOS DE FIBRA POR PORCIÓN
Fuente de fibra	2
Contenido elevado de fibra	4
Contenido muy elevado de fibra	6

SUPLEMENTOS PREBIÓTICOS

Aparte de la alimentación, los prebióticos pueden aparecer en las siguientes formas:

- Por sí mismos como suplemento prebiótico.
- En un suplemento probiótico.
- En un suplemento nutricional.
- En un sustituto de una comida.
- En un suplemento de fibra.
- En un suplemento vitamínico, mineral o herbal (normalmente como inulina o fructooligosacáridos).

DECLARACIÓN SOBRE EL CONTENIDO DE PREBIÓTICOS

La ingesta recomendada de fibra dietética, prestando atención a la fibra rica en prebióticos, debería ser suficiente para satisfacer las necesidades.

Muchos países carecen de normas o recomendaciones sobre el consumo de prebióticos porque no tienen un sistema establecido para hacer las declaraciones de propiedades médicas de los productos. En Estados Unidos, el Comité de Directrices Dietéticas para Norteamericanos (DGAC, por sus siglas en inglés) declaró que la microbiota intestinal desempeña una función en la salud y reconoce el notable interés del consumidor en alterar su microbiota. Sin embargo, la DGAC piensa que actualmente las evidencias para hacer recomendaciones generales sobre prebióticos o probióticos son insuficientes. De todos modos, el comité ha observado que aunque no todas las fibras son prebióticas, todos los prebióticos son fibras; por lo tanto, la ingesta recomendada de fibra dietética, prestando atención a la fibra rica en prebióticos, debería ser suficiente para satisfacer las necesidades. En Estados Unidos no se admiten las declaraciones de propiedades médicas de los prebióticos porque la FDA aún no los ha aprobado. Del mismo modo, no pueden hacerse declaraciones de nutrientes porque no se ha establecido un valor diario para prebióticos.

En Canadá, el Ministerio de Salud está desarrollando las directrices para clarificar el uso aceptable del término *prebiótico*. En Europa, la Agencia Francesa para la Seguridad Sanitaria, Medioambiental y Alimentaria ha aprobado la inulina y los FOS como prebióticos en una dosis diaria de 5 gramos. Están permitidas dos alegaciones de propiedades médicas: la primera, un efecto bifidogénico en una dosis diaria de 5 gramos de oligofructosa estimula las bifidobacterias del intestino. En segundo lugar, la inulina procedente de la achicoria es prebiótica en una dosis diaria de 5 gramos. Igualmente, en los Países Bajos, la inulina se aprobó como prebiótico en una dosis de 5 gramos al día.

HABLA EL MÉDICO

¿Cómo puede interpretarse toda esta información? Una gran parte de mi práctica clínica se centra en la nutrición. Para un gastroenterólogo, podría parecer lógico que la nutrición y la salud y el tratamiento intestinales van de la mano. Sin embargo, numerosos aspectos de la práctica de la nutrición en el campo de la gastroenterología ofrecen dificultades porque carecemos de evidencias científicas bien establecidas para muchas terapias basadas en la nutrición. Esto no quiere decir que la nutrición no sea importante o no desempeñe una función en la prevención de las enfermedades y el mantenimiento de la salud. Todo lo contrario, tengo el convencimiento de que la nutrición es la piedra angular de la salud y la prevención de enfermedades. Los investigadores tienden a centrar sus esfuerzos en descubrir el próximo medicamento para curar el cáncer o combatir el sida o el virus del Ébola que se venderá a nivel mundial. Al contar con pocos recursos, la investigación sobre la nutrición suele quedar relegada a un segundo plano ante otros asuntos más acuciantes para la salud global. Debido a la cantidad limitada de evidencias que demuestran el papel de la fibra prebiótica en la salud, estas deben interpretarse basándose en la biología del organismo, en otras palabras, en lo que sabemos que el cuerpo es capaz de hacer.

A mis pacientes les recuerdo que la alimentación habitual de la mayoría de los países industrializados contiene apenas una tercera parte de la cantidad recomendada de fibra. Podríamos suponer que si esto es así, nos estamos perdiendo cualquier posible beneficio de la fibra prebiótica para la salud, ya que andamos muy por debajo de las cantidades recomendadas. Tomar un suplemento de fibra puede parecer una manera fácil de paliar la deficiencia e incorporar la fibra en tu dieta, pero te recomiendo que en lugar de eso, te replantees tu alimentación diaria y tu manera de pensar en los alimentos y la nutrición. Es cierto que los suplementos de fibra pueden mejorar tu ingesta de esta sustancia, pero no te proporcionarán toda esa riqueza de nutrientes que acompaña a la fibra que se encuentra en los alimentos naturales. Los suplementos de fibra pueden tener un lugar en tu dieta, pero solo dentro de una alimentación bien equilibrada. El médico quizá tenga otras razones para recomendarte suplementos de fibra; si te la aconseja, asegúrate de seguir sus recomendaciones. En el contexto de la salud y la prevención, no hay sustituto para una dieta nutricionalmente equilibrada.

CAPÍTULO
8

Cómo sacar el máximo beneficio de los probióticos dietéticos

❖ CASO DE ESTUDIO ❖

TRATAMIENTO DEL SÍNDROME DEL COLON IRRITABLE

Param tenía cuarenta y ocho años y llevaba una década sufriendo hincha-zón y calambres abdominales. En una visita rutinaria a su médico de cabe-cera, le contó que solía estar estreñida casi toda la semana y en ese tiempo solo tenía tres evacuaciones con heces semiformadas. Su dolor e hincha-zón abdominales solían mejorar tras la evacuación. No tenía antecedentes familiares de enfermedades gastrointestinales, ni síntomas preocupantes relacionados con estas, como pérdida de peso o movimientos intestinales con sangre.

Los resultados de la colonoscopia ordenada por su médico fueron norma-les y su análisis de sangre fue tranquilizador. El médico le diagnosticó sín-drome del colon irritable y le aseguró que este era un diagnóstico benigno y bastante frecuente. Le recomendó modificaciones dietéticas y una prueba de suplementos probióticos y le explicó que los probióticos son importantes para el tratamiento del síndrome del colon irritable. Posteriormente, Pa-ram disminuyó el consumo de productos que contienen lactosa, azúcares simples y cafeína, así como de alimentos ricos en grasa –se sabe que todos estos alimentos son desencadenantes del síndrome del colon irritable–. Sin embargo, decidió no tomar suplementos probióticos, porque creía que le bastaba con comer yogur para consumir la suficiente cantidad de estos microorganismos.

Cuando volvió a ver al médico para la cita de seguimiento, le contó la mejoría de sus síntomas tras efectuar cambios en su dieta y le preguntó si seguía recomendándole suplementos probióticos. El médico le confirmó que, ciertamente, el yogur es rico en probióticos siempre que se refrigere adecuadamente y se use antes del final de su fecha de caducidad. Le dio la razón en que probablemente con el incremento del consumo de yogur sería suficiente para mantener bajo control los síntomas y mejorar su calidad de vida. Sin embargo, también le pasó material de lectura sobre otras fuentes naturales de probióticos para que pudiera añadir algo de variedad a su dieta si lo deseaba.

Como se señaló con anterioridad, los probióticos son organismos (como las bacterias) que mejoran la salud. No debería confundírselos con los prebióticos, que son un conjunto de fibras dietéticas que se metabolizan en el intestino con el fin de cultivar bacterias beneficiosas para la salud. De todos modos, ambos se usan por la misma razón.

Añadir a tu dieta una amplia variedad de alimentos ricos en prebióticos y probióticos mejorará extraordinariamente tu salud.

> Añadir a tu dieta una amplia variedad de alimentos ricos en prebióticos y probióticos mejorará extraordinariamente tu salud.

Los probióticos pueden ayudarte a reemplazar las bacterias benignas de tu cuerpo cuando las pierdes, como sucede cuando tomamos antibióticos. Asimismo, al estimular tu sistema inmunitario de una manera positiva, pueden reducir la cantidad de bacterias intestinales perjudiciales que podrían predisponerte a infecciones e inflamación.

Además, los probióticos pueden ayudarte a equilibrar el número de bacterias beneficiosas y nocivas para mantener la salud.

Los probióticos pueden tomarse en forma de alimentos y suplementos. A continuación te mostramos algunos alimentos ricos en probióticos.

LOS OCHO PRINCIPALES ALIMENTOS RICOS EN PROBIÓTICOS

Yogur

Uno de los mejores alimentos probióticos es el yogur con cultivos vivos. Comer yogur aporta varios beneficios a la salud, entre ellos el alivio de los síntomas del estreñimiento, la diarrea y la enfermedad inflamatoria intestinal. Los cultivos vivos que contiene podrían prevenir las infecciones vaginales. También se cree que estimulan el sistema inmunitario, como consecuencia del aporte probiótico. Además, el yogur es bueno para el corazón, ya que su consumo podría reducir el riesgo de presión arterial alta. Un estudio confirmó una reducción del 50% del riesgo de desarrollar presión arterial alta en quienes comían de dos a tres porciones de yogur semidesnatado al día en comparación con quienes no comían yogur. Aparte de los beneficios probióticos, es una fuente de calcio, conocido por sus efectos beneficiosos sobre la masa ósea en personas de todas las edades. Los vegetarianos han de tener en cuenta que el yogur es una fuente rica en proteínas y un alimento básico de la dieta lactovegetariana.

> **¿SABÍAS QUE...?**
>
> **Combatir la cándida**
>
> Las infecciones de cándida, o infecciones de levaduras vaginales, son un problema, especialmente para las mujeres con diabetes. Un pequeño estudio que evaluaba a mujeres con vaginitis crónica que durante seis meses consumieron 175 ml de yogur al día dio como resultado una disminución de la frecuencia de infecciones de cándida.

Kéfir

Como el yogur, el kéfir es un producto lácteo fermentado, elaborado con bacterias y levadura, que tiene un sabor agrio y amargo. Se prepara exponiendo la leche de vaca, cabra u oveja a granos o bacterias de kéfir. Al igual que sucede con el yogur, en el kéfir existen diversas variedades de bacterias probióticas, como *Lactobacillus acidophilus*, bifidobacterias y *Streptococcus thermophilus*, entre otras. Estas cepas benignas de bacterias probióticas pueden configurar el microbioma intestinal para mantener la salud y combatir las infecciones y las enfermedades

P ¿Qué tipos de yogur debería comprar y cuáles son las diferencias entre las numerosas marcas existentes?

R Hay variedades de yogur normal, semidesnatado o desnatado. Si te han diagnosticado factores de riesgo cardiaco (como presión arterial alta) o colesterol elevado, o si tienes sobrepeso o eres fumador, para ti sería mejor tomar el yogur semidesnatado. Algunas marcas tienen un contenido de azúcar superior a otras, en algunos casos para reemplazar la nata de sus opciones desnatadas; examina las etiquetas para comparar los niveles de contenido de azúcar por porción. La mejor opción es el yogur natural. Solo tienes que añadirle fruta, semillas de chía o cereales. Busca los que indiquen «cultivos activos» y «probiótico» en sus etiquetas. Un gran número de marcas indican que contienen «cultivos vivos y activos», que se refiere a los organismos vivos *Lactobacillus delbrueckii* subespecie *bulgaricus* y *Streptococcus salivarius* subespecie *thermophiles*, que convierten la leche pasteurizada en yogur durante el proceso de fermentación. Pero como estas dos especies son necesarias para elaborar todos los yogures, las etiquetas solo están indicando una obviedad. Sin embargo, algunos yogures contienen probióticos adicionales, especialmente *Lactobacilus acidophilus* y bifidobacterias, que pueden aportar mayores beneficios a la salud intestinal.

inflamatorias. Hay pocos estudios validados científicamente que examinen los beneficios que este alimento aporta a la salud. En el kéfir, lo mismo que en la leche, se encuentran varios minerales, como el calcio, el hierro, el fósforo, el magnesio, el potasio y el cinc. Sus valores aún no se han plasmado con exactitud, por lo cual no es posible introducir el perfil del kéfir en las bases de datos nutricionales. Puede usarse para elaborar pan fermentado o como sustituto del suero de mantequilla en los productos de bollería; también se puede tomar como bebida. Puedes comprarlo hecho o elaborarlo en casa.

Chucrut

Además de ser uno de los probióticos más extraordinarios, el chucrut es rico en vitaminas B_1, B_6, ácido fólico y vitamina C, así como en minerales, entre ellos hierro, magnesio, manganeso, fósforo y potasio. El chucrut es una col finamente cortada que ha sido fermentada por diversas bacterias. Tiene un sabor agrio característico y se suele usar como aderezo de varios alimentos, aunque muchos lo toman como acompañamiento de otras comidas. El chucrut crudo puede elaborarse en casa y es preferible al que se vende en las tiendas. Muchos fabricantes de alimentos lo envasan en latas o en recipientes de vidrio y utilizan calor durante este proceso para retrasar su fecha de caducidad; sin embargo, esto puede perjudicar a su efecto probiótico. Por el contrario, el chucrut casero se fermenta durante varios días o semanas y se envasa en recipientes de vidrio a temperatura ambiente y luego se refrigera para conservar el efecto probiótico.

> **¿SABÍAS QUE...?**
>
> **Una fuente rica en probióticos**
>
> El chucrut es una de las fuentes más ricas en probióticos naturales. De hecho, contiene una cantidad idiez veces superior de bacterias probióticas que el yogur!

Sopa de miso

La sopa de miso es uno de los pilares básicos de la alimentación japonesa. Su origen se remonta a más de dos mil quinientos años y se emplea en la cocina macrobiótica como remedio para afecciones digestivas. El miso es una pasta hecha a base de habas de soja, sal marina y fermento, a la que con frecuencia se le añaden arroz, cebada u otros cereales. Al añadir una cucharada (15 ml) de miso a agua caliente se obtiene una sopa rica en probióticos, repleta de lactobacilos y bifidobacterias, que enriquece el microbioma. Para quienes se abstienen de tomar productos lácteos el miso puede ser una fuente excelente de probióticos.

> Al añadir una cucharada (15 ml) de miso a agua caliente se obtiene una sopa rica en probióticos, repleta de lactobacilos y bifidobacterias, que enriquece el microbioma.

Encurtidos fermentados

Los encurtidos son otra fuente no láctea de probióticos. Si decides abstenerte de tomar alimentos lácteos o no puedes tolerarlos, podría resultarte difícil encontrar probióticos sin lácteos. Los encurtidos fermentados son la alternativa tradicional a los encurtidos en vinagre, y se conservan en salmuera, utilizando sal marina y agua sin cloro. Estos encurtidos se toman crudos tras fermentar, al contrario que los pepinillos en vinagre, que se cuecen durante el proceso de envasado, con lo que se reduce su efecto probiótico.

Tempeh

El tempeh es un alimento fermentado que tiene sus orígenes en Indonesia hace varios siglos. Tradicionalmente, este alimento se elabora añadiendo un fermento a base de levadura a las legumbres, cereales enteros, verduras y diversos tipos de judías. Durante el proceso de fermentación, el fermento de levadura se une a los ingredientes básicos para darle al tempeh forma de pastel. El tempeh es una buena fuente de micronutrientes, como magnesio, calcio y hierro. Además, el proceso de fermentación incrementa el efecto probiótico y proporciona otra alternativa probiótica no láctea.

Kimchi

El kimchi es un alimento coreano tradicional que se elabora mediante la fermentación de verduras con las bacterias probióticas del ácido láctico. Puede considerarse un alimento probiótico vegetal que contribuye a los beneficios de la salud del mismo modo que el yogur u otros alimentos probióticos lácteos. Es más, los ingredientes principales del kimchi son verduras crucíferas y otros alimentos saludables, ricos en fibra, como el ajo y el jengibre, que pasan todos por la fermentación de bacterias del ácido láctico. Como es un alimento sabroso y tan beneficioso

> Los beneficios del kimchi para la salud, además del impacto positivo sobre el microbioma, consisten en propiedades anticancerígenas, una mejora del sistema inmunitario, una reducción del colesterol y un alivio del estreñimiento.

para el microbioma, se usa muy a menudo como base de las comidas coreanas. Los beneficios del kimchi para la salud, además del impacto positivo sobre el microbioma, consisten en propiedades anticancerígenas, una mejora del sistema inmunitario, una reducción del colesterol y un alivio del estreñimiento.

Té kombucha

El té kombucha es un té negro endulzado fermentado por una colonia de bacterias y levadura. Sus componentes bacterianos no se han estudiado en profundidad, pero sabemos que consisten en varias especies, entre ellas las bacterias del ácido acético y las del ácido láctico.

Hasta la fecha, ha habido muy pocos estudios científicos que confirmen los beneficios del té kombucha para la salud. Sin embargo, lo mismo puede decirse de otros alimentos comunes o menos comunes. Los últimos datos sugieren que tiene efectos antioxidantes y puede

P
R

PREGUNTAS FRECUENTES

¿Debería usar suplementos probióticos?

Los estudios clínicos sobre los probióticos se han realizado con una cepa definida o con una combinación de cepas. Por lo tanto, los beneficios de los probióticos dependen específicamente de la cepa. Por ejemplo, no podemos presuponer que para una determinada enfermedad los beneficios del lactobacilo sean iguales a los de la bifidobacteria. Si tienes preocupaciones específicas de salud, busca productos que se hayan sometido a pruebas para ese problema particular.

Quizá no todos los microorganismos sirvan para mejorar cualquier síntoma o afección; pero aun así, lo más probable es que te beneficie incorporar a tu dieta diaria una amplia variedad de alimentos ricos en probióticos. Los probióticos, al contrario que los medicamentos con receta, no están regulados. Aunque suelen ser seguros para la mayoría de las personas con un sistema inmunitario sano, no se les exige pasar por los mismos exámenes de seguridad que los fármacos. Si bien es cierto que con una dieta equilibrada no hay necesidad de usar suplementos probióticos, si te han diagnosticado una enfermedad específica a la que le pueda beneficiar uno de estos suplementos, deberías consultarlo con tu médico.

favorecer la desintoxicación de los metabolitos tóxicos y mejorar los estados de inmunidad deprimida. En conjunto, estos factores hacen del té kombucha una atractiva bebida fermentada para el mantenimiento de la salud. Consulta con un dietista para conocer más información sobre el té kombucha y sus métodos de preparación.

CONSEJOS PARA UNA VIDA PROBIÓTICA

- Trata de comer una o dos porciones de yogur al día. La leche y el yogur tienen beneficios parecidos para la salud, pero el yogur presenta una ventaja probiótica clara. Recuerda que quienes sufren intolerancia a la lactosa también pueden disfrutar del yogur y tolerarlo, ya que su contenido en esta enzima es muy bajo. Puedes añadir el yogur a los batidos, a los cereales del desayuno y a la fruta, como postre.
- ¿Necesitas descansar del yogur? Plantéate añadir un vaso de kéfir al desayuno una vez a la semana.
- Añade algunos encurtidos a la ensalada. O llévate al trabajo unos encurtidos fermentados para picar a mediodía y aplacar así los antojos de comer algo salado.
- Toma chucrut como guarnición de tu comida principal.
- ¿Te encanta la sopa? Prueba la sopa de miso.
- Restringe el uso de antibióticos a las enfermedades que los requieran y sigue las recomendaciones de tu médico sobre la duración del tratamiento.

HABLA EL MÉDICO

Una pregunta que me suelen hacer en la consulta tiene relación con si son preferibles las fuentes naturales de probióticos o los suplementos. Normalmente respondo a estas preguntas caso por caso, tomando en consideración el historial médico, el diagnóstico y el tratamiento al que esté sometido el paciente. No hay una respuesta única para todos. Por lo general, si estás sano y quieres mantener la salud y prevenir la enfermedad, los alimentos ricos en probióticos de fuentes naturales son adecuados, más económicos y probablemente más sanos, ya que los alimentos naturales están repletos de otros nutrientes beneficiosos que no se encuentran en los suplementos. Si tienes una enfermedad gastrointestinal o has tomado antibióticos y estás experimentando unos efectos secundarios que afectan a tu sistema digestivo, o si estás planificando un viaje y quieres prevenir la diarrea del viajero, sin lugar a dudas, los suplementos probióticos son una mejor elección para ti.

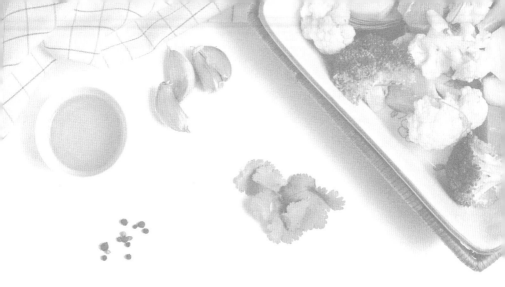

Tercera parte

El programa de equilibrio biótico en ocho pasos

9

Consejos nutricionales
para una vida sana

❖ CASO DE ESTUDIO ❖

VIDA EQUILIBRADA

Mariah era una mujer de cincuenta y dos años que vino a mi clínica hace cinco años con la hemoglobina baja y preocupada por una posible anemia causada por una deficiencia de hierro. Se quejaba de un leve estreñimiento y de cansancio generalizado. Le producía ansiedad la idea de tener cáncer de colon, ya que a su madre le diagnosticaron esa enfermedad a los cincuenta años de edad. Además, recientemente le habían diagnosticado diabetes tipo 2.

Le recomendé una colonoscopia, dados sus antecedentes familiares y la evidencia de anemia por deficiencia de hierro. Afortunadamente, solo descubrimos un pólipo, que era benigno, y le recomendé que volviera a hacerse una colonoscopia pasados cinco años.

Mariah también pidió una prescripción nutricional para mejorar el curso de su diabetes, reducir el riesgo de desarrollar cáncer de colon e impedir otras afecciones metabólicas en el futuro, como el colesterol elevado y las enfermedades cardiacas. Le prescribí un programa equilibrado biótico en ocho pasos (ver «Resumen del programa de equilibrio biótico en ocho pasos», en la página siguiente) y la remití a un dietista para que reforzara estos principios y le enseñara a registrar los alimentos que consumía en un diario de comidas.

Cinco años después vi a Mariah en una visita de seguimiento. Era una persona completamente distinta. Había perdido 8 kilos. Su diabetes estaba controlada, su colesterol se encontraba dentro de los límites normales, su cansancio había desaparecido y llevaba una vida muy activa y saludable. Sus movimientos intestinales eran regulares y acababa de realizar su primera maratón. Mariah atribuía su estado tan saludable al hecho de haber adoptado una dieta vegetariana y a la reducción del consumo de alimentos procesados, ricos en azúcar o con mucha sal. Hacía especial hincapié en los beneficios de una alimentación rica en fibra, que le había ayudado a perder peso y a reducir su dependencia de los medicamentos para mantener un buen control de los niveles de azúcar en la sangre.

La premisa de este libro consiste en presentar e interpretar las evidencias científicas del impacto del microbioma sobre la salud y las enfermedades. La alimentación es, sin duda, un factor fundamental en la configuración del microbioma. A medida que este campo siga evolucionando y expandiéndose en los laboratorios de investigación, datos más sólidos permitirán a los profesionales de la medicina perfeccionar y prescribir prácticas nutricionales con una mayor claridad. Hasta entonces, haremos uso de nuestros conocimientos actuales sobre la alimentación y la enfermedad para determinar la prescripción nutricional más saludable teniendo en cuenta el microbioma.

RESUMEN DEL PROGRAMA DE EQUILIBRIO BIÓTICO EN OCHO PASOS

1. Sigue una alimentación equilibrada rica en alimentos vegetales. Determina cuáles te gustan y consúmelos habitualmente.

2. Elige alimentos vegetarianos de todos los grupos:

- Cereales integrales.
- Frutas.
- Verduras.
- Legumbres.
- Frutos secos y semillas.
- Huevos.

- Lácteos (leche, yogur, queso).
- Aceites vegetales.

3. Incluye alimentos ricos en probióticos diariamente en tu dieta:

- Incorpora una o dos tazas (entre 250 y 500 ml) de yogur en tu dieta a diario.
- Añade kéfir y chucrut a tu rutina cotidiana.
- Toma sopa de miso.

4. Procura ingerir de 25 a 35 gramos de fibra dietética diariamente mediante el consumo de:

- Cereales integrales.
- Frutas y verduras.
- Legumbres.
- Nueces y semillas.

5. Mantén la despensa llena de alimentos ricos en prebióticos.
6. Plantéate tomar suplementos de fibra si la ingestión de esta sigue siendo insuficiente a pesar de estas sugerencias.
7. Asegúrate de ingerir una cantidad adecuada de alimentos ricos en hierro, y come o bebe vitamina C con ellos.
8. Si eres vegano, plantéate tomar un suplemento de vitamina B_{12}. Si comes huevos y bebes leche, es probable que no lo necesites.

LOS OCHO PASOS AMPLIADOS

Sigue una alimentación equilibrada rica en alimentos vegetales

Antes de seguir cualquier programa de nutrición, lo razonable es decidir qué alimentos te gustan, comerlos a menudo y tenerlos habitualmente en casa. Sin embargo, quizá te sorprenda saber que cuando se le pide a alguien que cuente, de memoria, lo que come cada día, o incluso que recuerde lo que ha comido durante las últimas veinticuatro horas, con frecuencia olvida muchos alimentos. Por ese motivo, es mejor que lleves un diario de comidas para que registres tus patrones naturales de alimentación, sin modificarlos. En él deberías anotar lo que comes durante siete días, prestando atención a comidas, aperitivos, bebidas, tamaño de las porciones, frecuencia de comidas en restaurantes y modo de preparación de los alimentos. Para hacerlo con más exactitud deberías apuntar las comidas en el momento de tomarlas, no al final del día.

Cuando hayas llevado un diario de comidas durante siete días, debes analizarlo de manera crítica, fijándote en las fuentes y la frecuencia de tus alimentos. Cuenta las porciones de cereales integrales, frutas y verduras. Compara tu consumo de estos alimentos con recomendaciones alimentarias fiables para una vida sana que ofrezcan las autoridades sanitarias de tu país. Procura comer diariamente al menos una verdura de hojas verdes oscuras y una de color naranja. Esto te ayudará a asegurarte una variedad óptima de nutrientes. Prepara las verduras y las frutas sin nada de grasa, azúcar o sal o utilizando la menor cantidad posible de estos ingredientes. Limita los zumos y aumenta el consumo de frutas y verduras enteras. Elige cereales integrales de diversas fuentes, como cebada, arroz integral, quinoa y arroz salvaje. Toma pasta elaborada con trigo u otros cereales integrales en lugar de refinados.

Piensa en el tipo de leche que consumes y plantéate otras alternativas. Los productos lácteos son fuentes ricas de calcio y proteínas. Compara tu ingesta de productos lácteos con recomendaciones alimentarias fiables, que te ofrezcan directrices generales sobre el consumo de alimentos basadas en la ciencia nutricional para ayudarte a mantener la salud y reducir la incidencia de enfermedades crónicas. Elige leche semidesnatada, o desnatada y tómala diariamente. Come quesos

> Procura comer diariamente al menos una verdura de hojas verdes oscuras y una de color naranja. Esto te ayudará a asegurarte una variedad óptima de nutrientes.

semidesnatados y bajos en sodio. Limita el consumo de queso cremoso, helados, nata semidesnatada (10%) y nata entera o batida (35%), que son ricos en calorías y te predisponen a la obesidad y a las enfermedades crónicas.

Por último, fíjate en las fuentes de proteínas. Si no eres vegetariano, y te gustan los productos cárnicos, tus principales fuentes de proteínas serán probablemente de origen animal. Al revisar tu diario de comidas, evalúa la proporción de fuentes animales de proteína comparada con la de fuentes vegetales. Si fueras a reducir las proteínas de origen animal de tu alimentación, ¿qué proteínas vegetales elegirías? Descubre qué fuentes vegetarianas de proteína te gustan más. ¿Hay algunas que no has probado pero que tienes interés en probar? Recuerda que las judías, los huevos, el hummus, las lentejas, los frutos secos, la mantequilla de frutos secos y el tofu son unas cuantas fuentes vegetarianas excelentes de proteína. Consulta los capítulos anteriores de este libro que se refieren a una estrategia de conjunto para integrar fuentes vegetarianas de proteína en tu alimentación. ¿Aún no estás listo para dejar la carne? Cambiar tu alimentación y tu modo de vivir pueden ser pasos tremendamente difíciles de tomar. Plantéate reducir tus porciones de carne de manera gradual, o también podrías dejar de tomar proteína animal aunque solo fuera un día a la semana.

> Las judías, los huevos, el hummus, las lentejas, los frutos secos, la mantequilla de frutos secos y el tofu son unas cuantas fuentes vegetarianas excelentes de proteína.

Recuerda que la cantidad de alimentos que ingerimos es tan importante como su calidad. Una de las decisiones más importantes que tomamos sobre la alimentación es cuánto comemos. Muchos tienen problemas para entender el tamaño apropiado de las porciones. En primer lugar, es importante saber que *ración* y *porción* son dos conceptos distintos. Una ración es una cantidad de referencia de un alimento definida por un organismo de salud, como la OMS (Organización Mundial de la Salud) o la FDA. Las raciones recomendadas de los alimentos habituales aparecen en las guías de alimentación oficiales. Por el contrario, la porción es la cantidad que pones en tu plato, es decir, la cantidad que vas a comer en una sola comida. En la mayoría de los casos, las porciones que comemos son muy diferentes de las cantidades recomendadas. Al llevar un diario de alimentos, y revisarlo posteriormente, recuerda este dato, ya que esto determinará tu consumo actual y te proporcionará información sobre tus necesidades restantes.

2 Elige alimentos vegetarianos de todos los grupos de alimentos

Hemos cubierto aspectos de esta directriz en anteriores secciones. Para vivir de una forma sana es necesario consumir cuatro grupos de alimentos: verduras/frutas, productos elaborados con cereales integrales, lácteos/sucedáneos y carne/sucedáneos. La variedad es importante para la salud, incluso dentro de un grupo de alimentos. La variedad incrementa la posibilidad de obtener todos los nutrientes y minerales que se requieren para tener una buena salud. Por ejemplo, algunos alimentos son fuentes ricas en vitamina A o C, mientras que otros son fuentes excelentes de folato o hierro. Además, incrementar la variedad hará que tus comidas sean más apetecibles.

3 Incluye alimentos ricos en probióticos diariamente en tu dieta

Analiza tu diario de comidas para evaluar la frecuencia y tamaño de las porciones de los alimentos ricos en probióticos que has apuntado. Recuerda que quienes sufren intolerancia a la lactosa pueden tomar la mayoría de los alimentos ricos en probióticos sin miedo a que les siente mal. Procura comer una o dos porciones de yogur al día. Sé creativo y no tengas miedo de experimentar con batidos de yogur o de proteínas, una manera deliciosa de comenzar el día. Prueba un vaso de kéfir o prepara un chucrut tradicional casero. Añade un cuenco de sopa de miso caliente a tu cena en las noches frías. El miso es un ingrediente indispensable en la mayoría de las cocinas japonesas, y la facilidad de preparación de la sopa y la simplicidad de su gusto la convierten en un alimento rico en probióticos que goza de una enorme popularidad.

> Incrementar gradualmente tu consumo de alimentos ricos en probióticos hasta cuatro porciones al día te ayudará a desarrollar un microbioma intestinal muy favorable. La mayoría de los alimentos ricos en probióticos son vegetarianos, y esto encaja estupendamente con la idea de sacar el máximo partido a los vegetales de tu dieta.

Incrementar gradualmente tu consumo de alimentos ricos en probióticos hasta cuatro porciones al día te ayudará a desarrollar un microbioma intestinal muy favorable. La mayoría de los alimentos ricos en probióticos son vegetarianos, y esto encaja estupendamente con la idea de sacar el máximo partido a los vegetales de tu dieta.

4 Procura ingerir de 25 a 35 gramos de fibra dietética diariamente

Es importante aprender a leer e interpretar las etiquetas de los alimentos. Especialmente, en lo que se refiere a las fuentes de fibra. En los alimentos envasados, la tabla de información nutricional puede ayudarte a tomar las mejores decisiones sobre qué productos adquirir. En la parte superior de la tabla se muestra el tamaño de la ración y las raciones que contiene cada envase, lo cual es fundamental para entender el resto de la información.

La información nutricional del alimento se basa en una ración. Si comes dos raciones, estás ingiriendo el doble de calorías y nutrientes que aparece en el cuadro de información. Aprovecha cualquier oportunidad para incrementar la fibra diaria proponiéndote llegar a consumir de 25 a 35 gramos al día. Evalúa los alimentos que tomas actualmente y determina cuáles podrías sustituir por otros con un contenido más elevado en fibra. Recuerda que, como vimos anteriormente, existen dos clases de fibra —soluble e insoluble— y que ambas ofrecen diversos

EJEMPLOS DE TABLAS DE INFORMACIÓN NUTRICIONAL

Tabla estadounidense

INFORMACIÓN NUTRICIONAL

Porción 1 taza (230 g)

Cantidad por ración

Calorías 250   **Calorías de grasa** 110

	% valor diario
Grasa total 12 g	**18%**
Grasas saturadas 3 g	**15%**
Grasas trans 3 g	
Colesterol 30 mg	**10%**
Sodio 470 mg	**20%**
Hidratos de carbono totales 31 g	**10%**
Fibra dietética 3 g	**12%**
Azúcares 5 g	
Proteínas 5 g	
Vitamina A 4% •	Calcio 20%
Vitamina C 2% •	Hierro 4%

* El porcentaje de los valores diarios se basa en una dieta de 2.000 calorías. Tus valores diarios pueden ser superiores o inferiores, dependiendo de las calorías que necesites.

	Calorías	2.000	2.500
Grasa total	Menos de	65 g	80 g
Grasa saturada	Menos de	20 g	25 g
Colesterol	Menos de	300 mg	300 mg
Sodio	Menos de	2.400 mg	2.400 mg
Hidratos de carbono		300 g	375 g
Fibra dietética		25 g	30 g

Tabla canadiense

INFORMACIÓN NUTRICIONAL

Por 250 ml (230 g)

Cantidad	% valor diario
Calorías 250	
Grasas 12 g	**18%**
Saturadas 3 g + Trans 3 g	**15%**
Colesterol 30 mg	
Sodio 470 mg	**20%**
Hidratos de carbono 31 g	**10%**
Fibra 3 g	**12%**
Azúcares 5 g	
Proteínas 5 g	

Vitamina A 4%   Vitamina C 20%

Calcio 2%   Hierro 4%

beneficios (consulta «Formas de fibra», en la página 85). Observa que las tablas de información nutricional no especifican los tipos de fibra que contiene un producto.

Compara las etiquetas y elige los alimentos más ricos en fibra, especialmente cuando evalúes productos elaborados con cereales integrales como el pan, los cereales, la pasta, el arroz y el cuscús de trigo, entre otros. Igualmente, compara el contenido en fibra de las frutas y verduras enlatadas.

Aunque te centres en el consumo de fibra, ten presente que la fibra de los alimentos envasados podría estar acompañada de azúcar y grasas. Por ese motivo, en última instancia, para elegir buenos alimentos es fundamental revisar la etiqueta. Por ejemplo, un alimento con 10 gramos de fibra y rico en azúcar simple podría no ser tan bueno para la salud como uno que aporte 8 gramos de fibra pero tenga un contenido más reducido de azúcar simple. A medida que te vuelvas más consciente y adquieras un poco de práctica en interpretar las etiquetas de alimentos, descubrirás que esta tarea se hace menos intimidante y, de hecho, llegarás a disfrutarla porque sabrás que gracias a ella tendrás el control de tu salud.

Aumento de fibra

Consejos para incrementar la ingestión de fibra:

- Toma cereales ricos en fibra para desayunar.
- Añade frutos secos, fruta seca y semillas a los cereales y tómalos como aperitivo.
- Elige productos elaborados con cereales integrales.
- Come frutas y verduras frescas con su piel, siempre que sea posible.
- Toma legumbres habitualmente.

5 Mantén la despensa llena de alimentos ricos en prebióticos

Si comes con regularidad las cantidades de fibra sugeridas, es probable que tu consumo de fibra prebiótica sea el apropiado. Muchos alimentos ricos en fibra son también prebióticos. Revisa el contenido de tu nevera y de tu despensa para asegurarte de que tienes la mayor concentración de alimentos prebióticos: raíz de achicoria cruda, patacas, hojas de diente de león crudas, ajo crudo, puerros crudos, cebollas crudas y cocidas, espárragos crudos, salvado de trigo integral crudo, harina integral de trigo y plátanos verdes. Plantéate esto como una oportunidad de probar nuevos alimentos, sé creativo con las recetas y disfruta de nuevos sabores mientras remodelas tu microbioma intestinal. En la actualidad se desconoce la fibra prebiótica necesaria para una salud óptima; sin embargo, una dieta que incluya una gran variedad de frutas y verduras ricas en fibra tiene el mayor potencial para proporcionarte una cantidad suficiente de prebióticos.

6 Plantéate tomar suplementos de fibra en algunos casos

La mejor manera de satisfacer tus requerimientos de fibra es comer alimentos naturales integrales. Los alimentos naturales que son ricos en fibra tienen abundancia de otros muchos nutrientes, como antioxidantes y agentes antiinflamatorios. Sin embargo, satisfacer los requerimientos diarios de fibra de una manera constante puede ser difícil incluso para la persona más voluntariosa. Una vez que hayas completado un diario detallado de comidas de una semana, tendrás una buena idea de tu consumo de fibra. Si te sigue resultando difícil comer de 25 a 35 gramos de fibra al día, es razonable plantearse la opción de los suplementos, que suelen elaborarse a base de fibras funcionales, que se extraen de las plantas. Se venden en forma de polvo, cápsulas y tabletas. Entre los suplementos corrientes de fibra se encuentran el psilio, la inulina y la oligofructosa. La inulina y la oligofructosa son fibras prebióticas, mientras que el psilio es una fibra soluble sin propiedades prebióticas documentadas, aunque presenta otros beneficios para la salud. Podrías elegir un suplemento de fibra rica en prebióticos para empezar por satisfacer tus necesidades de fibra.

7 Asegúrate de ingerir una cantidad adecuada de alimentos ricos en hierro, y come o bebe vitamina C con ellos

El hierro se absorbe mejor cuando va acompañado de una fuente rica en vitamina C.

Revisa tu diario de comidas para buscar alimentos ricos en hierro (ver «Fuentes vegetarianas de hierro», en la página 132, para más detalles). Si eres vegetariano, acuérdate de duplicar la cantidad de alimentos ricos en hierro ya que las fuentes vegetales de este mineral no se absorben tan bien. No obstante, lo bueno es que el hierro se absorbe mejor cuando va acompañado de una fuente rica en vitamina C. Podrías tomar un vaso de zumo de naranja o una ensalada rica en brócoli, kiwi, tomate o pepino con los alimentos ricos en hierro, o añadirles zumo de pomelo.

Algunos alimentos y nutrientes, como el calcio, el café y el té, reducen la absorción de hierro. Por tanto, deberían consumirse varias horas antes de una comida que sea rica en hierro.

Al revisar tu diario de comidas, presta atención al momento en que comes los alimentos y los nutrientes además de a los contenidos y el tamaño de las porciones. Recuerda que si te han diagnosticado anemia por deficiencia de hierro a pesar de que tu consumo de este mineral es el adecuado, debes ver al médico para que te haga otras pruebas.

> ### ¿SABÍAS QUE...?
>
> **La madre naturaleza es sabia**
>
> Afortunadamente, muchos alimentos vegetarianos que contienen hierro son también ricos en vitamina C. Esta debe de ser la estrategia de la madre naturaleza para ayudar a una mejor absorción del hierro en el organismo.

8 Si eres vegano, plantéate tomar un suplemento de vitamina B_{12}

La única fuente fiable vegana de vitamina B_{12} son los alimentos enriquecidos con ella y los suplementos de esta vitamina. Para asegurarte un consumo adecuado de vitamina B_{12} siendo vegano, come alimentos enriquecidos dos o tres veces al día con objeto de conseguir al menos 3 microgramos diariamente. Para hacer esto, analiza tu diario de comidas y calcula los alimentos enriquecidos con vitamina B_{12}. Saber leer e interpretar las etiquetas es importante para hacer estos cálculos. Examínalas con cuidado para asegurarte de entender qué es una ración y averiguar cuánta vitamina B_{12} contiene cada una.

> Saber leer e interpretar las etiquetas es importante para asegurarte de entender qué es una ración y averiguar cuánta vitamina B_{12} contiene cada una.

El riesgo de efectos secundarios por consumir una cantidad excesiva de vitamina B_{12} es insignificante. Si no estás cumpliendo con estas recomendaciones, toma un suplemento diariamente y notifícaselo a tu médico.

El riesgo de desarrollar una deficiencia de vitamina B_{12} es inferior para un vegetariano que para un vegano, siempre que el queso, el yogur, los huevos y la leche formen parte de su alimentación.

CAPÍTULO
10

Cambiar los
hábitos alimentarios

ESTABLECER OBJETIVOS

Malia tenía tres hijos y llevaba una vida muy ajetreada. Trabajaba como enfermera a tiempo parcial en el hospital local haciendo diversos turnos. Su marido era contratista a tiempo completo y con frecuencia regresaba tarde a casa. Malia, entre las largas horas de trabajo en diferentes horarios y las actividades deportivas y musicales a las que acompañaba a sus tres hijos después de la escuela, no tenía tiempo de alimentarse y alimentar a su familia con más que comida para llevar o platos precocinados.

Un día, tras llegar a casa y encontrarse, una vez más, con que no había verdura en el frigorífico y sus hijos tenían hambre, se comprometió a realizar un cambio. Ella y su marido decidieron reservar unos momentos del fin de semana para establecer un plan. Malia investigó por internet y descubrió que la solución práctica que le ayudaría a alimentar a su familia de manera sana, a pesar del poco tiempo del que tanto ella como su marido disponían, era fijarse unos objetivos SMART.*

Se sintió motivada y establecer los siguientes objetivos SMART, o lo que es lo mismo, unos objetivos que cumpliesen con las siguientes características:

---

* N. del T.: SMART, que significa «inteligente» en inglés, es un acrónimo de *specific* (específico), *measurable* (medible), *action-oriented* (orientado a la acción), *realistic* (realista) y *time-framed* (con fecha límite de ejecución).

- **Específicos:** ella y su familia planificarían sus comidas los domingos por la mañana empleando un planificador de menús *online* y crearían una lista de compras con los ingredientes necesarios para almacenarlos en la despensa, el frigorífico y el congelador.
- **Medibles:** el plan de menús incluiría tres comidas al día durante una semana, y consistiría en recetas rápidas y sencillas.
- **Orientados a la acción:** todas las comidas se prepararían con ingredientes frescos o congelados. Los domingos, se asignaría a cada uno de los miembros de la familia una tarea en la preparación de la comida. Se cortarían las verduras, y los ingredientes de cada receta de la semana siguiente se repartirían en porciones.
- **Realistas:** todos los domingos, Malia y su familia comentarían lo que salió bien y lo que no funcionó durante la semana y hablarían de cómo podían ajustar sus horarios a las tareas asignadas para la semana siguiente, y también de cuáles habían sido sus recetas favoritas del plan de la semana anterior.
- **Con fecha límite de ejecución:** Malia y su familia planificarían las comidas de la semana durante los tres próximos meses, para que, en ese tiempo, planear el menú y preparar las comidas entre todos los miembros de la familia se convirtiese en un nuevo hábito.

E s difícil desprenderse de los viejos hábitos porque son más fuertes que la voluntad. Por más que quieras realizar un cambio en tu vida, la nueva costumbre no se «fijará» hasta que se convierta en algo natural para ti. Desarrollar nuevos hábitos requiere tiempo y compromiso, de manera que ten paciencia.

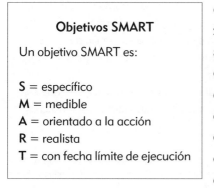

Objetivos SMART

Un objetivo SMART es:

S = específico
M = medible
A = orientado a la acción
R = realista
T = con fecha límite de ejecución

Es importante reflexionar, reemplazar un hábito por otro y reforzarlo. Crea una lista de tus hábitos alimentarios anotando tus comidas durante una semana e identifica patrones de conducta o tendencias. El secreto para tener éxito es dividir tus objetivos de vida sana en otros de menor alcance que sean fáciles de llevar a cabo. Empieza por un objetivo pequeño y claro que sea importante para ti. En eso consiste establecer objetivos SMART.

FÍJATE UN OBJETIVO SMART

Usa esta lista para establecer un objetivo SMART. Asegúrate de que tu objetivo sea:

- **Específico**: ¿Cuándo empezarás?, ¿en qué te centrarás?, ¿cómo lo harás?
- **Medible**: ¿Con qué frecuencia lo harás?, ¿cuánto harás?, ¿qué evaluarás, y cómo?
- **Orientado a la acción**: ¿Qué comportamiento alimentario modificarás? Es importante centrarte en un comportamiento que puedas cambiar en lugar de en un sentimiento o en un pensamiento.
- **Realista**: ¿Puedes verte a ti mismo cumpliendo este objetivo? Sé sincero contigo. Establecer pequeños objetivos que sean alcanzables es un motivador poderoso y una forma positiva de hacer un seguimiento de tus progresos.
- **Con fecha límite de ejecución**: ¿Cuánto tiempo tardarás en alcanzar tu objetivo?

El objetivo «voy a añadir más prebióticos a mi dieta» no es lo suficientemente específico, es difícil de evaluar y no tiene un límite de ejecución. Aquí tienes algunos ejemplos más específicos de objetivos SMART:

- Ejemplo 1: tomaré kéfir una vez a la semana en el desayuno.
- Ejemplo 2: una vez al día, en el almuerzo, comeré uno de los diez alimentos principales que contienen fibra prebiótica.

Otros consejos para lograr cambiar tus hábitos alimentarios son:

- ¡Planifica! ¡Planifica! ¡Planifica! Guíate por el régimen de alimentación de catorce días que te mostramos a continuación.

- Llena la despensa de alimentos vegetarianos ricos en fibra, en probióticos y en prebióticos.
- Lleva una lista de compras.
- Lleva un diario de comidas para la primera semana.
- Recompénsate por tus avances y sé amable contigo mismo mientras superas las barreras al éxito y adoptas nuevos hábitos alimentarios.

RÉGIMEN DE ALIMENTACIÓN DE 14 DÍAS

Quizá al principio te resulte difícil adoptar una alimentación centrada en los prebióticos y los probióticos. Puede que te lleve algún tiempo planificar conscientemente los cambios en tu manera de vivir y encontrar el modo de incorporar con éxito nuevos alimentos y nuevas recetas en tu vida cotidiana. Sin embargo, si te mantienes firme en estos cambios, llegará el momento en que serán algo automático y pasarán a formar parte de tus patrones alimentarios habituales.

Para incrementar las probabilidades de éxito, confecciona una lista de la compra que incluya alimentos ricos en probióticos y prebióticos y mantén la cocina llena de ellos continuamente. El siguiente régimen de alimentación, que contiene muchas de las recetas que aparecen en la cuarta parte de este libro, te servirá como modelo para planificar tus comidas y aperitivos diarios y te ayudará a asegurarte de que sigues una alimentación variada y nutricionalmente completa.

El régimen de alimentación se basa en la gama de raciones diarias de grupos de alimentos recomendada por las guías *MyPlate* y *Eating Well with Canada's Food Guide* para adultos sanos entre los diecinueve y los ochenta años. No hemos incluido tamaños de porciones ni número de raciones, ya que estas varían dependiendo de la edad, el sexo y el nivel de actividad.

Observarás que el régimen de alimentación es vegetariano. Los omnívoros que quieran adoptar una alimentación con más verduras o hacerse totalmente vegetarianos pueden usarlo como modelo. Desde el punto de vista nutricional cualquier dieta, vegetariana o no, debe proporcionar equilibrio, variedad y moderación. Tiene que satisfacer las necesidades especiales de nutrientes que surgen a lo largo del ciclo vital y ha de adaptarse a las circunstancias de los individuos que sufren ciertos problemas de salud. A la larga, debería reducir el riesgo de enfermedades relacionadas con la alimentación. Existe el consenso general entre los expertos de salud de que una alimentación basada predominantemente en verduras reduce el riesgo de contraer varias enfermedades crónicas. En el caso de una dieta con un equilibrio biótico, la meta es influir positivamente en el microbioma intestinal humano.

Primera semana

Comida	Lunes	Martes	Miércoles
Desayuno	• ½ pomelo • Pan supersaludable (página 233) • Mantequilla de miso y semillas de girasol (página 217)	• Batido agridulce (página 221) • Galletas de energía para el desayuno (página 245)	• Cereales de cebada con sabor a naranja y arándanos y pacanas (página 205)
Tentempié a media mañana	• Palitos de zanahoria y apio • Queso semidesnatado		• Bagel doble de queso, manzana y arce (página 211)
Almuerzo	• Salchicha vegetariana sin grasa • Chucrut • Bollo de trigo integral • Tabule (página 282)	• Sopa de pataca (página 269) • Sándwich de queso a la plancha (con pan de cereal integral) • Kimchi picante (página 328)	• Ensalada griega de judías (página 287) • Pan de espinacas y alcachofas (página 238) • Leche de almendras
Tentempié a media tarde	• Manzana • Leche de soja	• Pera	
Cena	• Verduras variadas salteadas (página 337) • Satay de tempeh al teriyaki con salsa de cacahuetes (página 322) • Arroz al vapor	• Shiitakes rehogados con ajo (página 331) • Orzo y alubias al horno (página 316)	• Curry verde tailandés con espinacas y batatas (página 340) • Arroz basmati
Tentempié nocturno	• Pudding de nueces y plátano con especias (página 345) • Café de raíces fácil (página 228)	• Mini Muffins de plátano y cacao (página 242) • Leche	• Gazpacho (página 259)

JUEVES	VIERNES	SÁBADO	DOMINGO
• Pan de salvado y albaricoque (página 235) • Queso bajo en grasa	• Muesli de la despensa (página 204) • Yogur	• Tortitas de plátano (página 213) • «Bacon» vegetariano • Leche	• Curry de tomate especiado con huevos escalfados (página 208) • Mazamorra con queso (página 305)
• Plátano	• Uvas	• Melón	• Muffin sano triple B (página 241)
• Nuggets de tofu a la barbacoa (página 254) • Ensalada de diente de león con aderezo cítrico (página 280)	• Sopa de lentejas a la italiana (página 273) • Pan de fermentación natural	• Ensalada verde con aderezo de tomate y albahaca (página 289) • Hummus con pimientos rojos asados (página 261) • Pita de trigo integral	• Ensalada de pera caliente y guisantes con aderezo de miso (página 277) • Cuscús al horno (página 304)
• Naranja	• Pasta de judías blancas y alcachofa (página 351) • Crostini con hierbas al horno (página 256)		• Kiwi • Kéfir
• Brochetas vegetarianas (página 338) • Hamburguesa de judías negras con cilantro (página 315) • Bollo de cereal integral • Rodajas de tomate • Cebolla picada finamente • Encurtidos	• Macarrones con setas, tomates deshidratados y alcachofas (página 297) • Ensalada de tomate y mozzarella (página 281)	• Chili de cebada a la barbacoa y batatas (página 318) • Pan de maíz	• Lasaña vegetal a la plancha (página 300) • Leche de soja
• Galleta de avena con frutas (página 351) • Leche	• Espárragos en salsa (página 259) • Galletitas saladas de cereal integral	• Yogur casero (página 216) • Salvado de trigo • Bayas	• Plátanos con caramelo y lima (página 343)

Segunda semana

Comida	Lunes	Martes	Miércoles
Desayuno	• Pan de plátano (página 237) • Mantequilla de cacahuete • Leche	• Yogur de kéfir con salvado de trigo y bayas	• Granola de avena, quinoa y coco (página 203) • Plátano • Leche de soja
Tentempié a media mañana	• Manzana	• Batido tropical (página 221)	• Huevo duro • Tostada de trigo integral
Almuerzo	• Sopa francesa de cebolla (página 270) • Crotones de trigo integral • Tofu tostado con mermelada de miso y cebolla (página 252)	• Ensalada de bulgur y espárragos (página 284) • Palitos de queso (página 250)	• Calabacín relleno (página 336) • Ensalada de pasta con salsa de tomate amarillo (página 285)
Tentempié a media tarde	• Tirabeques con tomates cherry (página 334)	• Dip de tofu y garbanzo al ajillo (página 255) • Galletas saladas de linaza	• Melocotones
Cena	• Ensalada verde con aderezo cremoso de miso (página 290) • Espagueti y albóndigas de soja (página 294)	• Tofu al curry horneado con masala de tomate (página 320) • Arroz con azafrán • Naan al ajo	• Pad Thai vegetariano (página 302)
Tentempié nocturno	• Dip de aguacate y tempeh • Nachos de cereales integrales	• Fritos de jícama al queso (página 330) • Tónico primaveral (página 226)	• Yogur de plátano y naranja (página 346)

Jueves	Viernes	Sábado	Domingo
• Gofres crujientes de «bacon» tempeh de trigo sarraceno (página 215) • Yogur natural con rodajas de kiwi y fresas	• Batido de mango y espárrago (página 222) • Tostada de trigo integral	• Tostada de trigo integral con suero de leche (página 212) • Yogur • Fresas	• Frittata de verduras del huerto (página 206) • Patatas en bajos
• Pastel griego de miel (página 346)	• Scone de harina de avena con albaricoque y naranja (página 239)	• Pastel de branana y avena con suero de leche (página 348) • Kiwi	• Pan de arándanos y manzana (página 234) • Piña
• Sopa de setas y cebada con miso (página 272) • Queso gouda	• Ensalada verde aderezada con salsa de ajo «asado», cáñamo y perejil (página 288) • Tempeh al horno	• Ensalada veraniega de alcachofa (página 278) • Pasteles sabrosos de garbanzo (página 311)	• Macarrones con queso gouda ahumado (página 296) • Crema de espinacas al ajillo (página 335) • Ensalada verde con aderezo de aceite y vinagre
• Dip de lentejas francesas con crostini a las hierbas (página 257)	• Fresas heladas (página 344)	• Cereales ricos en fibra • Leche • Frambuesas	• Yogur con anacardos y moras
• Curry de guisantes y espárragos (página 332) • Batatas asadas	• Tofu picante con verduras (página 319) • Cuscús al horno (página 304)	• Cazuela de arroz salvaje con calabaza y cebada (página 307) • Judías a la barbacoa (página 313)	• Guiso de pataca (página 327) • Judías negras fáciles (página 312) • Arroz
• Broco-alcachofa (página 228)	• Barritas energéticas integrales (página 244) • Leche	• Galletas de plátano, sésamo y fresa (página 350) • Leche de soja	• Galletas de almendra, trigo sarraceno y vainilla dulce (página 249)

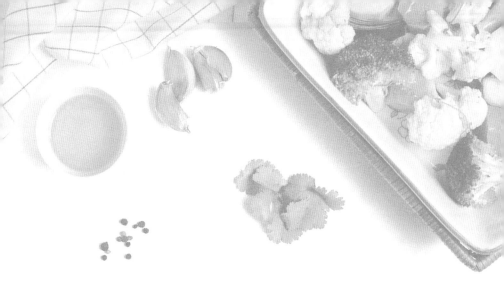

Cuarta parte

Recetas para un microbioma saludable

Introducción a las recetas

Hipócrates dijo: «Deja que tu comida sea tu medicina y que tu medicina sea tu comida». Vivimos en una sociedad ajetreada. Trabajamos muchas horas y tenemos hijos con numerosas aficiones y que realizan un gran número de actividades. Hay mil cosas que requieren constantemente nuestra atención y al final nos acostumbramos a comprar en el supermercado comida preparada, procesada y refinada.

Para comer bien, al principio hace falta esforzarse hasta que ese esfuerzo se convierte en algo natural que ya no cuesta ningún trabajo. Se trata de elegir alimentos integrales y de saber qué es lo que contiene tu comida. ¿Estás ingiriendo bastante de cada nutriente, o demasiado? Las recetas de este libro te ayudarán a volver a la cocina y transformarán la planificación de comidas y el acto de cocinar en una experiencia que disfrutarás y que te ahorrará tiempo.

¿SABÍAS QUE?

Fuentes prebióticas naturales

Los prebióticos aparecen de forma natural en alimentos vegetales como las alcachofas, los espárragos, los plátanos, los tomates, los cereales integrales y las hortalizas de raíz, pero también en productos lácteos fermentados.

¿DEBERÍAMOS SER TODOS VEGETARIANOS?

El vegetarianismo es una manera de vivir que se elige libremente. Tú decides si es adecuado para ti. Nuestra intención no es convencerte de que te hagas vegetariano sino animarte a centrarte en seguir una dieta rica en alimentos vegetales con un alto contenido en fibra.

Los prebióticos, en esencia, son el alimento de los probióticos y se encuentran en los productos lácteos. En este libro hallarás algunas recetas con prebióticos crudos para que le saques más partido a lo que inviertes en alimentos, y algunas plantas prebióticas cocidas, como el ajo, la cebolla y el puerro, para mejorar la palatabilidad y el sabor.

Hoy en día los prebióticos están ganando cada vez más popularidad, tanto que ahora aparecen en el pan enriquecido, los cereales para el desayuno, las barritas de aperitivos, los yogures, las sopas y las bebidas energéticas.

¿CÓMO LLEVAR UNA DIETA SANA Y EQUILIBRADA SI HACE POCO QUE SE ES VEGETARIANO?

¿SABÍAS QUE...?

Absorción de nutrientes

Algunos nutrientes se absorben mejor en la carne, de manera que los vegetarianos podrían necesitar comer hasta el doble de fuentes alimentarias vegetales.

Un estilo de vida vegetariano saludable no consiste solo en dejar la carne; también tienes que aprender cuáles son las necesidades del cuerpo y asegurarte de que todos los nutrientes requeridos estén presentes en tu alimentación. Sigue una dieta abundante en frutas y verduras, cereales integrales y alimentos ricos en proteínas como los productos de soja, las legumbres, los frutos secos, las semillas y, si lo deseas, huevos y productos lácteos.

Haz esto y nutrirás tu cuerpo con suficiente proteína, vitamina B_{12}, hierro, cinc, ácidos grasos omega-3, calcio, vitamina D, prebióticos y probióticos, todos ellos nutrientes que en ocasiones apenas están presentes en la dieta vegetariana.

Con las recetas que aparecen a continuación te será más fácil incluir estos alimentos de manera habitual en las comidas y aperitivos, e incluso cuando tengas una fiesta, de manera que puedas estar seguro de no perderte ninguno de esos nutrientes vitales a pesar de ser vegetariano.

SOBRE EL ANÁLISIS DE NUTRIENTES

El análisis de nutrientes realizado sobre las recetas de este libro se llevó a cabo a partir del *software* de Análisis de Nutrición SQUL del Procesador de Alimento, versión 10.9, ESHA Research (2011). Donde fue necesario, los datos se complementaron usando las siguientes referencias:

- Base nacional de datos de nutrición para referencias estándar de la USDA, Comunicado 27 (2015). Obtenido en julio de 2015 del Servicio de Investigación Agrícola de la USDA (www.nal.usda.gov/fnic/foodcomp/search/).
- Información nutricional del aceite de semilla de cáñamo (2015). Obtenido en julio de 2015 de CHII Naturally Pure Hemp (www.chii.ca/hempproducts/hemp-seed-oil/?gclid=CNazmIGUjscCFYwYHwodeikOeg).

¿SABÍAS QUE...?

Los pequeños cambios pueden tener grandes efectos

Es importante señalar que el método de cocina usado para preparar la receta puede alterar el contenido de nutrientes por porción, del mismo modo que pueden alterarlo la sustitución de ingredientes y las diferencias entre marcas de un mismo producto.

Las recetas se evaluaron del siguiente modo:

- Cuando puede variar el número de raciones, se usó la mayor cantidad posible de estas.
- Cuando se dieron alternativas, se usaron el primer ingrediente y la primera cantidad de la lista.
- Cuando la cantidad de un ingrediente puede variar dentro de un rango, se utilizó la menor.

- No se incluyeron los ingredientes opcionales y los no cuantificados.
- Los cálculos se efectuaron en medidas y pesos ingleses (aunque en esta obra se han traslado al sistema métrico decimal).
- Los valores de los nutrientes se redondearon hasta el número entero más cercano.
- Se utilizó mantequilla sin sal, leche desnatada y harina común enriquecida con calcio cuando estos ingredientes aparecían en la receta como mantequilla, leche y harina común.
- Cuando el tipo de aceite no se especifica, se utilizó aceite de canola.
- Las recetas se analizaron antes de cocinar.

Desayuno y *brunch*

Granola de avena, quinoa y coco

Para 4½ tazas (1.125 l)

2 tazas de copos de avena grandes (tradicionales) en hojuelas (500 ml)
1 taza de quinoa, lavada (250 ml)
1 taza de láminas de coco sin azúcar (250 ml)
¾ de taza de almendras, picadas gruesamente (175 ml)
1½ cucharadita de cardamomo o jengibre molidos (7 ml)
½ taza de aceite virgen de coco, calentado (125 ml)
½ taza de miel líquida o sirope de arroz integral (125 ml)
⅔ de taza de albaricoques o uvas pasas doradas secos, picados (150 ml)

- Precalienta el horno a 150 °C.
- Bandeja de hornear grande con borde cubierta con papel vegetal.

1. En un bol grande, mezcla la avena, la quinoa, el coco, las almendras y el cardamomo.
2. En un bol mediano, bate el aceite con la miel hasta que queden bien mezclados.
3. Añade la mezcla de miel a la de avena y remueve hasta que la cubra bien. Extiende la mezcla en una capa sobre la bandeja de hornear.
4. Hornea de 20 a 25 minutos o hasta que la avena adquiera un color marrón dorado. Deja que se enfríe completamente en la bandeja.
5. Pasa la granola a un recipiente hermético y agrega los albaricoques. Se conserva a temperatura ambiente hasta un máximo de 2 semanas.

Nutrientes por ¼ de taza (60 ml)

Calorías	250
Grasas	13 g
Grasas saturadas	8 g
Colesterol	0 mg
Sodio	3 mg
Hidratos de carbono	30 g
Fibra	4 g
Azúcares	11 g
Proteína	6 g
Calcio	31 mg
Hierro	2 mg

La combinación dinámica de los copos integrales de avena y la quinoa no solo es sabrosa, sino que proporciona dos fuentes de prebióticos.

Muesli de la despensa

Para 8 tazas (2 l)

Consejos

Haz pequeñas cantidades de muesli, probando copos de diversos cereales integrales, como espelta, cebada y centeno, para descubrir tus favoritos.

Las semillas de lino pueden adquirirse en una tienda de comestibles o de alimentos naturales, crudas o tostadas. Las semillas crudas pueden tostarse en una sartén plana de fondo grueso a fuego medio alto, sin parar de removerlas o de agitar la sartén para impedir que se quemen, hasta que adquieran un color marrón dorado. Consérvalas en el frigorífico dentro de un recipiente hermético durante 3 semanas como máximo.

2 tazas de copos de avena grandes (tradicionales) en hojuelas (500 ml)

1 taza de salvado de avena (250 ml)

1 taza de espelta y cebada integrales o 250 ml de copos de centeno

1 taza de almendras picadas (250 ml)

1 taza de rodajas secas de manzana (250 ml)

½ taza de láminas de coco sin azúcar (125 ml)

½ taza de arándanos secos (125 ml)

½ taza de albaricoques secos (125 ml)

¼ de taza de semillas de lino tostadas (ver consejo) (60 ml)

¼ de taza de pipas calabaza (60 ml)

Leche de frutos secos, arroz, cáñamo o soja, fría o caliente

1. En un recipiente hermético grande mezcla la avena, el salvado de avena, los copos de cereales, las almendras, las rodajas de manzana, el coco, los arándanos, los albaricoques, las semillas de lino y las pipas de calabaza. Se conserva a temperatura ambiente hasta dos meses.

2. Para servirlo caliente, pon a hervir a fuego lento la misma cantidad de muesli y leche de frutos secos, arroz, cáñamo o soja y deja cocer de 3 a 5 minutos.

Este es un muesli muy sencillo hecho a base de ingredientes que probablemente tengas en la despensa. Diviértete experimentando, añadiendo frutos secos, copos de cereales, fruta seca o semillas a tu gusto.

Muesli de la despensa

Nutrientes por ½ taza (125 ml)	
Calorías	242
Grasas	9 g
Grasas saturadas	2 g
Colesterol	0 mg
Sodio	9 mg
Hidratos de carbono	37 g
Fibra	7 g
Azúcares	9 g
Proteína	9 g
Calcio	46 mg
Hierro	3 mg

Otra manera de hacerlo es poner en remojo ½ taza de muesli (125 ml) en la leche caliente o fría durante 5 minutos, o incluso la noche entera, dependiendo de la consistencia que desees.

Cereales de cebada con sabor a naranja y arándanos y pacanas

Para 6 raciones

Consejos

La cebada entera (descascarillada) es la forma más nutritiva del grano, pero si lo prefieres, puedes usar cebada mondada o perlada en su lugar. Al cocer los cereales integrales en la olla de cocción lenta, ten en cuenta que removerlos los vuelve más cremosos. Si tienes tiempo, deja que el cereal repose durante al menos 15 minutos antes de servir, y si es posible, remueve varias veces.

3 tazas de agua (750 ml)
½ taza de cebada entera descascarillada, enjuagada y secada (ver consejo) (125 ml)
½ taza de arándanos secos (125 ml)
1 cucharada de cáscara de naranja finamente rallada (15 ml)
1 pizca de sal

¼ de taza de pacanas tostadas picadas (60 ml)
Leche o una alternativa no láctea (opcional)
Caña de azúcar natural, miel líquida o jarabe de arce puro (opcional)

La cebada entera, aunque es extremadamente nutritiva, tarda mucho en cocerse. Por suerte, esto no es ningún problema si lo haces por la noche con una olla de cocción lenta. Cuando te despiertes, te estará esperando un desayuno delicioso y nutritivo. ¡Disfrútalo!

Cereales de cebada con sabor a naranja y arándanos y pacanas

- Una olla de cocción lenta pequeña o mediana (1½ a 3½ litros aproximadamente), ligeramente engrasada.

❖

1. En la olla de cocción lenta, mezcla el agua, la cebada, los arándanos, la ralladura de naranja y la sal. Remuévelo bien. Coloca un paño de cocina limpio, doblado por la mitad (para que tenga dos capas), sobre la olla para absorber la humedad. Cubre y cocina a temperatura baja durante 8 horas o toda la noche, o bien a temperatura alta durante 4 horas. Remuévelo bien. Adorna con pacanas. Sirve con leche o con una alternativa no láctea y azúcar (si lo deseas).

Nutrientes por ración

Calorías	118
Grasas	4 g
Grasas saturadas	0 g
Colesterol	0 mg
Sodio	7 mg
Hidratos de carbono	20 g
Fibra	4 g
Azúcares	7 g
Proteína	2 g
Calcio	14 mg
Hierro	1 mg

Frittata de verduras de la huerta

Para 6 raciones

Consejo

Sumergir las verduras en agua helada detiene el proceso de cocción tras escaldarlas y fija el color, de manera que mantendrán un color brillante incluso después de hornearlas.

Este es un magnífico primer plato o guarnición en un bufet, especialmente durante la primavera y el verano, cuando las verduras están en su punto álgido de madurez y sabor.

Fritatta de verduras de la huerta

½ kg de espárragos, con las puntas recortadas y cortados en trozos de 2,5 cm (500 g)
Agua helada
1 cucharada de aceite de oliva (15 ml)
125 g de setas, en rodajas
1 diente de ajo, picado
1 chalote, picado
1 calabacín pequeño, partido por la mitad a lo largo en rodajas finas
6 huevos grandes
⅓ de taza de leche (75 ml)
1 cucharada de cebolletas frescas picadas (15 ml)
1 cucharadita de sal (5 ml)
½ cucharadita de pimienta negra recién molida (2 ml)
⅛ de cucharadita de nuez moscada molida (0,5 ml)
2 tomates, en rodajas finas
¼ de taza de queso parmesano recién rallado (60 ml)

Nutrientes por ración

Calorías	143
Grasas	8 g
Grasas saturadas	3 g
Colesterol	190 mg
Sodio	22 mg
Hidratos de carbono	7 g
Fibra	2 g
Azúcares	4 g
Proteína	11 g
Calcio	111 mg
Hierro	3 mg

- Precalienta el horno a 180 °C.
- Fuente de cristal para hornear de 28 x 18 cm, engrasada.

1. Escalda los espárragos durante 1 o 2 minutos en una olla grande de agua hirviendo. Sumérgelos inmediatamente en agua helada; déjalos en ella hasta que se enfríen. Escurre y coloca en una bandeja de horno preparada.

2. Calienta el aceite a fuego medio en una sartén. Saltea las setas durante unos 10 minutos o hasta que estén tiernas. Añade el ajo y el chalote; saltea durante 2 minutos. Vierte el contenido de la sartén sobre los espárragos. Adorna con calabacín por encima.

3. En un bol grande, bate los huevos hasta que estén bien mezclados. Añade la leche, las cebolletas, la sal, la pimienta y la nuez moscada. Viértelo uniformemente sobre la mezcla de verduras. Adorna con tomates por encima y queso espolvoreado.

4. Hornea de 40 a 45 minutos o hasta que compruebes que está listo.

Curry de tomate especiado con huevos escalfados

De 2 a 4 raciones

Consejos

Si no tienes un tomate maduro sabroso a mano, sustitúyelo por 1 ½ taza (375 ml) de tomates en lata picados, con su jugo, y descarta el líquido. Cuando termines de elaborar la salsa básica (página 209), añádele el tomate en lata.

Utilizar un bol distinto para echar cada huevo puede parecer un tanto laborioso, pero ayuda a añadirlos rápidamente a la salsa, lo que permitirá que se cuezan al mismo tiempo.

¡Sé generoso con la cantidad de yogur rico en probióticos que utilizas en esta receta! Tu intestino te lo agradecerá.

1 cucharada de aceite vegetal (15 ml)
1 cebolla pequeña, picada finamente
2 o 3 guindillas verdes, picadas
1 tomate maduro grande, picado
1 taza de salsa básica (página 209) (250 ml)
½ taza de agua (125 ml)
4 huevos grandes
Sal
Cilantro fresco picado
¼ de cucharadita de garam masala (1 ml)
Yogur natural

1. Calienta el aceite a fuego medio en una sartén. Añade la cebolla y sofríe, removiendo, hasta que empiece a ablandarse, unos 2 minutos. Reduce el fuego y sigue cocinando a fuego medio bajo, removiendo a menudo, hasta que esté muy blanda y adquiera un color dorado oscuro, unos 5 minutos.

2. Sube el fuego a medio y añade las guindillas y el tomate. Sofríe, removiendo, hasta que la mezcla empiece a ablandarse, unos 2 minutos. Añade la salsa y sigue cocinando, sin dejar de remover, durante otros 2 minutos. Agrega el agua y déjala hervir. Baja el fuego y cuece a fuego lento, removiendo con

Se trata de unos huevos rancheros al curry. Un plato genial a base de huevos que, con tostadas, puede ser un estupendo desayuno o formar parte de una comida india de diversos platos.

Curry de tomate especiado
con huevos escalfados

Nutrientes por ración
(en 4 raciones)

Calorías	167
Grasas	10 g
Grasas saturadas	2 g
Colesterol	186 mg
Sodio	441 mg
Hidratos de carbono	12 g
Fibra	2 g
Azúcares	5 g
Proteína	8 g
Calcio	74 mg
Hierro	2 mg

frecuencia, hasta que se espese ligeramente y adquiera más sabor, unos 5 minutos.

3. Rompe cada huevo sobre un pequeño bol. Viértelos cuidadosamente en la salsa, dejando todo el espacio posible entre unos y otros. Cubre y deja cocer hasta que cuajen las claras y las yemas queden tan hechas como desees, de 5 a 8 minutos. Añade sal al gusto. Espolvorea sobre los platos cilantro y garam masala y condimenta con yogur por encima.

Salsa básica

Unas 4 tazas (1 l)

Consejos

Si no tienes procesador de alimentos, puedes usar una licuadora. Tan solo añade bastante puré de tomate a la mezcla de cebolla para ayudar a que se triture más fácilmente.

Deja que la salsa sobrante se enfríe por completo; luego viértela en un recipiente hermético, tápala y guárdala en el frigorífico, donde puede conservarse hasta 1 semana. También puedes dividirla en raciones de ½ taza (125 ml) o 1 taza (250 ml) en recipientes herméticos y conservala congelada durante un máximo de 2 meses. Descongélala durante toda una noche en el frigorífico o utilizando la función de descongelado del microondas.

Esta maravillosa salsa, que potencia el sabor de cualquier curry, es cortesía del chef Prasannan, del restaurante Lonely Planet, en Kovalam Beach (Kerala). Siempre sale bien, y además gracias a ella podrás elaborar platos de curry en la mitad de tiempo

Salsa básica

1 lata de tomates con jugo (800 ml)

2 tazas de cebolla picada gruesamente (500 ml)

⅓ de taza de dientes de ajo (aproximadamente una docena), pelados (75 ml)

⅓ de taza de raíz de jengibre en rodajas finas (75 ml)

2 cucharadas de aceite vegetal (30 ml)

¼ de taza de cilantro molido (60 ml)

1 cucharada de cúrcuma molida (15 ml)

1 cucharada de garam masala (15 ml)

2 cucharaditas de sal (10 ml)

1 cucharadita de pimienta de Cayena (5 ml)

Nutrientes por ¼ de taza (60 ml)

Calorías	41
Grasas	2 g
Grasas saturadas	0 g
Colesterol	0 mg
Sodio	364 mg
Hidratos de carbono	6 g
Fibra	1 g
Azúcares	2 g
Proteína	1 g
Calcio	32 mg
Hierro	1 mg

• Procesador de alimentos.

❖

1. En el procesador de alimentos, tritura los tomates hasta que formen un puré homogéneo. Viértelo en la misma lata o en un bol y apártalo.

2. Añade la cebolla, el ajo y el jengibre al procesador de alimentos y tritúralos hasta que queden finamente cortados pero sin soltar jugo.

3. Calienta el aceite a fuego medio en una sartén. Añade la mezcla de cebolla y rehoga, removiendo, hasta que las cebollas comiencen a soltar su líquido, unos 3 minutos. Agrega el cilantro, la cúrcuma, el garam masala, la sal y la pimienta de cayena. Cocina, removiendo, hasta que quede una mezcla compacta y comience a espesar, durante unos 3 minutos.

4. Agrega el puré de tomate y hazlo hervir, mientras rascas el fondo con una cuchara de madera para despegar los trozos que se queden pegados. Reduce el fuego y mantenlo a una ebullición moderada, removiendo a menudo, hasta que se espese un poco y los sabores se mezclen bien, unos 5 minutos. A la hora de usarlo, sigue las instrucciones de las recetas.

Bagel doble de queso, manzana y arce

Para 4 raciones

2 bagels, partidos por la mitad
¼ de taza de salsa de manzana sin azúcar (60 ml)
125 g de queso cheddar, cortado en lonchas
60 g de queso brie, cortado en lonchas
4 cucharaditas de sirope puro de manzana (20 ml)

• Parrilla precalentada

❖

1. Tuesta las mitades de los bagel; unta cada una con 1 cucharada (15 ml) de salsa de manzana. Adorna cada mitad con una cuarta parte del cheddar y el brie.
2. Tuesta hasta que el queso se derrita, unos 5 minutos.
3. Rocía cada mitad con 1 cucharada (5 ml) de sirope de arce.

Esta receta es cortesía de *Dairy Farmers of Canada* (Productores lácteos de Canadá).

Variación

Si quieres modificar el sabor, sustituye los quesos por otras variedades locales.

Nutrientes por ración

Calorías	280
Grasas	14 g
Grasas saturadas	9 g
Colesterol	44 mg
Sodio	451 mg
Hidratos de carbono	25 g
Fibra	1 g
Azúcares	6 g
Proteína	14 g
Calcio	244 mg
Hierro	2 mg

Elige un bagel de trigo integral para añadir prebióticos.

Tostada de trigo integral con suero de leche   Para 4 raciones

4 huevos grandes o extra grandes
1 taza de suero de leche (250 ml)
2 cucharadas de azúcar granulada (30 ml)
1 cucharadita de extracto de vainilla (5 ml)
1 pizca de sal
8 rodajas gruesas de pan de trigo integral ligeramente duro
¼ de taza de mantequilla (60 ml)
2 tazas de yogur con sabor a fruta (500 ml)

1. En un bol grande y poco profundo, bate los huevos, el suero de leche, el azúcar, la vainilla y la sal. Empapa el pan en esta mezcla, en tandas si es necesario, hasta que absorba todo el líquido.

2. Derrite la mitad de la mantequilla a fuego medio en una sartén grande. Añade el pan empapado, en tandas, dándole la vuelta una vez, hasta que quede dorado por ambos lados. Pásalo a un plato y mantenlo caliente. Haz lo mismo con el resto del pan, empleando la mantequilla restante con las demás tandas. Sirve con yogur.

Nutrientes por ración

Calorías	505
Grasas	22 g
Grasas saturadas	12 g
Colesterol	230 mg
Sodio	461 mg
Hidratos de carbono	56 g
Fibra	4 g
Azúcares	17 g
Proteína	22 g
Calcio	365 mg
Hierro	2 mg

¡Esta comida, fácil y rápida, está repleta de nutrientes, prebióticos y probióticos! Disfrútala.

Tortitas de plátano

Consejos

Puedes pelar y congelar plátanos muy maduros en una bolsa de plástico cerrada o en un recipiente hermético y descongelarlos cuando vayas a usarlos. Las tortitas se conservan en el frigorífico hasta 2 días entre láminas de papel encerado, bien envueltas en film transparente; también puedes congelarlas, cerradas en una bolsa de plástico hermética, y mantenerlas hasta 1 mes en el congelador. Deja que se descongelen a temperatura ambiente o utilizando el microondas.

½ taza de harina de garbanzos (125 ml)
¼ de taza de harina de coco (60 ml)
1 cucharada de almidón de patata (15 ml)
2¼ cucharaditas de levadura en polvo (11 ml)
½ cucharadita de canela molida (2 ml)
¼ de cucharadita de sal marina fina (1 ml)
1 cucharada de azúcar de coco (15 ml)

⅔ de taza de plátanos muy maduros machacados (150 ml)
½ taza de leche de coco (con toda su grasa) bien agitada (125 ml)
½ taza de agua de coco o agua (125 ml)
2 cucharaditas de vinagre de sidra (10 ml)
Aceite de coco virgen derretido

1. En un bol grande, mezcla la harina de garbanzos, la harina de coco, el almidón de patata, la levadura en polvo, la canela y la sal.
2. En un bol mediano, incorpora el azúcar de coco, los plátanos, la leche de coco, el agua de coco, 2 cucharadas (30 ml) de aceite de coco y el vinagre, hasta que queden bien mezclados.
3. Añade la mezcla de plátano a la de harinas y remueve bien hasta que se mezclen.

Con toda seguridad estas tortitas pondrán una sonrisa en tus labios, y no solo por su maravilloso sabor sino también porque el plátano, rico en prebióticos, contiene un nivel elevado de triptófano, que se convierte en serotonina, el neurotransmisor del buen humor.

Tortitas de plátano

Nutrientes por tortita	
Calorías	79
Grasas	5 g
Grasas saturadas	4 g
Colesterol	0 mg
Sodio	64 mg
Hidratos de carbono	7 g
Fibra	1 g
Azúcares	3 g
Proteína	1 g
Calcio	41 mg
Hierro	1 mg

4. Calienta una plancha o una sartén a fuego medio. Úntale el aceite de coco. Para cada tortita, vierte alrededor de ¼ de taza (60 ml) de masa en la plancha. Cocina hasta que surjan burbujas en la superficie. Dale la vuelta a la tortita y cocina durante 1 minuto o hasta que adquiera un color dorado oscuro. Repite con el resto de la masa, untando la plancha de aceite y ajustando el fuego como sea necesario entre una tanda y otra.

Variaciones

Tortitas especiadas de pastel de calabaza: sustituye los plátanos por la misma cantidad de puré de calabaza (no de relleno de pastel de calabaza). Reemplaza la canela por 1¼ cucharadita (6 ml) de especias para pastel de calabaza y aumenta la cantidad de azúcar a 2 cucharadas (30 ml).

Tortitas de salsa de manzana: reemplaza los plátanos por la misma cantidad de salsa de manzana sin endulzar. Aumenta a 2 cucharadas (30 ml) la cantidad de azúcar de coco.

Gofres crujientes de «bacon» tempeh de trigo sarraceno

Para 16 gofres

Consejo

Prepara los gofres tan pronto tengas lista la masa, porque el sustituto comercial de huevo pierde su capacidad de hacer subir la masa al poco tiempo de mezclarlo con líquidos.

2 tazas de harina de trigo sarraceno (500 ml)
1 taza de harina común (250 ml)
2 cucharadas de azúcar granulado (30 ml)
2 cucharadita de levadura en polvo (10 ml)
½ cucharadita de bicarbonato (2 ml)
¼ de cucharadita de sal (1 ml)
2¾ tazas de leche de soja comprada en una tienda o casera (ver receta, página 223) (675 ml)
¾ de taza de aceite de coco virgen, derretido (175 ml)
1 cucharada de sustituto de huevo en polvo (15 ml)
¼ de taza de agua caliente (60 ml)
½ taza de trocitos crujientes de «bacon» tempeh (ver receta, página 218) o de «bacon» vegano comprados en una tienda (125 ml)

- Precalienta el horno a 100 °C.
- Plancha para gofres, precalentada.

1. En un bol grande, mezcla la harina de trigo sarraceno, la harina común, el azúcar, la levadura en polvo, el bicarbonato y la sal. Apártalo.
2. En otro bol, mezcla la leche de soja con el aceite de coco (no hay problema si se endurece, formando pequeños trozos). En un bol pequeño, mezcla el sustituto de huevo en polvo con el agua caliente y añádelo a la mezcla de leche de soja. Añade esta mezcla a los ingredientes secos y remueve hasta que estén bien mezclados. Agrega los trocitos de «bacon» tempeh.

Estos gofres riquísimos y crujientes están repletos de prebióticos, gracias a los sabrosos trocitos de «bacon» tempeh. En el caso, poco probable, de que queden algunos, los gofres se conservan perfectamente durante 1 mes. Para elaborar rápidamente un sirope lleno de sabor, diluye tu mermelada favorita en un poco de zumo de naranja.

Gofres crujientes de «bacon» tempeh de trigo sarraceno

Nutrientes por gofre	
Calorías	244
Grasas	15 g
Grasas saturadas	10 g
Colesterol	0 mg
Sodio	241 mg
Hidratos de carbono	24 g
Fibra	2 g
Azúcares	5 g
Proteína	7 g
Calcio	125 mg
Hierro	2 mg

3. Llena la plancha para gofres precalentada con la masa, esparciéndola uniformemente con una espátula a prueba de calor, y cocina, siguiendo las instrucciones del fabricante, hasta que los gofres queden dorados y crujientes. Pásalos a una bandeja de hornear y mantenlos calientes en el horno. Repite el proceso con la masa restante. Sirve caliente con tu sirope favorito.

Yogur casero

Para 4 tazas (1 l)

4 tazas de leche semidesnatada (1 l)
½ taza de leche en polvo (125 ml)
¼ de taza de yogur natural (60 ml)

1. En una cacerola, calienta la leche semidesnatada hasta que broten burbujas alrededor de los bordes. Deja enfriar hasta que esté caliente al tocarla (unos 38 ºC) y saca la nata de la superficie. Agrega la leche en polvo y el yogur.

2. Cubre con un film transparente y guárdala en un lugar con una temperatura constante de 38 ºC, como un horno cerrado con una luz piloto, cerca de un radiador caliente o en un calentador de agua, de 4 a 6 horas. Al cabo de este tiempo, el yogur tendrá el espesor de unas natillas. Refrigéralo durante varias horas y espesará más.

Nutrientes por ½ taza (125 ml)	
Calorías	71
Grasas	1 g
Grasas saturadas	1 g
Colesterol	7 mg
Sodio	83 mg
Hidratos de carbono	9 g
Fibra	0 g
Azúcares	9 g
Proteína	6 g
Calcio	219 mg
Hierro	0 mg

Esta es una manera sencilla y agradable de tomar probióticos.

Mantequilla de miso y semillas de girasol

Para 4 tazas (1 l)

Consejo

Para poner en remojo las semillas de girasol de esta receta, colócalas en un bol y añade 2 tazas (500 ml) de agua. Cubre y aparta durante 30 minutos. Escurre, descartando el agua y cualquier resto de cáscaras o partículas indeseadas.

1 taza de semillas de girasol crudas, en remojo (ver consejo) (250 ml)
½ taza de agua filtrada (125 ml)
3 cucharadas de vinagre de sidra de manzana (45 ml)
2 cucharadas de pasta de miso con arroz integral (30 ml)
2 tazas de aceite de oliva virgen extra de presión en frío (500 ml)

Nutrientes por 1 cucharada (15 ml)	
Calorías	70
Grasas	8 g
Grasas saturadas	1 g
Colesterol	0 mg
Sodio	8 mg
Hidratos de carbono	1 g
Fibra	0 g
Azúcares	0 g
Proteína	0 g
Calcio	2 mg
Hierro	0 mg

• Procesador de alimentos.

❖

1. En el procesador de alimentos, tritura las semillas de girasol remojadas con el agua, el vinagre y la pasta de miso de 3 a 4 minutos o hasta que las semillas de girasol estén totalmente molidas y la mezcla quede homogénea.

2. Sin detener el procesador, añade el aceite de oliva a través del tubo alimentador de forma lenta y constante hasta que la mezcla emulsione. Pásala a un recipiente, cubre y consérvala en el frigorífico durante un máximo de 4 días.

Variación

Añade cualquier hierba fresca o seca en el paso 1 para darle un sabor adicional.
Prueba con 1 cucharada (15 ml) de eneldo seco y 2 cucharaditas (10 ml) de zumo de limón recién exprimido.

Esta deliciosa alternativa probiótica a la mantequilla es tan rica y cremosa que si alguien te pide que le pases la mantequilla, no será capaz de notar la diferencia. Es perfecta para untar en tostadas de trigo integral. Añadiéndole hierbas frescas picadas, también puedes usar esta receta como base para una crema que podrás utilizar para comer con pan, galletas saladas, palitos de zanahoria o apio o con un plato de verduras crudas.

Trocitos crujientes de «bacon» tempeh

Para 250 g

¼ de taza de salsa de soja (60 ml)

2 cucharadas de sirope de arce puro (30 ml)

1 cucharadita de aroma de humo líquido (5 ml)

250 g de tempeh, bien desmenuzado (250 g)

2 cucharadas de aceite de semillas de uva (30 ml)

1. En un recipiente pequeño y poco profundo, bate la salsa de soja, el sirope de arce y el aroma de humo líquido hasta que queden bien mezclados. Añade las migas de tempeh e imprégnalas bien de líquido. Cubre y refrigera, removiendo la mezcla de vez en cuando, durante al menos 4 horas o toda la noche.

2. Transcurrido ese tiempo, extiende las migas en un plato y deja que se sequen al aire durante 10 minutos.

3. Coloca una sartén grande a fuego medio y deja que se caliente. Añade el aceite e inclínala para que se cubra uniformemente. Vierte las migas en la sartén, reduce el fuego a medio y cocina, removiendo frecuentemente hasta que los trocitos estén crujientes y dorados, de 4 a 6 minutos.

Nutrientes por 30 g

Calorías	103
Grasas	6 g
Grasas saturadas	1 g
Colesterol	0 mg
Sodio	284 mg
Hidratos de carbono	7 g
Fibra	0 g
Azúcares	3 g
Proteína	6 g
Calcio	38 mg
Hierro	1 mg

Magníficos para mezclarlos con verduras o para añadirlos a platos de pasta o cereales.

Batidos, zumos y otras bebidas

Batido agridulce

Para 2 raciones

1½ taza de cerezas
congeladas sin hueso
(375 ml)
1 plátano congelado, cortado
en 6 trozos
2 tazas de yogur de soja con
sabor a vainilla (500 ml)
3 cucharadas de néctar de
agave (45 ml)
2 cucharadas de zumo de
lima recién exprimido
(30 ml)

*Empieza el día con
una mezcla única de
sabores dulces y agrios.*

- Batidora.

❖

1. En la batidora, mezcla las cerezas, el plátano, el yogur de soja, el zumo de agave y el de lima. Bate hasta obtener una mezcla homogénea.
2. Reparte el batido en 2 vasos y sirve.

Nutrientes por ración	
Calorías	382
Grasas	4 g
Grasas saturadas	0 g
Colesterol	0 mg
Sodio	25 mg
Hidratos de carbono	83 g
Fibra	5 g
Azúcares	65 g
Proteína	7 g
Calcio	357 mg
Hierro	2 mg

Batido tropical

Para 6 raciones

1 taza de trocitos de mango
(250 ml)
1 taza de trocitos de papaya
(250 ml)
1 taza de trocitos de piña
(250 ml)
1 taza de leche de arroz, soja
o normal (250 ml)
1 taza de yogur natural
(250 ml)
½ taza de zumo de piña o
mango (125 ml)
2 cucharadas de miel líquida
(30 ml)
6 rodajas de lima

- Batidora.

❖

1. En la batidora, mezcla el mango, la papaya, la piña, la leche, el yogur, el zumo y la miel. Bate hasta obtener una mezcla homogénea.
2. Vierte en vasos. Adorna con las rodajas de lima.

Batido tropical

Nutrientes por ración	
Calorías	120
Grasas	1 g
Grasas saturadas	0 g
Colesterol	2 mg
Sodio	48 mg
Hidratos de carbono	27 g
Fibra	2 g
Azúcares	22 g
Proteína	3 g
Calcio	141 mg
Hierro	0 mg

Variación
Reemplaza cualquiera de las frutas por otra de tu elección, como fresas o arándanos.

Una bebida refrescante para el desayuno, el brunch o un aperitivo.

Batido de mango y espárragos

Para 2 raciones

½ taza de zumo de zanahoria (125 ml)
1 mango, en cuartos
1 taza de espárragos picados cocidos (250 ml)
½ aguacate
2 cubitos de hielo

Nutrientes por ración	
Calorías	218
Grasas	8 g
Grasas saturadas	1 g
Colesterol	0 mg
Sodio	24 mg
Hidratos de carbono	38 g
Fibra	8 g
Azúcares	26 g
Proteína	4 g
Calcio	55 mg
Hierro	2 mg

• Batidora.

❖

1. En la batidora, mezcla el zumo de zanahoria, el mango, el espárrago, el aguacate y el hielo. Asegúrate de taparla bien y bate hasta que quede una mezcla homogénea, dejando algunos trocitos si lo deseas.

¿Te cuesta tomar suficientes verduras? ¡Los espárragos son una de las mejores fuentes de prebióticos!

Gazpacho

Para 2 raciones

2 tomates frescos, pelados
1 ajo pequeño, triturado
1 taza de pepino cortado, pelado y sin semillas (250 ml)
1 taza de zumo de tomate (250 ml)
2 cucharaditas de zumo de limón recién exprimido (10 ml)
1 pizca de sal
1 pizca de pimienta negra recién molida
6 cubitos de hielo

- Batidora.

❖

1. En la batidora, tritura a alta velocidad los tomates, el ajo y el pepino, junto con el zumo de tomate, el zumo de limón, la sal, la pimienta y el hielo.

Nutrientes por ración

Calorías	59
Grasas	0 g
Grasas saturadas	0 g
Colesterol	0 mg
Sodio	94 mg
Hidratos de carbono	12 g
Fibra	3 g
Azúcares	9 g
Proteína	2 g
Calcio	39 mg
Hierro	1 mg

Esta bebida vegetal es fresca y ligeramente picante.

Leche de soja

Para 2¾ tazas (675 ml)

Consejo

Una bolsa para elaborar leche vegetal, que puedes conseguir en la mayoría de las tiendas de alimentación natural o de utensilios de cocina, facilita mucho el proceso de colar la pulpa de frutos secos o soja. Si no tienes uno, cubre el colador con dos capas de gasa.

Algunas de las razones para elaborar tu propia leche de soja son ese gusto increíblemente fresco que no encontrarás en la leche del supermercado, su bajo coste y, por supuesto, poder presumir de tus habilidades culinarias.

Leche de soja

1 taza de habas de soja secas, enjuagadas (250 ml)

Agua

- Batidora.
- Colador de metal grande.
- Bolsa para hacer leche vegetal (ver consejo).

❖

1. Pon las habas de soja en un bol y añade agua para cubrirlas unos 7,5 cm. Tapa el bol y deja que queden en remojo de 10 a 12 horas.
2. Escurre las habas y enjuágalas bien. Coloca la mitad de ellas con 1⅓ tazas (325 ml) de agua caliente en la batidora y tritúralas hasta formar una pasta fina y homogénea, de 3 a 4 minutos. Pasa la mezcla a un bol. Añade el resto de las habas a la batidora, agrega 1⅓ tazas (325 ml) de agua caliente y repite el proceso.
3. En una olla con un fondo grueso, vierte 1 taza (250 ml) de agua y hazla hervir a fuego alto. Agrega la mezcla triturada y cuece, removiendo con frecuencia y vigilando constantemente, ya que enseguida empieza a hacer espuma y a subir hasta desbordarse. Aparta del fuego y deja que enfríe un poco.
4. Pon la bolsa para hacer leche vegetal abierta en un colador colocado encima de un bol grande y vierte en ella la mezcla de soja. Ciérrala y apriétala con el fondo de un vaso para extraer todo el líquido de la pulpa. Cuando la pulpa

Nutrientes por ¼ de taza (60 ml)

Calorías	30
Grasas	2 g
Grasas saturadas	0 g
Colesterol	0 mg
Sodio	0 mg
Hidratos de carbono	2 g
Fibra	1 g
Azúcares	1 g
Proteína	3 g
Calcio	17 mg
Hierro	1 mg

parezca seca, vierte 1 taza (250 ml) de agua caliente en la bolsa y vuelve a presionar. Descarta la pulpa.

5. Vierte la leche de soja del bol en una olla limpia y lleva a un hervor a fuego medio. Baja a fuego lento y cuece, removiendo de vez en cuando, hasta que desaparezca el amargor, de 10 a 20 minutos. Deja enfriar por completo y pasa la leche a un recipiente hermético de vidrio. Consérvala en el frigorífico hasta un máximo de 5 días.

Variación

Añade 2 cucharadas (30 ml) o más, al gusto, de algún edulcorante como néctar de agave, sirope de arroz integral o sirope puro de arce, o bien añádele un saborizante como extracto de vainilla o de almendras al gusto.

Leche de coco
Para 4 vasos (1 l)

Consejos

Para poner en remojo el coco en esta receta, colócalo en un bol y añade 2 tazas (500 ml) de agua. Cubre y aparta durante 30 minutos. Escúrrelo y lávalo bajo el grifo hasta que el agua quede transparente. Si no tienes una bolsa para elaborar leche vegetal, cubre un colador con dos capas de gasa y colócalo sobre la jarra. Añade la mezcla de coco triturado y cuélala. Aprieta con una cuchara de madera para extraer todo el líquido que sea posible. Recoge las esquinas de la gasa y dóblalas para formar una bola apretada. Usando las manos, exprime el resto del líquido.

1 taza de coco rallado sin endulzar, en remojo (250 ml) (ver consejo)
4 tazas de agua filtrada (1 l)
1 pizca de sal marina

• Batidora.
• Bolsa para hacer leche vegetal (ver consejo).

❖

1. En una batidora, mezcla el coco, el agua y la sal. Bate los ingredientes a alta velocidad durante 1 minuto, o hasta que

Leche de coco

Nutrientes por ¼ de taza (60 ml)	
Calorías	20
Grasas	2 g
Grasas saturadas	2 g
Colesterol	0 mg
Sodio	2 mg
Hidratos de carbono	1 g
Fibra	0 g
Azúcares	0 g
Proteína	0 g
Calcio	1 mg
Hierro	0 mg

La leche de coco tiene un contenido superior en grasa a otras leches crudas, lo que la hace perfecta para añadirla al té y a otras bebidas calientes.

el líquido se vuelva de un color blanco lechoso y no queden trozos visibles de coco.

2. Viértelo en una bolsa para hacer leche vegetal colocada sobre una jarra lo bastante grande como para que entre todo el líquido y cuélalo. Empieza apretando por la parte superior de la bolsa con las manos y ve bajando para extraer el resto de la leche. Tapa y conserva en el frigorífico hasta 3 días. Descarta la pulpa.

Variación

Leche de coco con fresas y chocolate: después de colar la leche de coco, vuelve a echarla en la batidora. Añade ½ taza (125 ml) de fresas sin el rabito, 3 cucharadas (45 ml) de néctar de agave y 2 cucharadas (30 ml) de cacao en polvo y bate otra vez hasta que quede una mezcla homogénea.

Tónico primaveral

De 2 a 3 tazas (500 a 750 ml)

2 tazas de agua (500 ml)
1 raíz fresca de diente de león, cortada gruesamente
1 raíz fresca de bardana, cortada gruesamente
1 raíz fresca de ginseng, cortada gruesamente (opcional)
2 cucharadas de perejil fresco picado (30 ml)
2 cucharadas de hojas frescas de diente de león picadas (30 ml)
1 taza de savia fresca de arce o de agua pura filtrada (250 ml)

1. En una olla, mezcla el agua, el diente de león, la bardana y el ginseng (si lo deseas). Tápalo y hazlo hervir a fuego medio. Reduce el fuego y cuece a fuego lento durante 10 minutos. Aparta del fuego y agrega el perejil y las hojas de diente de león. Déjalo reposar, cubierto, durante 20 minutos.

2. Cuélalo en una jarra limpia, apretándolo con algo sólido para extraer todo el líquido. Descarta los sólidos y vierte en

Tónico primaveral

Nutrientes por ½ taza (125 ml)

Calorías	1
Grasas	0 g
Grasas saturadas	0 g
Colesterol	0 mg
Sodio	3 mg
Hidratos de carbono	0 g
Fibra	0 g
Azúcares	0 g
Proteína	0 g
Calcio	15 mg
Hierro	0 mg

una jarra de cristal con tapa. Añade la savia de arce, si es posible, o el agua.

3. Conserva, ligeramente cubierto, en el frigorífico hasta 1 día.

¡Las raíces de diente de león y las verduras son una fantástica fuente de prebióticos en cualquier época del año!

Mezcla C

Para 1 ración

2 naranjas
1 pomelo
1 lima
½ taza de arándanos (frescos o congelados) (125 ml)
1 cucharada de miel líquida (opcional) (15 ml)

Nutrientes por ración

Calorías	257
Grasas	1 g
Grasas saturadas	0 g
Colesterol	0 mg
Sodio	5 mg
Hidratos de carbono	68 g
Fibra	13 g
Azúcares	28 g
Proteína	4 g
Calcio	158 mg
Hierro	1 mg

• Exprimidor.

❖

1. Usando el exprimidor, procesa las naranjas, el pomelo, la lima y los arándanos. Mézclalos y vierte el zumo en un vaso. Añade miel, si lo deseas.

Broco-alcachofa

Para 1 ración

1 brócoli
2 raíces de alcachofa de
Jerusalén (pataca)
3 ramitas de perejil fresco
¼ de bulbo de hinojo

- Exprimidor.

❖

1. En el exprimidor, procese el brócoli, las raíces de pataca, el perejil y el hinojo. Batir y verter en un vaso.

Nutrientes por ración

Calorías	106
Grasas	1 g
Grasas saturadas	0 g
Colesterol	0 mg
Sodio	195 mg
Hidratos de carbono	24 g
Fibra	11 g
Azúcares	2 g
Proteína	7 g
Calcio	119 mg
Hierro	3 mg

Las raíces de las alcachofas de Jerusalén son especialmente altas en prebióticos.

Café de raíces fácil

Para 1¼ taza (300 ml)

Consejo

Para preparar 1 taza (250 ml) de café de raíces fácil, echa 1 cucharada (15 ml) de mezcla de raíces en una jarra y vierte en ella 1 taza (250 ml) de agua hirviendo. Remueve y deja que los sólidos se asienten en el fondo (o cuélalos) antes de beber.

Usar las raíces en polvo hace que sea fácil mezclarlas para crear un sucedáneo «instantáneo» del café.

Café de raíces fácil

½ taza de raíz de achicoria en polvo (125 ml)

¼ de taza de raíz de diente de león en polvo (60 ml)

¼ de taza de raíz de bardana en polvo (60 ml)

¼ de taza de algarrobas en polvo (60 ml)

1 cucharada de ginseng en polvo (15 ml)

1. En un cuenco, mezcla la raíz de achicoria, el diente de león, la bardana, el polvo de algarrobas y el ginseng. Pasa la mezcla a una jarra hermética para conservarla.

Nutrientes por 1 cucharada (15 ml)

Calorías	26
Grasas	0 g
Grasas saturadas	0 g
Colesterol	0 mg
Sodio	9 mg
Hidratos de carbono	6 g
Fibra	1 g
Azúcares	1 g
Proteína	1 g
Calcio	34 mg
Hierro	1 mg

Alimentos horneados

Pan supersaludable

Para 16 rebanadas

Consejo

El germen de trigo, el embrión del grano de trigo, tiene un contenido muy elevado en fibra. Úsalo para sustituir parte del pan rallado de algunas recetas, como la de pastel de carne o con carnes rebozadas como las chuletas de pavo. Debido a que contiene aceites que se vuelven rancios rápidamente, deberías conservarlo en el frigorífico.

½ taza de agua hirviendo (125 ml)
1 taza de pasas (250 ml)
1 huevo grande, batido
1 taza de azúcar moreno suelto (250 ml)
1 taza de suero de leche (250 ml)
1 taza de harina de trigo integral (250 ml)
1 taza de copos de avena grandes (tradicionales) en hojuelas (250 ml)
1 taza de salvado de cereales rico en fibra (250 ml)
¼ de taza de germen de trigo (60 ml)
1½ cucharadita de bicarbonato (7 ml)
½ cucharadita de sal (2 ml)

- Precalienta el horno a 180 °C.
- Un molde para pan de 23 x 12,5 cm, ligeramente engrasado.

1. Vierte el agua hirviendo sobre las pasas y deja enfriar. Agrega el huevo, el azúcar y el suero de leche.

2. En un bol mediano, mezcla la harina, la avena, el salvado, el germen de trigo, el bicarbonato y la sal. Incorpora la mezcla del huevo y bate hasta que esté bien ligada. Vierte en el molde para pan engrasado.

3. Hornea durante unos 45 minutos o hasta que un palillo insertado en el centro salga limpio. Deja enfriar antes de sacar del molde.

Nutrientes por rebanada

Calorías	183
Grasas	2 g
Grasas saturadas	1 g
Colesterol	13 mg
Sodio	237 mg
Hidratos de carbono	40 g
Fibra	4 g
Azúcares	22 g
Proteína	5 g
Calcio	53 mg
Hierro	3 mg

Esta receta es cortesía de Alma R. Price.

Este pan repleto de nutrientes puede ayudarte a comer apropiadamente en cualquier momento. Es muy fácil de preparar y sabe de maravilla servido con leche, zumo o café.

Pan de arándanos y manzana

Para 8 rebanadas

Consejos

Este pan puede hacerse prácticamente en cualquier recipiente para hornear que quepa dentro de tu olla de cocción lenta: un molde pequeño para pan (de unos 20 x 10 cm) conseguirás un pan con una forma tradicional; con una fuente redonda para suflé (6 tazas /1,5 l) o un molde cuadrado de hornear (18 cm) obtendrás rebanadas de diferentes formas. El azúcar natural de caña contiene algunos nutrientes, pero si no tienes, puedes sustituirlo por azúcar moreno.

1 taza de harina común (250 ml)
1 taza de harina integral de trigo (250 ml)
¼ de taza de semillas de lino molidas (harina de linaza) (60 ml)
2 cucharaditas de levadura en polvo (10 ml)
½ cucharadita de sal (2 ml)
½ cucharadita de canela molida (2 ml)
¾ de taza de azúcar de caña natural (como demerara u otra azúcar de caña evaporada) (175 ml)
¼ de taza de aceite de oliva (60 ml)
1 huevo grande
2 cucharadas de cáscara de naranja finamente rallada (30 ml)
¾ de taza de zumo de naranja recién exprimido (175 ml)
1 cucharadita de extracto de vainilla (5 ml)
1 taza de manzana sin el corazón, finamente picada (250 ml)
1 taza de arándanos frescos o congelados (250 ml)

- Un molde para pan de 20 x 10 cm, engrasado (ver consejos).
- Una olla de cocción lenta grande (mínimo 4,7 l).

❖

1. En un bol o en una lámina de papel encerado, vierte la harina común, la harina integral de trigo, las semillas de linaza, la levadura en polvo, la sal y la canela. Mézclalo bien.

2. En un bol separado, bate el azúcar, el aceite, los huevos, la ralladura y el zumo de naranja y el de vainilla hasta que queden bien mezclados. Añade los ingredientes secos y remueve hasta mezclarlos. Agrega la manzana y los arándanos.

3. Vierte la masa en el molde engrasado. Cúbrelo ligeramente con papel de aluminio y asegúralo con una cuerda.

Este pan delicioso es un gran aperitivo o un postre nutritivo, y puedes incluso comerlo para el desayuno.

234

Pan de arándanos y manzana

Nutrientes por rebanada

Calorías	294
Grasas	9 g
Grasas saturadas	1 g
Colesterol	23 mg
Sodio	158 mg
Hidratos de carbono	48 g
Fibra	4 g
Azúcares	22 g
Proteína	5 g
Calcio	125 mg
Hierro	3 mg

Coloca el molde en la olla de cocción lenta y vierte en ella bastante agua hirviendo para que sobresalga 2,5 cm por los lados del molde. Cúbrelo y cocina durante 4 horas a temperatura alta, hasta que un palillo insertado en el centro salga limpio. Desmolda y sirve caliente o déjalo enfriar.

Pan de salvado y albaricoque

Para 14 rebanadas

Consejo

Congela este y otros panes rápidos en rebanadas envueltas individualmente. Colócalas en la bolsa del almuerzo. Para cuando llegue la hora de comer, estarán descongeladas.

2 tazas de copos de salvado de cereales (500 ml)
½ taza de harina común (125 ml)
½ taza de harina de trigo integral (125 ml)
½ taza de azúcar integral (125 ml)
2 cucharaditas de levadura en polvo (10 ml)
½ cucharadita de sal (2 ml)
½ cucharadita de nuez moscada molida (2 ml)

¾ de taza de albaricoque seco picado (175 ml)
1 cucharadita de ralladura de cáscara de naranja (5 ml)
1 huevo grande, batido ligeramente
½ taza de leche en polvo (125 ml)
½ taza de zumo de naranja recién exprimido (125 ml)
¼ de taza de aceite vegetal (60 ml)

Pan de salvado y albaricoque

- Precalienta el horno a 180 ° C.
- Un molde para pan de 20 x 10 cm, ligeramente engrasado.

❖

1. Tritura el salvado hasta llenar ¾ de taza (175 ml). En un bol grande, mezcla el salvado, las harinas, el azúcar, la levadura en polvo, la sal, la nuez moscada, los albaricoques y la ralladura de naranja.
2. En otro bol, bate el huevo, la leche, el zumo de naranja y el aceite; agrégalos a los ingredientes secos y remueve hasta que queden bien mezclados. Vierte en el molde engrasado.
3. Hornea durante 55 minutos o hasta que un palillo insertado en el centro salga limpio. Deja enfriar durante 10 minutos antes de sacar del molde. A continuación, deja enfriar completamente sobre una rejilla.

Nutrientes por rebanada

Calorías	143
Grasas	5 g
Grasas saturadas	0 g
Colesterol	13 mg
Sodio	141 mg
Hidratos de carbono	25 g
Fibra	2 g
Azúcares	14 g
Proteína	3 g
Calcio	71 mg
Hierro	4 mg

Esta receta es cortesía de Maryanne Cattrysse.

Este pan rápido, sabroso y nutritivo se congela bien. Guarda un poco en el congelador para alguna visita inesperada.

Pan de plátano

Para 16 rebanadas

Consejos

También se puede usar una fuente de vidrio de las mismas dimensiones. Añade de 4 a 8 minutos al tiempo de horneado. Conserva el pan, una vez enfriado, envuelto en un film transparente en el frigorífico durante 5 días como máximo. También puedes envolverlo en un film transparente, y luego papel de aluminio, y mantenerlo congelado hasta 3 meses. Deja que se descongele a temperatura ambiente de 4 a 6 horas antes de servir.

¾ de taza de harina de garbanzos (175 ml)

6 cucharadas de harina de coco (90 ml)

1½ cucharada de almidón de patata (22 ml)

1 cucharadita de bicarbonato (5 ml)

½ cucharadita de levadura en polvo (2 ml)

¼ de cucharadita de sal marina fina (1 ml)

¼ de cucharadita de nuez moscada molida (1 ml)

⅓ de taza de azúcar de coco (75 ml)

2 cucharadas de corteza de psilio (30 ml)

1 taza de plátano muy maduro machacado (250 ml)

½ taza de leche de coco bien agitada (con toda su grasa) (125 ml)

- Precalienta el horno a 180 °C.
- Un molde metálico para pan de 23 x 12,5 cm, engrasado con aceite virgen de coco.

❖

1. En un bol grande, mezcla la harina de garbanzos, la harina de coco, el almidón de patata, el bicarbonato, la levadura en polvo, la sal y la nuez moscada.

2. En un bol mediano, bate el azúcar de coco, el psilio, los plátanos y la leche de coco hasta que esté bien mezclados. Déjalo reposar durante 5 minutos para que espese.

3. Añade la mezcla de plátano a la de harinas y bate hasta que todo quede bien mezclado.

4. Extiende la masa uniformemente sobre un molde preparado.

Todo el mundo necesita una magnífica receta de pan de plátano en su repertorio, y esta cumple con todos los requisitos para serlo, ya que tiene un sabor riquísimo y una textura tierna y jugosa. Y, por si esto fuera poco, te proporcionará los beneficios prebióticos de los plátanos.

Pan de plátano

Nutrientes por rebanada	
Calorías	90
Grasas	4 g
Grasas saturadas	3 g
Colesterol	0 mg
Sodio	130 mg
Hidratos de carbono	14 g
Fibra	2 g
Azúcares	8 g
Proteína	1 g
Calcio	16 mg
Hierro	1 mg

5. Hornea de 45 a 50 minutos o hasta que la parte superior tenga un color marrón dorado y un palillo insertado en el centro salga limpio. Deja enfriar en el molde o en una rejilla durante 10 minutos; luego, déjalo enfriar en la rejilla por completo.

Pan de espinacas y alcachofas

Para 4 raciones

2 cucharaditas de aceite de oliva (10 ml)
1 puerro (solo la parte blanca), picado finamente
1 diente de ajo, triturado
150 g de espinacas congeladas picadas, descongeladas y escurridas
1 pizca de macis molido
Sal y pimienta negra recién molida
2 corazones de alcachofa marinada, picados
250 g de masa de pan blanco (casera o congelada, descongelada)
Agua helada

¡El puerro, el ajo y los corazones de alcachofa de este pan mantendrán contento a tu intestino!

- Precalienta el horno a 200 °C.
- Bandeja de hornear, engrasada.

❖

1. En una sartén grande, calienta el aceite a fuego medio. Rehoga el puerro y el ajo hasta que queden tiernos. Añade las espinacas y saltea hasta que queden casi secas. Sazona con macis y con sal y pimienta al gusto. Aparta del fuego y añade los corazones de alcachofa.

2. Moldea la masa para formar un rectángulo de 20 x 15 cm. Extiende la mezcla de alcachofa sobre la masa y, empezando por uno de los lados largos, enróllalo como si fuera un brazo de gitano. Cierra bien los extremos y coloca los

Pan de espinacas y alcachofas

Nutrientes por ración	
Calorías	210
Grasas	5 g
Grasas saturadas	0 g
Colesterol	0 mg
Sodio	375 mg
Hidratos de carbono	33 g
Fibra	4 g
Azúcares	3 g
Proteína	8 g
Calcio	60 mg
Hierro	3 mg

cierres hacia abajo sobre la bandeja de hornear engrasada. Cubre con un paño húmedo y deja que suba hasta que se duplique su volumen.

3. Practica unas incisiones en la parte superior del pan y aplica agua muy fría con una brocha.

4. Hornea entre 35 y 40 minutos, hasta que esté crujiente y dorado por la parte de arriba y la de abajo. Deja enfriar en una rejilla durante 15 minutos. Sirve caliente.

Scones de harina de avena con albaricoque y naranja

Para 12 scones

Consejo

En lugar de suero de leche, se puede usar leche. Para prepararlos, mezcla 2 cucharaditas (10 ml) de zumo de limón o de vinagre con 1 taza (250 ml) de leche y déjalo en reposo durante 5 minutos.

2 tazas de harina común (500 ml)
1½ taza de copos de avena de preparación rápida (375 ml)
¼ de taza de azúcar granulado (60 ml)
1 cucharada de levadura en polvo (15 ml)
2 cucharaditas de ralladura de cáscara de naranja (10 ml)

½ cucharadita de bicarbonato (2 ml)
¼ de cucharadita de sal (1 ml)
6 cucharadas de mantequilla (90 ml)
½ taza de albaricoques cortados (125 ml)
1 taza de suero de leche (ver consejo) (250 ml)
Leche

Scones de harina de avena con albaricoque y naranja

Esta receta es cortesía de la dietista Bev Callaghan.

Estos deliciosos panecillos están riquísimos con una buena taza de té.

Nutrientes por escón

Calorías	212
Grasas	7 g
Grasas saturadas	4 g
Colesterol	17 mg
Sodio	121 mg
Hidratos de carbono	32 g
Fibra	2 g
Azúcares	9 g
Proteína	5 g
Calcio	149 mg
Hierro	2 mg

- Precalienta el horno a 190 °C.
- Bandeja de hornear, engrasada.

❖

1. En un bol, mezcla la harina, la avena, todo el azúcar excepto 1 cucharadita (5 ml), la levadura en polvo, la ralladura de naranja, el bicarbonato y la sal. Usando un tenedor o un mezclador de masas, agrega la mantequilla hasta que se formen grumos gruesos. Añade los albaricoques y el suero de leche; remueve hasta que todo se mezcle.

2. Sobre una superficie ligeramente enharinada, amasa suavemente la mezcla cuatro o cinco veces. Divídela en 3 trozos. Dale una forma circular a cada uno con un grosor de alrededor de 2,5 cm. Pásalos a la bandeja de hornear.

3. Corta cada círculo en cuartos. Unta la parte superior con leche y espolvorea por encima el azúcar reservado.

4. Hornea entre 20 y 25 minutos o hasta que los panecillos estén ligeramente dorados.

Variación

Para cambiar, sustituye los albaricoques por ½ taza (125 ml) de dátiles, pasas, grosellas o arándanos secos.

Muffins sanos triple B

1 taza de harina de trigo integral (250 ml)
1 taza de salvado de trigo o avena (250 ml)
1 taza de moras frescas o congeladas (250 ml)
1 cucharadita de bicarbonato (5 ml)
1 cucharadita de levadura en polvo (5 ml)
2 plátanos maduros, machacados (aproximadamente 1 taza, 250 ml)
1 huevo grande, batido ligeramente
½ taza de azúcar granulado (125 ml)
½ taza de leche (125 ml)
¼ de taza de aceite vegetal (60 ml)
1 cucharadita de extracto de vainilla (5 ml)

- Precalienta el horno a 200 °C.
- Un molde para 12 muffins, ligeramente engrasado, o cubierto con papel.

1. En un bol mediano, mezcla la harina, el salvado de trigo, las moras, el bicarbonato y la levadura en polvo.
2. En un bol grande, agrega los plátanos, el huevo, el azúcar, la leche, el aceite y la vainilla. Añade la mezcla de harina y remueve hasta que se incorpore bien.
3. Divide la masa uniformemente entre los moldes preparados de muffins, llenando cada uno hasta las dos terceras partes.
4. Hornea entre 20 y 25 minutos o hasta que la parte superior esté firme al tocarla y un palillo insertado en el centro de un muffin salga limpio. Deja que se enfríen en los moldes durante 10 minutos; luego sácalos y colócalos sobre una rejilla para que se enfríen por completo.

Esta receta es cortesía de Barbara Kajifasz.

Estos panecillos saludables son una buena elección para el desayuno o para un aperitivo a mediodía.

Nutrientes por muffin

Calorías	154
Grasas	6 g
Grasas saturadas	1 g
Colesterol	16 mg
Sodio	140 mg
Hidratos de carbono	26 g
Fibra	4 g
Azúcares	13 g
Proteína	3 g
Calcio	42 mg
Hierro	1 mg

Minimuffins de plátano y cacao

Para 36 minimuffins

Consejo

El azúcar natural de caña glas se elabora usando el mismo proceso que el azúcar glas normal (el azúcar granulado se tritura para conseguir un polvo blanco fino), pero se hace con azúcar natural de caña, menos procesada. En su lugar puede utilizarse azúcar glas normal.

1¼ taza de harina de quinoa (300 ml)

1 taza de copos de avena de preparación rápida (250 ml)

½ taza de azúcar de caña natural o azúcar moreno (125 ml)

⅓ de taza de cacao en polvo sin endulzar (cacao no sometido al proceso holandés de elaboración) (75 ml)

1¼ cucharadita de levadura en polvo (6 ml)

½ cucharadita de bicarbonato (2 ml)

¼ de cucharadita de sal marina fina (1 ml)

2 huevos grandes

⅔ de taza de plátanos maduros machacados (150 ml)

½ taza de leche normal o vegetal (como leche de soja, almendras, arroz o cáñamo) (125 ml)

¼ de taza de aceite de coco virgen, caliente, o de mantequilla sin sal, derretida (60 ml)

1 cucharadita de extracto de vainilla (5 ml)

2 cucharadas de azúcar de caña glas (opcional) (30 ml)

- Precalienta el horno a 200 °C.
- Tres moldes para 12 muffins cada uno, rociados con aceite de cocina en aerosol.

❖

1. En un bol grande, mezcla la harina de quinoa, la avena, el azúcar de caña, el cacao en polvo, la levadura en polvo, el bicarbonato y la sal.

2. En un bol mediano, bate los huevos, los plátanos, la leche, el aceite y la vainilla hasta que estén bien mezclados.

3. Añade la mezcla de huevo a la de harina y remueve hasta incorporarla.

4. Divide la masa uniformemente en los moldes engrasados de muffins.

5. Hornea de 10 a 12 minutos o hasta que un palillo insertado en el centro salga

A todos nos viene bien una receta para un gran desayuno que se puede dejar preparado la noche anterior en cuestión de minutos. Estos minimuffins son un buen ejemplo de ese tipo de recetas.

limpio. Deja enfriar en los moldes sobre una rejilla durante 5 minutos; luego sácalos del molde y colócalos directamente sobre la rejilla para que se enfríen. Espolvorea por encima con azúcar glass si lo deseas.

Nutrientes por muffin

Calorías	62
Grasas	2 g
Grasas saturadas	1 g
Colesterol	11 mg
Sodio	44 mg
Hidratos de carbono	9 g
Fibra	1 g
Azúcares	3 g
Proteína	2 g
Calcio	17 mg
Hierro	1 mg

Consejo

Conserva los muffins, una vez se hayan enfriado, en un recipiente hermético del frigorífico durante un máximo de 5 días.

Consejos para elaborar muffins

- Mezcla los ingredientes secos y húmedos por separado antes de combinarlos.
- No los remuevas excesivamente.
- Usa una cuchara de helado para evitar que la masa se derrame al pasarla al molde de muffins.
- Al sacar los muffins calientes del horno, déjalos enfriar en el molde durante 5 minutos antes de desmoldarlos. Esto ayudará a impedir que se deshagan. Pero no los dejes más de 5 minutos, porque pueden ablandarse.
- Puedes congelar los que te sobren y se conservarán durante 6 meses. Los muffins se congelan maravillosamente.

Barritas energéticas integrales

Para 20 barritas

1 taza de nueces picadas gruesamente (250 ml)

½ taza de semillas de sésamo (125 ml)

2 tazas de granola (500 ml)

1½ taza de cereales de arroz inflado integral sin endulzar (375 ml)

1 taza de cerezas o arándanos secos (250 ml)

¼ de taza de semillas de lino (60 ml)

2 cucharadas de semillas integrales de chía (30 ml)

1 cucharada de sal marina (15 ml)

½ taza de sirope de arroz integral o néctar de agave (125 ml)

2 cucharadas de aceite de coco virgen (30 ml)

2 cucharaditas de extracto de vainilla (10 ml)

- Precalienta el horno a 190 °C.
- Bandeja de hornear con bordes.
- Molde de hornear de 28 x 18 cm.

❖

1. Dispón las nueces y las semillas de sésamo en la bandeja de hornear. Hornea durante 5 minutos o hasta que estén ligeramente doradas y tostadas.

2. En un bol grande, mezcla las nueces y las semillas tostadas con la granola, el arroz inflado, las cerezas, las semillas de linaza, las semillas de chía y la sal.

3. Calienta el sirope de arroz en una cacerola a fuego medio hasta que se cueza ligeramente. Aparta del fuego y añádele el aceite de coco y la vainilla. Agita hasta que se disuelva el aceite de coco. Viértelo sobre la mezcla de cereales. Pasa la mezcla al recipiente de hornear y deja reposar durante 15 minutos. Corta en trozos de 5 cm.

4. Conserva las barritas en un recipiente hermético hasta 2 semanas o en el frigorífico 1 mes como máximo.

Nutrientes por barrita

Calorías	207
Grasas	11 g
Grasas saturadas	2 g
Colesterol	0 mg
Sodio	438 mg
Hidratos de carbono	23 g
Fibra	5 g
Azúcares	10 g
Proteína	4 g
Calcio	68 mg
Hierro	2 mg

Estas barritas altamente estimulantes son un aperitivo excelente para la gente activa. Su elaboración casera y la suma del valor energético de los distintos cereales las hace ideales. No hace falta añadir nada más.

Galletas energéticas para el desayuno

Para 36 galletas grandes

Consejo

Conserva las galletas, una vez se hayan enfriado, en el frigorífico dentro de un recipiente hermético hasta un máximo de 5 días.

½ taza de quinoa, lavada (125 ml)

1¼ taza de harina de quinoa (300 ml)

¾ de taza de copos de avena de preparación rápida (175 ml)

1½ cucharadita de levadura en polvo (7 ml)

1 cucharadita de sal marina fina (5 ml)

½ cucharadita de bicarbonato (2 ml)

1 huevo grande, batido ligeramente

½ taza de miel líquida, sirope puro de arce o sirope de arroz integral (125 ml)

⅓ de taza de yogur natural (75 ml)

¼ de taza de aceite de coco virgen, derretido, o aceite vegetal (60 ml)

1 cucharadita de extracto de vainilla (5 ml)

⅔ de taza de fresas, arándanos o moras secas (150 ml)

- Precalienta el horno a 180 °C.
- Bandejas de hornear, cubiertas con papel vegetal.

1. Cocina la quinoa en una olla de agua hirviendo con sal durante 9 minutos. Escurre y lava con agua fría hasta que se enfríe (la quinoa estará un poco correosa).

2. En un bol grande, mezcla la harina de quinoa, la avena, la levadura en polvo, la sal y el bicarbonato. Incorpora el huevo, la miel, el yogur, el aceite y la vainilla hasta que se mezclen. Añade con cuidado la quinoa y las fresas.

3. Vierte la masa en las bandejas de hornear, poniendo 2 cucharadas (30 ml) para cada galleta y dejando un espacio de 5 cm entre una y otra.

4. Hornea una bandeja y, cuando hayas terminado, otra, de 12 a 15 minutos cada una, o hasta que estén cuajadas

Los prebióticos y probióticos de estas galletas crean un efecto sinérgico en tu intestino, ¡y eso es estupendo para tu salud!

Galletas energéticas para el desayuno

Nutrientes por galleta	
Calorías	71
Grasas	2 g
Grasas saturadas	1 g
Colesterol	5 mg
Sodio	100 mg
Hidratos de carbono	12 g
Fibra	2 g
Azúcares	5 g
Proteína	2 g
Calcio	19 mg
Hierro	1 mg

por el centro. Déjalas enfriar en la bandeja durante 5 minutos sobre una rejilla; luego sácalas de la bandeja y colócalas directamente en la rejilla para que se enfríen por completo.

Aperitivos, canapés, salsas y cremas para untar

Galletas de almendra, trigo sarraceno y vainilla dulce

Para 7 galletas

Consejo

Dos cucharadas (30 ml) de semillas de chía proporcionan unos 7 gramos de ácido alfalinolénico (ALA), que es un ácido graso esencial omega-3. Se le llama «esencial» porque nuestros cuerpos no pueden fabricarlo y debe obtenerse de los alimentos. Algunas buenas fuentes de ALA son las semillas de linaza, las semillas de chía y las nueces.

½ taza de granos de trigo sarraceno crudos (125 ml)
2 cucharadas de mantequilla de almendra cruda (30 ml)
2 cucharadas de néctar de agave crudo (30 ml)
1 cucharada de semillas de chía crudas (15 ml)
¼ de cucharadita de extracto de vainilla cruda (1 ml)

Estas galletas dulces, crujientes y llenas de nutrientes son el tentempié perfecto para el mediodía.

- Bandeja de hornear cubierta con papel vegetal.

❖

1. En un bol, mezcla el trigo sarraceno, la mantequilla de almendra, el néctar de agave, las semillas de chía y el extracto de vainilla. Remueve hasta que quede bien mezclado. Usando una cuchara (15 ml), saca 7 porciones iguales y viértelas sobre la bandeja de hornear. Congela durante 15 minutos o hasta que las galletas estén firmes. Sirve inmediatamente o pásalas a un recipiente hermético y congela durante 2 semanas.

Nutrientes por galleta

Calorías	95
Grasas	3 g
Grasas saturadas	0 g
Colesterol	0 mg
Sodio	10 mg
Hidratos de carbono	15 g
Fibra	2 g
Azúcares	5 g
Proteína	3 g
Calcio	28 mg
Hierro	0 mg

Variaciones

Galletas de almendra, trigo sarraceno y chocolate: sustituye la vainilla por 1 cucharada (15 ml) de cacao crudo en polvo y las semillas de chía por 2 cucharaditas (10 ml) de trocitos de cacao crudo.

Galletas de trigo sarraceno y vainilla sin frutos secos: sustituye la mantequilla de almendra por la misma cantidad de tahini crudo y las semillas de chía por la misma cantidad de trocitos de cacao crudo, semillas crudas de cáñamo con cáscara o coco seco rallado.

249

Palitos de queso

Para unos 48 palitos

Consejos

Si el pan es reciente, será conveniente secarlo un poco en el horno antes de elaborarlo. Colócalo en una bandeja de hornear y mételo durante 10 minutos en el horno, precalentado a 160 °C; dale la vuelta una vez.

El pan integral al estilo italiano y el pan fermentado con masa madre también se pueden emplear en esta receta. Dependiendo de las dimensiones del pan, podrías necesitar aumentar el número de rebanadas.

3 rebanadas de pan del día anterior, de alrededor de 2,5 cm de grosor, sin corteza, en trozos (ver consejos)

2 tazas de queso cheddar, preferiblemente viejo (añejo) (500 ml)

3 cucharadas de mantequilla sin sal, ablandada (45 ml)

1 cucharada de frondas de eneldo frescas picadas (15 ml)

¾ de taza de harina común (175 ml)

¼ de taza de leche o suero de leche (60 ml)

½ cucharadita de sal (2 ml)

½ cucharadita de pimentón picante o dulce, ahumado o normal (2 ml)

- Precalienta el horno a 200°C
- Procesador de alimentos
- Bandejas de hornear, cubiertas con papel de hornear

❖

1. En el procesador de alimentos, tritura el pan hasta que quede rallado. Saca 1½ taza (375 ml) y resérvala.

2. Añade el queso, la mantequilla y el eneldo en el procesador hasta incorporarlos bien (rebaña con una cuchara los laterales del bol si es necesario). Añade el resto del pan rallado, la harina, la leche, la sal y el pimentón ahumado y tritura hasta que los ingredientes estén bien mezclados y la masa quede compacta al apretarla entre los dedos. Pásala a una superficie ligeramente enharinada y amasa.

Esta receta se aparta un poco de lo normal por la adición de pan recién rallado. Para convertir esto fácilmente en un aperitivo, envuelve los palitos, una vez enfriados, en lonchas finas de jamón o salami.

Palitos de queso

Nutrientes por 4 palitos

Calorías	139
Grasas	9 g
Grasas saturadas	6 g
Colesterol	28 mg
Sodio	232 mg
Hidratos de carbono	8 g
Fibra	0 g
Azúcares	0 g
Proteína	6 g
Calcio	165 mg
Hierro	1 mg

3. En esta superficie enharinada, forma un rectángulo de unos 15 cm de ancho y 0,5 cm de grosor. Corta en tiras, de 15 cm de longitud por 1 cm de ancho. Corta cada tira a lo ancho por la mitad y luego dóblala por la mitad a lo largo. Enróllala para formar un cilindro, pásala a la superficie de trabajo y enróllala hasta que cada tira tenga unos 10 cm de longitud. Repite hasta tener listos todos los palitos. Colócalos separados unos 5 cm entre sí sobre las bandejas de hornear.

4. Hornea, cambiando y rotando las bandejas a mitad del proceso hasta que los palitos estén levemente dorados, unos 15 minutos.

Tofu tostado con mermelada de miso y cebolla Para 4 raciones

Consejos

El tofu también se puede tostar en el fogón. Pon una sartén de hierro fundido a fuego medio alto hasta que esté muy caliente. Con cuidado, ve añadiendo trozos de tofu y tuéstalos hasta que queden ligeramente dorados, de 2 a 3 minutos por lado. Si no puedes conseguir sake vegano, utiliza mirin o vino blanco.

Tofu

500 g de tofu extrafirme
2 cucharadas de aceite de oliva (30 ml)
Sal y pimienta negra recién molida
2 cucharaditas de semillas de sésamo tostadas (opcional) (10 ml)

Mermelada de miso y cebolla

2 cucharadas de aceite de oliva (30 ml)
2 cucharadas de margarina vegana dura (30 ml)
2 cebollas dulces grandes, como Vidalia o Walla Walla, cortadas en rodajas finas
1 cucharadita de azúcar granulado (5 ml)
2 cucharadas de sake vegano (30 ml)
2 cucharadas de sirope de arroz integral (30 ml)
2 cucharadas de vinagre de vino de arroz (30 ml)
1 cucharada de miso blanco (15 ml)

- Bandeja de hornear con bordes, cubierta ligeramente de aceite.

1. **Tofu**: escurre bien el tofu y envuélvelo en un paño de cocina o en unas cuantas capas de papel de cocina. Colócalo en un plato, cúbrelo con otro plato y pon un objeto pesado encima (por ejemplo, una lata de tomate de unos 800 ml). Mételo en el frigorífico y déjalo reposar durante 1 hora.

2. Transcurrido ese tiempo, desenvuelve el tofu y córtalo transversalmente en 8 trozos. Colócalos en la bandeja de hornear engrasada. Unta ambos lados con aceite y sazona con sal y pimienta.

3. **Mermelada de miso y cebolla**: mientras tanto, pon una sartén grande antiadherente a fuego medio y deja que se

Este tofu delicadamente tostado va acompañado del dulzor, con un toque salado, de la mermelada de miso y cebolla. El miso es otra manera de introducir probióticos en tu alimentación.

Tofu tostado con mermelada de miso y cebolla

caliente. Añade el aceite y la margarina e inclínala para que se extienda por el fondo. Añade las cebollas y remueve para cubrirlas bien. Cocina, removiendo a menudo, unos 6 minutos. Añade el azúcar y continúa cocinando, removiendo de vez en cuando, hasta que, poco a poco, las cebollas se doren, de 20 a 30 minutos, reduciendo el fuego a medio bajo si es necesario.

4. En un recipiente pequeño, vierte el sake, el sirope de arroz integral, el vinagre y el miso, y mézclalos bien. Agrega esta mezcla a las cebollas. Reduce el calor y cuece a fuego lento, removiendo de vez en cuando, hasta que el líquido se reduzca y la mezcla espese, unos 30 minutos. Aparta.

5. Precalienta el horno a 230 °C.

6. Hornea el tofu durante 10 minutos. Dale la vuelta con cuidado y hornea durante 8 minutos más. Saca la bandeja del horno y ajústalo en la función de gratinar. Extiende una capa gruesa de mermelada sobre cada trozo de tofu, vuelve a introducirlo en el horno y dóralo hasta que la mermelada empiece a burbujear, de 30 segundos a 2 minutos. Espolvoréale semillas de sésamo (si lo deseas) y sirve inmediatamente.

Nutrientes por ración

Calorías	369
Grasas	25 g
Grasas saturadas	4 g
Colesterol	0 mg
Sodio	231 mg
Hidratos de carbono	22 g
Fibra	3 g
Azúcares	10 g
Proteína	13 g
Calcio	110 mg
Hierro	2 mg

Nuggets de tofu a la barbacoa

De 2 a 4 raciones

Consejo

Puedes adquirir tofu a la barbacoa en algunos supermercados importantes o en tiendas de alimentación natural. Si no lo encuentras, utiliza la misma cantidad de tofu extrafirme cortado en dados. Coloca los dados entre una doble capa de papel de cocina. Deja que escurran durante 20 minutos. Descarta el agua y aparta el tofu.

175 g de tofu ahumado a la barbacoa (ver consejo), cortado en 12 dados

⅓ de taza de salsa barbacoa (75 ml)

1½ taza de patatas fritas sin sabor añadido trituradas o patatas fritas con sabor a barbacoa (375 ml)

Variaciones

Sustituye las patatas normales o con sabor a barbacoa por las patatas fritas, los nachos o las galletitas saladas de tu elección.

Sustituye la salsa barbacoa por ⅓ de taza (75 ml) de mayonesa de soja.

Nutrientes por ración
(en 4 raciones)

Calorías	153
Grasas	8 g
Grasas saturadas	1 g
Colesterol	0 mg
Sodio	333 mg
Hidratos de carbono	15 g
Fibra	1 g
Azúcares	6 g
Proteína	7 g
Calcio	263 mg
Hierro	1 mg

- Precalienta el horno a 190 °C.
- Una bandeja de hornear con borde, engrasada.

❖

1. Aprieta el tofu con papel de cocina para extraer el agua y úntale por todas partes con salsa barbacoa. Echa las patatas fritas trituradas en un bol. Uno a uno, ve mezclando los dados de tofu con las patatas, removiendo ligeramente para asegurarte que están cubiertos por todos los lados.

2. Coloca los nuggets en la bandeja de hornear engrasada, dejando una separación entre ellos de 5 a 7,5 cm. Hornea durante 12 minutos o hasta que estén calientes y crujientes. Deja enfriar en el recipiente durante 1 minuto. Usando una espátula de metal, pásalos a una bandeja de servir.

Estos deliciosos nuggets pueden servirse como canapés en una fiesta y también son estupendos como primer plato.

Dip de tofu con garbanzos al ajillo

De 6 a 8 raciones

1 taza de garbanzos en lata, escurridos y enjuagados (250 ml)

250 g de tofu blando, escurrido

2 cucharadas de tahini (30 ml)

2 cucharadas de zumo de limón recién exprimido (30 ml)

1 cucharadita de ajo picado (5 ml)

¼ de taza de eneldo fresco picado (60 ml) o una cucharadita de eneldo seco (5 ml)

¼ de taza de cebolletas picadas (60 ml)

¼ de taza de aceitunas verdes picadas (60 ml)

¼ de taza de pimiento rojo picado (60 ml)

¼ de cucharadita de pimienta negra recién molida (1 ml)

• Un procesador de alimentos.

1. En el procesador de alimentos, mezcla los garbanzos, el tofu, el tahini, el zumo de limón y el ajo; tritúralo todo hasta formar un puré. Añade el eneldo, las cebolletas, las aceitunas, el pimiento rojo y la pimienta.

2. Enfría. Sirve con verduras, galletas saladas o pan.

Nutrientes por ración (en **8** raciones)

Calorías	91
Grasas	4 g
Grasas saturadas	1 g
Colesterol	0 mg
Sodio	212 mg
Hidratos de carbono	10 g
Fibra	2 g
Azúcares	1 g
Proteína	4 g
Calcio	21 mg
Hierro	1 mg

Crostini con hierbas al horno

Para 24 crostini

24 rebanadas de
pan de *baguette*
(aproximadamente 1 cm de
grosor)
2 cucharadas de aceite de
oliva virgen extra (30 ml)
1 cucharada de mantequilla
sin sal, derretida (15 ml)
½ cucharadita de pimienta
negra recién molida (2 ml)
¼ de cucharadita de sal (1 ml)
1 cucharada de hojas frescas
de tomillo finamente
picadas (15 ml)

• Precalienta una plancha de barbacoa a temperatura alta

❖

1. En un bol, mezcla las rebanadas de pan, el aceite de oliva, la mantequilla, la pimienta y la sal y remuévelo todo bien para que se mezcle. Tuéstalo en la parrilla hasta que adquiera un color dorado oscuro, alrededor de 1 minuto por cada lado. Aparta del fuego y espolvoréale por encima el tomillo. Sirve inmediatamente.

Nutrientes por crostini

Calorías	104
Grasas	2 g
Grasas saturadas	0 g
Colesterol	1 mg
Sodio	234 mg
Hidratos de carbono	19 g
Fibra	1 g
Azúcares	0 g
Proteína	4 g
Calcio	1 mg
Hierro	1 mg

Dip de lentejas francesas con crostini a las hierbas

De 8 a 10 raciones

Consejos

De una baguette de aproximadamente ½ kilo salen de 40 a 45 rebanadas de 1 cm. Los crostini se pueden preparar hasta con una semana de antelación. Consérvalas en una bolsa de papel a temperatura ambiente, y para que estén crujientes ponlos en una bandeja de hornear a 180 °C en el horno de 3 a 4 minutos antes de servir.

1 taza de lentejas francesas (Puy) secas y lavadas (250 ml)
1 cebolla pequeña, finamente picada
1 hoja de laurel
2 tazas de agua (500 ml)
1 cucharada de zumo de limón recién exprimido (15 ml)
3 cucharadas de aceite de oliva (45 ml)
1 cucharada de estragón fresco picado (15 ml)
½ cucharadita de flor de sal u otra sal marina (2 ml)
½ cucharadita de pimienta negra recién molida (2 ml)
2 cucharadas de alcaparras picadas escurridas (30 ml)
2 cucharadas de piñones tostados (30 ml)

Crostini a las hierbas
1 *baguette* rústica de 500 g, cortada en trozos de 1 cm (ver consejo)
2 cucharadas de aceite de oliva (30 ml)
2 cucharaditas de hierbas secas de Provenza, machacadas (10 ml)

• Procesador de alimentos.

❖

1. **Dip:** en una olla, mezcla las lentejas con la cebolla y una hoja de laurel y cubre de agua. Hazlas hervir a fuego medio alto. A partir de ahí, reduce el fuego y sigue cociendo a fuego lento hasta que las lentejas estén tiernas, de 15 a 20 minutos. Deja enfriar y reserva el líquido. Descarta la hoja de laurel.

2. En el procesador de alimentos, mezcla las lentejas, el zumo de limón, 2 cucharadas (30 ml) de aceite, el estragón y la sal y tritura hasta que logres un resultado cremoso, pero no completamente homogéneo (añade un poco del líquido de cocer las lentejas si es necesario).

Si dejas preparados de antemano algunos ingredientes, puedes tener este plato listo enseguida para una reunión informal de amigos después del trabajo. Si dejas hecho el dip la mañana antes, los sabores tendrán tiempo de mezclarse mejor.

Dip de lentejas francesas con crostini a las hierbas

Pruébalas, condimenta y corrige el sabor añadiendo sal y pimienta, si hiciera falta, y tritura. Si lo preparas con antelación, tapa y guarda en el frigorífico; aguanta hasta 5 días. Cuando vayas a servir el dip, deja que se ponga a temperatura ambiente, pásalo a un recipiente para servir, rocíale la cucharada restante de aceite (15 ml) y adorna con las alcaparras y los piñones.

3. Precalienta el horno a 180 °C.

4. **Crostini**: coloca las rebanadas de la baguette en una bandeja de hornear. Unta cada una de ellas ligeramente con aceite por ambos lados y añádeles una pizca de hierbas de Provenza. Hornea, dándoles la vuelta una vez, hasta que estén ligeramente tostadas, de 4 a 6 minutos por lado (obsérvalas con atención, ya que el crostini puede arder rápidamente).

5. Coloca un bol de dip de lentejas en el centro de una fuente grande y rodéalo de crostini a las hierbas.

Nutrientes por ración
(en 10 raciones)

Calorías	287
Grasas	8 g
Grasas saturadas	1 g
Colesterol	0 mg
Sodio	535 mg
Hidratos de carbono	43 g
Fibra	4 g
Azúcares	0 g
Proteína	12 g
Calcio	15 mg
Hierro	3 mg

Gazpacho

Para unas 3 tazas (750 ml)

2 tomates grandes, en cuartos
1 diente pequeño de ajo
¼ de pepino pequeño, pelado y cortado en trozos grandes
¼ de chile jalapeño, partido por la mitad y sin semillas
1 cucharada de cebolla picada (15 ml)
2 cucharadas de aceite de oliva virgen extra (30 ml)
1 cucharada de vinagre de vino tinto (15 ml)

- Procesador de alimentos.

❖

1. En el procesador de alimentos mezcla los tomates, el ajo, el pepino, el jalapeño, la cebolla, el aceite de oliva y el vinagre; tritura hasta que todo quede finamente picado.

2. Guarda en un recipiente hermético en el frigorífico hasta un máximo de 2 días.

Nutrientes por ¼ de taza (60 ml)

Calorías	27
Grasas	2 g
Grasas saturadas	0 g
Colesterol	0 mg
Sodio	4 mg
Hidratos de carbono	1 g
Fibra	0 g
Azúcares	1 g
Proteína	0 g
Calcio	4 mg
Hierro	0 mg

La inulina, un tipo de fructooligosacárido, se encuentra naturalmente en los tomates.

Espárragos en salsa

Para aprox. 1½ taza (375 ml)

Consejos

Al escaldar las verduras verdes, la sal es muy útil para añadir sabor. También sirve para que adquieran un color verde brillante sin necesidad de cocerlas excesivamente. Para conseguir el mejor efecto, usa 1 cucharada (15 ml) de sal por cada 6 tazas (1,5 l) de agua.

Para asar el maíz, precalienta la parrilla de la barbacoa a temperatura alta. Asa las mazorcas con sus hojas, dándoles la vuelta hasta que estén doradas por todas partes, aproximadamente unos 20 minutos. Pásalas a una bandeja y deja enfriar durante 5 minutos o hasta que estén lo suficientemente frías para tocarlas. Quítales las hojas y las hebras y, usando un cuchillo dentado, extrae los granos de la mazorca.

Espárragos en salsa

1 ¼ taza de espárragos cortados finamente (300 ml)

Agua fría

⅓ de taza de tomates cherry finamente picados (75 ml)

⅓ de taza de granos de maíz asados (ver consejos) (75 ml)

2 cucharadas de cebolla roja picada (30 ml)

1 cucharada de arándanos secos picados gruesamente (15 ml)

1 cucharada de almendras tostadas picadas gruesamente (15 ml)

1 cucharadita de vinagre de malta (5 ml)

1 cucharadita de aceite de oliva virgen extra (5 ml)

½ cucharadita de hojas de albahaca fresca picadas (2 ml)

¼ de cucharadita de sal (1 ml)

¼ de cucharadita de pimienta negra recién molida (1 ml)

⅛ de cucharadita de hojuelas de pimienta roja (0,5 ml)

1. En una olla de agua hirviendo con sal, escalda los espárragos hasta que adquieran un color verde vivo y estén al dente, unos 2 minutos. Escurre y sumerge inmediatamente en un recipiente con agua fría para detener el proceso de cocción. Deja reposar hasta que estén muy fríos. Escurre bien.

2. En un bol, mezcla los espárragos, los tomates, el maíz, la cebolla roja, los arándanos, las almendras, el vinagre, el aceite de oliva, la albahaca, la sal, la pimienta y las hojuelas de pimienta roja. Deja reposar a temperatura ambiente durante al menos 1 hora para permitir que los sabores se mezclen, o cubre y deja enfriar hasta 8 horas antes de servir.

Nutrientes por ¼ de taza (60 ml)

Calorías	33
Grasas	2 g
Grasas saturadas	0 g
Colesterol	0 mg
Sodio	99 mg
Hidratos de carbono	5 g
Fibra	1 g
Azúcares	2 g
Proteína	1 g
Calcio	12 mg
Hierro	1 mg

¡El espárrago es fundamental para la salud del intestino! Disfruta de este plato como aperitivo o como tapa.

Hummus con pimientos rojos asados   Para aprox. 1¼ tazas (300 ml)

Consejos

Si usas una lata de garbanzos de 540 ml, tendrías que condimentar un poco más añadiendo una pizca de comino y sal. En este hummus puedes usar pimientos rojos asados de lata o asarlos tú mismo (ver recuadro de la página 298). Se conserva en el frigorífico, bien tapado, durante 3 o 4 días.

1 lata (de 400 a 540 ml) de garbanzos, escurridos y lavados
¼ de taza de tahini (60 ml)
¼ de taza de zumo de limón recién exprimido (60 ml)
2 dientes de ajo, picados
½ pimiento rojo asado, finamente picado (ver consejo)
1 cucharadita de comino molido (5 ml)
¼ de cucharadita de sal (o al gusto) (1 ml)
Agua (opcional)

Nutrientes por ¼ de taza (60 ml)

Calorías	146
Grasas	6 g
Grasas saturadas	1 g
Colesterol	0 mg
Sodio	300 mg
Hidratos de carbono	19 g
Fibra	4 g
Azúcares	1 g
Proteína	5 g
Calcio	41 mg
Hierro	2 mg

- Procesador de alimentos o batidora.

❖

1. En el procesador de alimentos, mezcla los garbanzos, el tahini, el zumo de limón y el ajo; tritura hasta que quede una pasta homogénea.

2. Añade el pimiento asado, el comino molido y la sal y tritura hasta que quede homogéneo. Si prefieres una textura más cremosa, añade agua, cucharada a cucharada, mezclando hasta alcanzar la consistencia que desees.

3. Pásalo a un recipiente hermético y déjalo enfriar en el frigorífico durante al menos 2 horas o toda la noche.

Variaciones

Hummus con aceitunas negras: sustituye el pimiento asado por ½ taza (125 ml) de aceitunas kalamata sin hueso picadas.

Hummus al limón: sustituye el pimiento asado por 1 cucharada (15 ml) de ralladura de cáscara de limón.

Esta crema para untar es muy versátil y tiene numerosas aplicaciones. Puedes servirla como aperitivo con trocitos de verdura, como dip para galletitas saladas o en pan de pita.

Crema de judías blancas y alcachofas

Para aprox. 3 tazas (750 ml)

Consejos

Para esta cantidad de alubias, pon 1 taza (250 ml) de alubias blancas secas en remojo, cuécelas y escúrrelas, o bien escurre y enjuaga 1 lata de alubias blancas (de 400 a 540 ml) sin sal añadida. Si lo prefieres, usa alcachofas congeladas, una vez descongeladas, para esta receta. Necesitarás 6 corazones de alcachofa.

½ cebolla roja, picada finamente
2 dientes de ajo, picados
¼ de taza de aceite de oliva virgen extra (60 ml)
2 tazas de judías cannellini (blancas) cocidas (ver consejo) (500 ml)
1 lata de corazones de alcachofa, escurridos y picados gruesamente (ver consejo) (400 ml)
½ taza de queso parmesano recién rallado o de un sucedáneo vegano de queso (125 ml)
1 cucharadita de pimentón dulce (5 ml)
½ cucharadita de sal marina (2 ml)
¼ de cucharadita de pimienta negra recién molida (1 ml)
½ taza de hojas de perejil fresco finamente picadas (125 ml)

- Olla de cocción lenta pequeña (unos 2 l).
- Procesador de alimentos.

❖

1. En la olla de cocción lenta, mezcla la cebolla, el ajo y 2 cucharadas (30 ml) de aceite. Coloca un paño de cocina limpio doblado por la mitad (así tendrás dos capas) encima de la olla para absorber el líquido. Tapa y cuece a temperatura alta durante 30 minutos, hasta que la cebolla esté blanda.

2. Mientras tanto, en el procesador de alimentos, tritura las alubias y los corazones de alcachofa (en varias tandas si es necesario) hasta que alcancen la consistencia deseada. Una vez que la cebolla se haya ablandado, añade a la olla la mezcla de alubias con el queso parmesano, el pimentón, la sal, la pimienta y

La combinación de sabores de esta crema para untar (cebolla, ajo, judías cannellini, alcachofas, queso parmesano y perejil) es sencilla, elegante y exquisita. Sirve en galletitas saladas o con verdura cruda.

Crema de judías blancas y alcachofas

Nutrientes por ¼ de taza (60 ml)	
Calorías	113
Grasas	6 g
Grasas saturadas	1 g
Colesterol	3 mg
Sodio	170 mg
Hidratos de carbono	12 g
Fibra	5 g
Azúcares	1 g
Proteína	5 g
Calcio	60 mg
Hierro	1 mg

el aceite restante. Cambia el paño de cocina. Cubre y cocina a temperatura baja durante 4 horas (o a alta temperatura durante 2). Añade el perejil y mezcla bien.

Sopas

Caldo vegetal

Para 8 tazas (2 l)

Consejo

Asar la cebolla, el ajo y el puerro le da un sabor más profundo y concentrado al caldo. Si no tienes tiempo para asarlos, puedes sencillamente rehogarlos primero con un poco de aceite en la olla, y luego añadir el resto de los ingredientes. O, para elaborar un caldo extremadamente fácil y sin grasa, omite el aceite y echa todos los ingredientes en la olla, cuece durante 1 hora y cuela.

Asegúrate de incluir espárragos, raíz de bardana y raíz de diente de león por sus beneficios prebióticos. Otras verduras que puedes usar: chirivías, setas, rutabaga, bulbo de hinojo, calabacín, tomates, col rizada, col china y acelgas.

Se conserva en tarros limpios con tapas en el frigorífico hasta 2 días, o bien congelarse en raciones de 2 o 4 tazas (500 ml o 1l) hasta 2 meses.

1 cebolla, pelada y en cuartos
4 dientes de ajo, pelados
1 puerro cortado en trozos grandes
2 cucharadas de aceite de oliva (30 ml)
8 tazas de agua (2 l)
½ col verde, en cuartos
1 taza de brócoli o espárragos (opcional) cortados gruesamente (250 ml)
1 tallo de apio, cortado en trozos
1 zanahoria, cortada en trozos
1 manzana, cortada en trozos
1 pimienta de cayena entera seca

6 ramas de perejil fresco
5 granos de pimienta de Jamaica
5 clavos enteros
5 granos de pimienta negra enteros
1 hoja de laurel
Unas cuantas ramitas de tomillo y salvia frescas
3 obleas de raíces secas de astrágalo
1 trozo de raíz de jengibre de 2,5 cm
1 trozo de raíz de bardana de 2,5 cm
1 trozo de raíz de diente de león de 2,5 cm

El eje central de una cocina integral y fresca suele ser un buen caldo vegetal. Una manera de asegurarte una provisión de verduras para la olla es congelar los restos que no vas a utilizar –los tallos más duros de los espárragos, el brócoli, las peladuras y las hojas de la parte superior del apio…– y verterlos directamente en el caldo burbujeante. Congelar el caldo casero facilita su uso en las recetas, una vez descongelado.

Caldo vegetal

Nutrientes por ½ taza (125 ml)	
Calorías	39
Grasas	2 g
Grasas saturadas	0 g
Colesterol	0 mg
Sodio	17 mg
Hidratos de carbono	6 g
Fibra	1 g
Azúcares	2 g
Proteína	1 g
Calcio	30 mg
Hierro	0 mg

- Precalienta el horno a 200 °C.
- Bandeja de hornear.
- Olla grande.

❖

1. En la bandeja de hornear, mezcla la cebolla, el ajo, el puerro y el aceite de oliva. Ásalos en el horno precalentado, removiéndolos una vez, de 30 a 40 minutos o hasta que las verduras estén blandas y doradas (algunos bordes pueden estar un poco quemados).

2. Pon el agua a hervir a fuego alto en una olla. Añade la col, el brócoli (si lo deseas), el apio, la zanahoria, la manzana, la cayena, el perejil, la pimienta de Jamaica, los clavos, la pimienta negra, la hoja de laurel, el tomillo, la salvia, el astrágalo, el jengibre, la bardana, la raíz de diente de león y las verduras asadas. Cubre, reduce el fuego y cuece durante 1 hora a fuego lento. Aparta del fuego y deja enfriar un poco. Cuela y descarta los sólidos. Deja que el caldo se enfríe completamente y consérvalo.

Caldo concentrado

Para aliñar las salsas, que requieren más sabor que las sopas, prepara una versión concentrada del caldo hirviéndolo hasta reducir su volumen a la mitad.

Sopa de pataca

Para 4 raciones

Consejos

También puedes servir la sopa fría: solo tienes que reemplazar la mantequilla por la misma cantidad de aceite de oliva y añadir el zumo de limón a la batidora. Refrigera la sopa en el frigorífico hasta que esté bien fría y agrégale nata fría justo antes de servir. Si lo deseas, adorna con cebolletas picadas o perejil fresco. Utilizar un caldo bajo en sal reducirá el contenido de sodio de cada ración a 374 mg.

2 cucharadas de mantequilla (30 ml)
1 cebolla blanca, picada
½ kg de pataca, pelada y en rodajas
2 tazas de caldo de pollo preparado para usar (500 ml)
1 taza de agua (250 ml)
½ cucharadita de sal (2 ml)
¼ de cucharadita de pimienta negra recién molida (1 ml)
1 pizca de macis o nuez moscada molidos
2 cucharaditas de zumo de limón recién exprimido (10 ml)
½ taza de nata espesa o batida (35%) (125 ml)

- Batidora.

❖

1. En una olla grande, funde la mantequilla a fuego medio alto. Añade la cebolla y rehoga, removiendo, de 3 a 4 minutos o hasta que esté blanda. Añade las patacas y cocina, removiendo, hasta que estén levemente doradas, unos 2 minutos. Agrega el caldo, el agua, la sal, la pimienta y el macis; hazlo hervir. Tapa, reduce el fuego y cuece a fuego lento hasta que las patacas estén muy tiernas, unos 30 minutos.

2. Pásalo todo a la batidora, en tandas, y tritúralo hasta hacerlo puré.

3. Vuelve a calentar la sopa en la olla, añade el zumo de limón y hazlo hervir otra vez a fuego medio. Agrega la nata y cuece hasta que esté totalmente caliente. Sirve en cuencos.

Nutrientes por ración

Calorías	265
Grasas	18 g
Grasas saturadas	11 g
Colesterol	61 mg
Sodio	1.081 mg
Hidratos de carbono	24 g
Fibra	2 g
Azúcares	13 g
Proteína	4 g
Calcio	44 mg
Hierro	4 mg

Las patacas, también llamadas aguaturma, son una deliciosa hortaliza originaria de Norteamérica. Debido a su rico sabor, parecido al de las alcachofas, apenas hay que añadirles nada para preparar una maravillosa sopa. Combinan de forma natural con la mantequilla y la nata. Merece la pena tomarse la molestia de pelarlas para crear una sopa así de deliciosa.

Sopa francesa de cebolla

Para 6 raciones

Consejos

Si tienes prisa, sáltate el paso 1 y ablanda las cebollas en la hornilla. Para ello, calienta la mantequilla en una sartén grande a fuego medio. Añade las cebollas y rehoga, removiendo, hasta que se ablanden, unos 10 minutos. Pásalas a la olla y continúa con el paso 2.

Para prepararla de antemano, realiza los pasos 1 y 2. Tapa y guarda las cebollas en el frigorífico durante un máximo de 2 días. Cuando vayas a cocinar, completa la receta, añadiendo 1 hora al tiempo de cocción en el paso 3.

Usar un caldo bajo en sal disminuirá el contenido de sodio de cada ración a 1.069 mg.

10 cebollas, finamente cortadas en vertical
2 cucharadas de mantequilla fundida (30 ml)
1 cucharada de azúcar granulado (15 ml)
8 tazas de caldo vegetal enriquecido listo para usar (ver recuadro) (2 l)
2 cucharadas de *brandy* o coñac (30 ml)
1 cucharadita de sal (5 ml)
1 cucharadita de granos de pimienta negra partidos (5 ml)
12 rebanadas de baguette, de aproximadamente 1 cm de grosor
2 tazas de queso rallado suizo o gruyer (500 ml)

- Olla de cocción lenta mediana o grande (3½ a 5 l).
- 6 cuencos para sopa resistentes al horno.

❖

1. Mezcla las cebollas y la mantequilla en la olla de cocción lenta. Remueve bien para asegurarte de que las cebollas se cubren uniformemente de mantequilla. Tapa la olla y cocina a temperatura alta durante 1 hora, hasta que las cebollas estén blandas.

2. Añade el azúcar y mezcla bien. Coloca un paño de cocina limpio, doblado en dos (de manera que tenga dos capas) sobre la parte superior de la olla para

En un frío día de invierno, no hay nada más apetecible que un cuenco de sopa de cebolla humeante, burbujeando bajo un manto de queso dorado.

Sopa francesa de cebolla

Nutrientes por ración	
Calorías	433
Grasas	14 g
Grasas saturadas	9 g
Colesterol	43 mg
Sodio	2.135 mg
Hidratos de carbono	57 g
Fibra	4 g
Azúcares	10 g
Proteína	19 g
Calcio	315 mg
Hierro	3 mg

absorber el líquido. Cubre y cocina a temperatura alta durante 4 horas, removiendo dos o tres veces para asegurarte de que las cebollas se doren uniformemente, y reemplazando el paño cada vez que lo hagas.

3. Quita el paño y añade el caldo, el *brandy*, la sal y los granos de pimienta y remueve bien. Tapa y cocina a temperatura alta durante 2 horas.

4. Precalienta la parrilla. Sirve la sopa en cuencos resistentes al horno. Coloca 2 rebanadas de baguette en cada cuenco. Espolvorea generosamente queso por encima y hornea hasta que la superficie esté burbujeante y dorada, 2 o 3 minutos. Sirve inmediatamente.

Caldo enriquecido

Para enriquecer 8 tazas (2 l) de caldo vegetal listo para usar, viértelo en una olla grande a fuego medio con 2 zanahorias, peladas y picadas gruesamente, 1 cucharada (15 ml) de pasta de tomate, 1 cucharadita (5 ml) de semillas de apio, 1 cucharadita (5 ml) de granos de pimienta negra partidos, ½ cucharadita (2 ml) de tomillo seco, 4 ramitas de perejil, 1 hoja de laurel y 1 taza (250 ml) de vino blanco. Hazlo hervir. Reduce el fuego y cuece a fuego lento, cubierto, durante 30 minutos; luego cuélalo y descarta los sólidos.

Sopa de setas y cebada con miso

Para 6 raciones

Consejos

Usa el tipo de cebada que prefieras: perlada, mondada o entera. La entera (conocida también como descascarillada) es la forma más nutritiva de este cereal. La cebada, como todos los cereales, absorbe mucho líquido. Si has guardado esta sopa en el frigorífico y deseas recalentarla, tendrás que añadir agua para asegurarte de que tenga una consistencia apropiada.

Para prepararla con antelación, sigue el paso 1. Cubre y refrigera hasta 2 días. Cuando llegue el momento de cocinarla, sigue los demás pasos de la receta. Como la cebada absorbe el líquido al reposar, añade ½ taza (125 ml) extra de caldo o agua antes de cocinar.

2 cucharadas de aceite vegetal o mantequilla (30 ml)

2 cebollas, picadas finamente

4 tallos de apio, en dados

4 dientes de ajo, picados

1 cucharadita de tomillo seco (5 ml)

1 cucharadita de sal (5 ml)

½ cucharadita de granos de pimienta negra partidos (2 ml)

1 hoja de laurel

½ taza de cebada (ver consejos) (125 ml)

6 tazas de caldo de setas listo para usar (1,5 l)

½ kg de setas cremini, en cuartos (500 g)

¼ de taza de miso blanco (60 ml)

Cebolletas o perejil fresco finamente picados

• Olla de cocción lenta mediana (aproximadamente 4 l).

❖

1. Calienta el aceite a fuego medio en una sartén. Añade las cebollas y el apio y rehoga, removiendo hasta que se ablanden, unos 5 minutos. Agrega el ajo, el tomillo, la sal, los granos de pimienta y el laurel y cocina, removiendo, durante 1 minuto. Añade la cebada y remueve hasta que esté cubierta. Pasa a una olla de cocción lenta. Incorpora el caldo de setas.

2. Añade las setas. Cubre y cocina a temperatura baja durante 6 horas o alta durante 3. Agrega el miso. Cubre y cocina

El miso es un aderezo tradicional de Japón que se elabora fermentando judías de soja con sal, koji y, a veces, granos enteros de cebada, arroz y otros ingredientes.

Sopa de setas y cebada con miso

Nutrientes por ración

Calorías	249
Grasas	11 g
Grasas saturadas	1 g
Colesterol	0 mg
Sodio	1.795 mg
Hidratos de carbono	33 g
Fibra	7 g
Azúcares	10 g
Proteína	8 g
Calcio	60 mg
Hierro	2 mg

a temperatura alta durante 15 minutos para que los sabores se fundan. Descarta la hoja de laurel. Sirve la sopa en cuencos y adorna con cebolletas o perejil.

Sopa de lentejas a la italiana

De 8 a 10 raciones

Consejo

El bulbo de hinojo viene unido a unas ramas leñosas y unas hojas finas que se parecen a las del eneldo. Descarta las ramas y las hojas. Corta el bulbo verticalmente en cuatro; luego extrae y descarta las partes triangulares duras del centro. Lo que queda es la parte que puede utilizarse del hinojo.

2½ tazas de lentejas verdes secas, lavadas y escurridas (625 ml)
12 tazas de agua (3 l)
1 cucharadita de sal (5 ml)
2 tazas de cebollas picadas (500 ml)
1 zanahoria grande, en dados
1 bulbo de hinojo, en rodajas finas (ver consejo)
6 dientes de ajo, picados
1 lata de tomate triturado (800 ml)
3 hojas de laurel

½ taza rebosante de perejil fresco picado (125 ml)
1½ cucharada de vinagre balsámico (22 ml)
¼ de taza de aceite de oliva (60 ml)
1 cucharadita de semillas de hinojo (5 ml)
½ cucharadita de hojuelas de guindilla (2 ml)
½ cucharadita de pimienta negra recién molida (2 ml)
Queso pecorino o parmesano recién rallado
Aceite de oliva virgen extra

Sopa de lentejas a la italiana

1. En una cacerola u olla grande, cubre las lentejas con el agua; añade la sal y deja las lentejas en remojo durante unos 20 minutos.
2. Agrega las cebollas, la zanahoria, el hinojo, el ajo, el tomate, el laurel, el perejil y el vinagre balsámico. Llévalo a un hervor, removiendo de vez en cuando.
3. Mientras tanto, calienta el aceite a fuego alto durante 30 segundos en una sartén pequeña. Añade las semillas de hinojo, las hojuelas de guindilla y la pimienta negra. Sofríe durante un poco menos de 1 minuto y aparta del fuego. Reserva.
4. Cuando la sopa comience a hervir, añade el aceite y las especias y mezcla bien. Reduce el fuego a medio bajo y deja que burbujee lentamente durante 1 hora, removiendo de vez en cuando, hasta que todos los ingredientes estén blandos. Si la sopa es demasiado espesa, añade 1 o 2 tazas (250 o 500 ml) de agua y, subiendo el fuego, vuelve a hacerla hervir. Apaga el fuego, tápala y déjala reposar de 10 a 15 minutos. Sirve acompañada con el queso rallado y una jarrita de aceite de oliva.

Nutrientes por ración
(en 10 raciones)

Calorías	269
Grasas	7 g
Grasas saturadas	1 g
Colesterol	0 mg
Sodio	373 mg
Hidratos de carbono	41 g
Fibra	8 g
Azúcares	2 g
Proteína	14 g
Calcio	88 mg
Hierro	5 mg

Las lentejas son nutritivas, deliciosas y versátiles. Verás que esta receta es muy fácil de preparar, ya que todos los ingredientes se cocinan a la vez en lugar de saltearse por separado.

Ensaladas y aderezos

Ensalada de pera caliente y guisantes con aderezo de miso

Para 4 raciones

2 peras maduras, cortadas a lo largo por la mitad sin el corazón y con el tallo intacto

¼ de taza de néctar de agave (60 ml)

1 cucharada de zumo de limón recién exprimido (15 ml)

1 cucharada de hojas de tomillo fresco (15 ml)

1½ taza de judías germinadas (375 ml)

60 g de guisantes de nieve, cortados longitudinalmente como cerillas

2 cebolletas, cortadas por la mitad a lo largo

1 zanahoria, rallada

3 cucharadas de semillas de sésamo (45 ml)

Aderezo de miso

2 cucharadas de tamari o salsa de soja (30 ml)

2 cucharadas de néctar de agave (30 ml)

2 cucharadas de aceite de semillas de uva (30 ml)

1 cucharada de vinagre de arroz (15 ml)

2 cucharadita de aceite de sésamo tostado (10 ml)

2 cucharaditas de miso (10 ml)

- Precalienta el horno a 200 °C.
- Bandeja de hornear con borde, ligeramente engrasada.

1. Coloca las mitades de las peras en una superficie de trabajo, con el corte hacia abajo. Empezando a 1 cm por debajo del tallo, corta a lo largo hasta la parte inferior de la pera en rodajas de 1 cm, manteniendo la pera intacta en el tallo. Colócalas en una bandeja de hornear y extiéndelas en forma de abanico.

2. En un bol, mezcla el néctar de agave, el zumo de limón y el tomillo. Rocía las peras con este líquido. Hornea de 10 a 15 minutos o hasta que estén tiernas. Deja que se enfríen un poco.

3. En una ensaladera mezcla los brotes, los guisantes, las cebolletas y la zanahoria.

4. **Aderezo:** en un bote con tapa de cierre hermético, mezcla el tamari, el néctar de agave, el aceite de semilla de uva, el vinagre, el aceite de sésamo y el miso. Tapa y agita bien.

En invierno, las peras calientes son muy reconfortantes, pero esta ensalada está deliciosa también sin calentar las peras; solo tienes que cortarlas a rodajas y colocarlas encima de los demás ingredientes.

Ensalada de pera caliente y guisantes con aderezo de miso

Nutrientes por ración	
Calorías	321
Grasas	15 g
Grasas saturadas	2 g
Colesterol	0 mg
Sodio	626 mg
Hidratos de carbono	47 g
Fibra	5 g
Azúcares	35 g
Proteína	7 g
Calcio	110 mg
Hierro	2 mg

5. Vierte la mezcla de brotes de judías en una fuente para ensalada. Añade las mitades de pera, colocándolas por encima, rocía la ensalada con el aderezo y espolvorea las semillas de sésamo sobre ella.

Ensalada veraniega de alcachofas
Para 4 raciones

Consejo

Puedes comprar un bote de alcachofas *baby* conservadas en aceite o en agua. Si las usas frescas, elimina las hojas superficiales, corta 1 cm de la parte superior, recorta el tallo y hiérvelas a fuego medio durante 15 minutos, hasta que la parte inferior pueda pincharse fácilmente.

6 alcachofas baby, cocidas (lata de 400 ml de corazones de alcachofa, escurridos y lavados)

½ pimiento dulce rojo, cortado en tiras finas

¼ de taza de cebolla roja en rodajas finas (60 ml)

1 trozo de pepino de 2,5 cm, en rodajas finas

5 aceitunas negras, sin hueso y partidas por la mitad

1 tomate grande maduro, cortado en cuñas de 1 cm

12 uvas sin semillas, partidas por la mitad

1 cucharadita de alcaparras escurridas (5 ml)

1 diente de ajo, machacado

2 cucharadas de aceite de oliva virgen extra (30 ml)

1 cucharada de vinagre de vino blanco (15 ml)

1 cucharada de zumo de limón recién exprimido (15 ml)

¼ de cucharadita de sal (1 ml)

⅛ de cucharadita de pimienta negra recién molida (0,5 ml)

Unas ramitas de perejil fresco, picadas

Ensalada veraniega de alcachofa

Nutrientes por ración

Calorías	130
Grasas	7 g
Grasas saturadas	1 g
Colesterol	0 mg
Sodio	413 mg
Hidratos de carbono	13 g
Fibra	2 g
Azúcares	5 g
Proteína	3 g
Calcio	22 mg
Hierro	2 mg

1. Corta las alcachofas por la mitad y ponlas en un bol de ensalada. Añade el pimiento rojo, la cebolla, el pepino, las aceitunas, el tomate, las uvas y las alcaparras. Remueve suavemente para mezclar.

2. En un bol pequeño mezcla el ajo, el aceite de oliva, el vinagre, el zumo de limón, la sal y la pimienta hasta que emulsionen ligeramente. Vierte un poco sobre la ensalada y remuévela con cuidado para que se empapen todos los ingredientes, pero sin romper mucho las alcachofas. Adorna con perejil y sirve antes de 1 hora (tápala si tienes que esperar, pero no la metas en el frigorífico).

Las alcachofas baby son un regalo de la naturaleza: todo el sabor de las alcachofas maduras envuelto en una textura suave, la de esa pelusa que protege el corazón, que se deshace en la boca dejando un maravilloso regusto.

Aderezo cítrico

Para aprox. ½ taza (125 ml)

⅓ de taza de aceite de oliva (75 ml)
¼ de taza de zumo de naranja recién exprimido (60 ml)
1 cucharadita de ralladura de limón (5 ml)

1 cucharada de zumo de limón recién exprimido (15 ml)
1 cucharada de hojas frescas de tomillo limón (15 ml)
1 cucharada de toronjil fresco picado (15 ml)
Sal

Aderezo cítrico

Nutrientes por 1 cucharada (15 ml)	
Calorías	84
Grasas	9 g
Grasas saturadas	1 g
Colesterol	0 mg
Sodio	0 mg
Hidratos de carbono	1 g
Fibra	0 g
Azúcares	1 g
Proteína	0 g
Calcio	3 mg
Hierro	0 mg

1. En un bote con tapa o en un cuenco pequeño, mezcla el aceite, el zumo de naranja, el zumo y la ralladura de limón, el tomillo y el toronjil. Agita o remueve para mezclar bien. Pruébalo y añade sal y más zumo de limón, si lo requiere.

Ensalada de diente de león con aderezo cítrico Para 4 raciones

2 tazas de hojas frescas de diente de león u otras verduras (ver variación) (500 ml)
2 tazas de espinacas frescas, cortadas y secas (500 ml)
½ taza de brotes de judías (125 ml)
¼ de taza de cebolletas picadas (60 ml)
¼ de taza de perejil fresco picado (60 ml)
¼ de taza de pétalos frescos de diente de león (opcional) (60 ml)
¼ de taza de aderezo cítrico (ver receta) (60 ml)

1. En un bol grande de ensalada, mezcla las hojas de diente de león, las espinacas, los brotes, las cebolletas, el perejil y los pétalos de diente de león (si los usas). Rocíale el aderezo cítrico por encima y mezcla bien. Sirve inmediatamente.

Las hojas de diente de león contienen inulina, una fibra prebiótica que alimenta las bacterias intestinales «amistosas».

Ensalada de diente de león con aderezo cítrico

Nutrientes por ración	
Calorías	114
Grasas	10 g
Grasas saturadas	1 g
Colesterol	0 mg
Sodio	37 mg
Hidratos de carbono	6 g
Fibra	2 g
Azúcares	1 g
Proteína	3 g
Calcio	85 mg
Hierro	2 mg

Variación

Usa radicchio, endivia, achicoria, berros o alazán como verduras con el mismo amargor que el diente de león.

Ensalada de tomate y mozzarella

Para 4 raciones

Consejos

Cuando llega la época del tomate, no hay mejor manera de tomarlos que en esta ensalada sencilla pero deliciosa con un toque italiano. Si lo deseas, sustituye por mozzarella fresca o mozzarella de búfala la versión baja en grasa, pero ten en cuenta que aumentará el contenido de grasa. Para madurar los tomates, colócalos en una bolsa de papel marrón con una manzana o una pera. Estas frutas desprenden etileno, un gas que hace que los tomates maduren.

Vinagreta
¼ de taza de aceite de oliva o vegetal (60 ml)
2 cucharadas de vinagre blanco (30 ml)
1 cucharada de perejil fresco picado (15 ml)
2 cucharaditas de mostaza de Dijon (10 ml)
1 cucharadita de azúcar granulado (5 m)
2 dientes de ajo, picados
½ cucharadita de albahaca fresca (2 ml)
½ cucharadita de pimienta negra recién molida (2 ml)

¼ de cucharadita de sal (1 ml)
2 cucharadas de agua (30 ml)

Ensalada
3 tomates grandes
16 hojas de lechuga romana o de lechuga Boston
½ taza de quezo mozzarella en dados bajo en grasa (125 ml)
6 cebolletas

281

Ensalada de tomate y mozzarella

Nutrientes por ración

Calorías	215
Grasas	18 g
Grasas saturadas	3 g
Colesterol	9 mg
Sodio	324 mg
Hidratos de carbono	10 g
Fibra	3 g
Azúcares	5 g
Proteína	6 g
Calcio	155 mg
Hierro	1 mg

1. **Vinagreta:** en un bote con una tapa hermética, mezcla el aceite, el vinagre, el perejil, la mostaza, el azúcar, el ajo, la albahaca, la pimienta, la sal y el agua. Agita antes de usar.
2. **Ensalada:** corta los tomates por la mitad, y cada mitad transversalmente en rodajas. Coloca 4 hojas de lechuga en cada uno de los 4 platos de ensalada. Pon las rodajas de tomate sobre la lechuga y añade el queso y acompaña con cebolletas.
3. En el momento de servir, rocía la vinagreta por encima.

Esta receta es cortesía de la chef Yvonne C. Levert y la dietista Nanette Porter-MacDonald.

Tabule

Para 8 raciones

Consejos

Para mantener frescos el perejil y la menta, consérvalos en un recipiente cerrado herméticamente dentro del frigorífico. Los tomates, las cebolletas, el perejil y la menta ayudan a elaborar una ensalada rica en vitamina C. Para un almuerzo rápido y vitaminas y fibra añadidas, come el tabule en pan de pita de trigo integral y sirve con verduras crudas.

La menta y el limón son los sabores tradicionales de esta ensalada clásica de Oriente Medio.

Tabule

1 taza de bulgur de grano mediano (250 ml)
1 taza de agua hirviendo (250 ml)
5 o 6 cebolletas
1½ taza de perejil fresco suelto (375 ml)
⅓ de taza de hojas de menta fresca sueltas (75 ml)
2 tomates, picados

Aderezo
¼ de taza de zumo de limón recién exprimido (60 ml)
3 cucharadas de aceite de oliva (45 ml)
1 diente de ajo pequeño, picado
½ cucharadita de ralladura de limón (2 ml)
½ cucharadita de azúcar granulado (2 ml)
½ cucharadita de mostaza seca (2 ml)
¼ de cucharadita de pimentón (1 ml)
¼ de cucharadita de sal (1 ml)
Pimienta negra recién molida

- Procesador de alimentos.

❖

1. En una olla cubierta, cuece el bulgur en el agua hirviendo durante unos 5 minutos o hasta que el líquido se absorba (el bulgur debería seguir estando crujiente). Viértelo en un bol grande y deja enfriar.

2. En el procesador de alimentos, pica gruesamente las cebolletas, el perejil y las hojas de menta. Agrégalo al bulgur, junto con el tomate.

3. **Aderezo**: bate el zumo de limón, el aceite de oliva, el ajo, la ralladura de limón, el azúcar, la mostaza, el pimentón, sal y la pimienta al gusto. Rocía este aderezo sobre la mezcla de bulgur y remuévela, mezclando ligeramente. Cubre y refrigera durante varias horas o durante toda la noche.

Esta receta es cortesía de la dietista Johanne Trudeau.

Nutrientes por ración

Calorías	123
Grasas	6 g
Grasas saturadas	1 g
Colesterol	0 mg
Sodio	87 mg
Hidratos de carbono	17 g
Fibra	4 g
Azúcares	2 g
Proteína	3 g
Calcio	34 mg
Hierro	1 mg

Ensalada de bulgur y espárragos

Para 4 raciones

Consejos

El bulgur es el producto resultante de un proceso por el que los granos enteros de trigo se cuecen al vapor, se descascarillan, se secan y se trituran ligeramente. Suele confundirse con el cuscús, que es un producto de trigo totalmente distinto. Si tienes a mano caldo vegetal casero (página 267), úsalo en esta receta en lugar de uno comercial.

½ kg de espárragos, cortados (500 g)

5 cucharadas de aceite de oliva (75 ml)

3 cucharadas de zumo de limón recién exprimido (45 ml)

½ taza de cebolla finamente picada (125 ml)

1 diente de ajo, picado

2 cucharadas de perejil fresco finamente picado (30 ml)

1 taza de bulgur fino o grueso (250 ml)

1¼ taza de agua hirviendo o caldo vegetal listo para usar (300 ml)

½ taza de almendras finamente picadas (125 ml)

- Precalienta el horno a 200 °C.
- Bandeja de hornear con bordes, ligeramente engrasada.

❖

1. Dispón los espárragos en una sola capa sobre la bandeja de hornear engrasada (reserva las puntas). Rocíales o úntales 2 cucharadas (30 ml) de aceite y el zumo de limón. Hornea durante 20 minutos o hasta que estén tiernos al pincharlos con la punta de un cuchillo.

2. Mientras tanto, en una sartén, calienta otras 2 cucharadas (30 ml) de aceite a fuego medio. Añade la cebolla y el ajo y rehoga, removiendo ocasionalmente, de 6 a 8 minutos o hasta que estén blandos. Añade el perejil, el bulgur y el agua. Cubre, reduce el fuego a medio bajo y cuece de 15 a 20 minutos más o hasta

En esta ensalada, el zumo de limón y las almendras aportan una nota ácida al bulgur y los espárragos.

Ensalada de bulgur y espárragos

Nutrientes por ración

Calorías	382
Grasas	24 g
Grasas saturadas	3 g
Colesterol	0 mg
Sodio	14 mg
Hidratos de carbono	37 g
Fibra	11 g
Azúcares	4 g
Proteína	10 g
Calcio	87 mg
Hierro	4 mg

que se haya absorbido el líquido. Remueve con un tenedor y pasa a un bol.

3. Añade el resto del aceite a una sartén y sube el fuego a medio. Agrega las almendras y tuesta, removiendo frecuentemente, durante 2 minutos o hasta que esté ligeramente dorado.

4. Divide el bulgur uniformemente en 4 platos para ensalada. Adorna cada uno con 4 o 5 puntas de espárrago y espolvoréales almendras tostadas. Sirve caliente o a temperatura ambiente.

Ensalada de pasta con salsa de tomate amarillo

De 6 a 8 raciones

Salsa de tomate amarillo

5 tomates maduros amarillos o verdes (aproximadamente 625 g) pelados y sin semillas (ver consejos)

2 dientes de ajo, picados

¾ de taza de hojas sueltas de albahaca (175 ml)

3 cucharadas de aceite de oliva virgen extra (45 ml)

1 cucharadita de ralladura de limón (5 ml)

¾ de cucharadita de sal (3 ml)

¼ de cucharadita de pimienta blanca o negra recién molida (1 ml)

Ensalada de pasta

2 tallos de apio

½ kg de pasta corta (500 g)

1 pimiento amarillo

1 taza de queso bocconcini o mozzarella en dados (250 ml)

½ taza de nueces tostadas picadas (125 ml)

Ensalada de pasta con salsa de tomate amarillo

Consejos

También puedes hacer la salsa con tomates verdes dulces, como los tomates verdes cebra. Para pelar tomates y extraerles las semillas, escáldalos en agua hirviendo durante unos 15 segundos, hasta que la piel empiece a desprenderse. Con una espumadera saca los tomates y sumérgelos en agua helada. Pela la piel con un cuchillo de pelar y, a continuación, extrae las semillas con una cuchara.

- Batidora.

❖

1. **Salsa de tomate:** en la batidora, a baja velocidad, mezcla los tomates, el ajo, la albahaca, el aceite, la ralladura de limón, la sal y la pimienta procurando que queden trocitos de tomate. Aparta.
2. **Ensalada de pasta:** en una olla grande con agua salada hirviendo, escalda el apio durante 20 segundos. Extráelo con unas pinzas de cocina y enfríalo en agua fría. Escurre, corta y aparta.
3. Añade la pasta al agua de la olla y cuece siguiendo las instrucciones del envase hasta que esté al dente (tierna pero consistente). Escurre, enjuaga bajo agua fría y vuelve a escurrir bien.
4. Mientras tanto, precalienta la parrilla. Corta el pimiento amarillo por la mitad y colócalo en una bandeja de hornear. Asa, con la piel hacia arriba, hasta que esta se queme un poco. Déjalo enfriar, pélalo y córtalo en tiras.
5. En un bol grande, remueve la pasta con el apio, el pimiento amarillo, el queso, las nueces y la salsa de tomate hasta que esté bien mezclado.

Nutrientes por ración (en 8 raciones)	
Calorías	383
Grasas	14 g
Grasas saturadas	3 g
Colesterol	9 mg
Sodio	369 mg
Hidratos de carbono	50 g
Fibra	4 g
Azúcares	2 g
Proteína	15 g
Calcio	170 mg
Hierro	3 mg

Con tomates amarillos dulces se elabora una salsa deliciosa para la ensalada de pasta.

Ensalada griega de judías

Para 6 raciones

2 tazas de judías blancas cocidas (500 ml)
1 cebolla, cortada finamente en rodajas
1 tomate, cortado en dados de 1 cm
¼ de taza de aceite de oliva virgen extra (60 ml)
1 cucharada de vinagre de vino tinto (15 ml)
Sal y pimienta negra recién molida
2 huevos duros, en rodajas finas
2 tazas de pepino en rodajas finas (500 ml)
1 taza de pimientos verdes encurtidos escurridos (250 ml)
¼ de taza de aceitunas kalamata (unas 8) (60 ml)
Unas cuantas ramitas de perejil fresco, picado

1. Vierte las judías en un bol. Incorpora la cebolla y el tomate. Mézclalos suavemente con las judías.

2. Bate el aceite y el vinagre hasta que emulsionen. Añade el aderezo a la mezcla de judías; mézclalo bien pero con suavidad. Salpimenta a tu gusto.

3. En una fuente de servir, incorpora las judías aderezadas, amontonándolas ligeramente. Decora los bordes alternando rodajas de huevo y de pepino. Dispón los pimientos verdes encurtidos dentro de este borde para hacer un círculo alrededor de las judías. Adorna la superficie de la ensalada con las aceitunas y el perejil picado.

4. Sirve inmediatamente o cubre y deja reposar a temperatura ambiente hasta 1 hora antes de servir.

Nutrientes por ración

Calorías	221
Grasas	13 g
Grasas saturadas	2 g
Colesterol	62 mg
Sodio	239 mg
Hidratos de carbono	20 g
Fibra	6 g
Azúcares	4 g
Proteína	8 g
Calcio	42 mg
Hierro	2 mg

Esta ensalada se puede preparar en un momento si no tienes inconveniente en usar judías en lata. ¡Al día siguiente sabe todavía mejor!

Salsa de ajo «asado», cáñamo y perejil   Para aprox. 1 taza (250 ml)

Consejo

Para conservar las semillas de cáñamo, colócalas en un recipiente hermético y guárdalas en el frigorífico. Esto impedirá que las grasas que contienen se vuelvan rancias. Las semillas de cáñamo también pueden congelarse y conservarse así hasta 6 meses. Son muy ricas en proteínas: contienen hasta 5 gramos por cucharada (15 ml).

15 o 20 dientes de ajo, pelados

3 cucharadas de aceite de oliva virgen extra de presión en frío (45 ml)

2 tazas de perejil fresco de hojas planas (italiano) picado (500 ml)

½ taza de aceite de cáñamo de presión en frío (125 ml)

¼ de taza de zumo de limón recién exprimido (60 ml)

¼ de taza de semillas de cáñamo crudo descascarillado (60 ml)

½ cucharadita de sal marina fina (2 ml)

¼ de cucharadita de pimentón dulce (1 ml)

¼ de taza de agua filtrada (aproximadamente 60 ml)

Nutrientes por 1
cucharada (15 ml)

Calorías	102
Grasas	10 g
Grasas saturadas	1 g
Colesterol	0 mg
Sodio	87 mg
Hidratos de carbono	2 g
Fibra	0 g
Azúcares	0 g
Proteína	1 g
Calcio	17 mg
Hierro	1 mg

- Deshidratador eléctrico de alimentos.
- Batidora.

❖

1. En un plato poco profundo, incorpora el ajo y el aceite de oliva. Mezcla bien. Colócalo en el deshidratador y extiéndelo uniformemente. Deshidrata a 41 °C de 10 a 12 horas o hasta que esté dorado (debería parecerse al ajo asado tradicional).

2. En la batidora, mezcla el ajo «asado», el perejil, el aceite de cáñamo, el zumo de limón, las semillas de cáñamo, la sal y el pimentón. Tritura a velocidad alta hasta obtener una mezcla homogénea.

3. Raspa los laterales del bol de la batidora. Sin dejar de batir, ve añadiendo poco a poco el agua por la abertura de la tapa hasta que se forme un aderezo cremoso. Sirve inmediatamente o cubre y refrigera hasta 5 días.

El ajo es una rica fuente de inulina y un magnífico agente antibacteriano.

Salsa de ajo «asado», cáñamo y perejil

Variaciones

Sustituye el perejil y el zumo de limón por ¼ de taza (60 ml) de zumo de lima recién exprimido, 1 cucharada (15 ml) de raíz de jengibre picada y 1 cucharadita (5 ml) de coriandro molido. Sustituye las semillas de cáñamo por la misma cantidad de semillas de sésamo, remojadas en ½ taza (125 ml) de agua durante 20 minutos. Escurre, descarta el agua de remojo y lava bajo agua corriente fría.

Aderezo de tomate y albahaca

Para aprox. 1½ taza (375 ml)

1 taza de tomate picado (250 ml)
½ taza de aceite de oliva virgen extra de presión en frío (125 ml)
¼ de taza de agua filtrada (60 ml)
3 cucharadas de tamari (45 ml)
2 dientes de ajo
2 manojos de albahaca fresca, picada gruesamente

- Batidora.

❖

1. En la batidora, mezcla el tomate, el aceite de oliva, el agua, el tamari, el ajo y la albahaca. Tritura a velocidad alta hasta obtener una mezcla homogénea. Sirve inmediatamente o tapa y conserva en el frigorífico hasta 4 días.

Nutrientes por 1 cucharada (15 ml)

Calorías	41
Grasas	4 g
Grasas saturadas	1 g
Colesterol	0 mg
Sodio	121 mg
Hidratos de carbono	0 g
Fibra	0 g
Azúcares	0 g
Proteína	0 g
Calcio	2 mg
Hierro	0 mg

Pocas cosas evocan más al verano que los tomates y la albahaca.

Aderezo cremoso de miso

Para 1¾ taza (425 ml)

1 taza de agua filtrada (250 ml)

½ taza de aceite de oliva virgen extra de presión en frío (125 ml)

¼ de taza de miso de arroz integral sin pasteurizar (60 ml)

2 cucharadas de néctar crudo de agave (30 ml)

1 cucharada de tamari (15 ml)

2 dientes de ajo, pelados

• Batidora.

❖

1. En la batidora, mezcla el agua, el aceite de oliva, el miso, el néctar de agave, el tamari y el ajo. Bate a velocidad alta hasta que quede una mezcla uniforme. Sirve inmediatamente o tapa y conserva en el frigorífico hasta 5 días.

Variación

Para conseguir un aporte saludable de ácidos grasos omega-3, sustituye ¼ de taza (60 ml) del aceite de oliva por ¼ de taza (60 ml) de aceite de semillas de linaza de presión en frío.

Nutrientes por 1 cucharada (15 ml)

Calorías	44
Grasas	4 g
Grasas saturadas	1 g
Colesterol	0 mg
Sodio	128 mg
Hidratos de carbono	2 g
Fibra	0 g
Azúcares	1 g
Proteína	0 g
Calcio	2 mg
Hierro	0 mg

Pasta y cereales

Salsa de tomate

Para 4 tazas (1 l)

Consejo

Los tomates ciruela enlatados enteros pueden reemplazar a los frescos. Usa 2 latas (cada una de unos 800 ml) reservando 2 tazas (500 ml) del jugo para usar cuando haya que diluir la salsa.

1 ½ kg de tomates maduros
⅓ de taza de aceite de oliva (75 ml)
1 pizca de sal
8 dientes de ajo, picados gruesamente
½ cucharadita de hojuelas de guindilla (2 ml)
1½ cucharada de albahaca seca (22 ml) o de ¼ a ½ taza de albahaca fresca prensada picada (60 a 125 ml)
1 cucharada de vinagre balsámico (15 ml)
6 tomates deshidratados, finamente picados

1. Escalda los tomates en agua hirviendo durante 30 segundos. Colócalos sobre un bol, pélalos y extráeles el centro y las semillas. Córtalos gruesamente y apártalos. Cuela el jugo de tomate que haya quedado en el bol y añade la mitad de este jugo a los tomates picados. Conserva o congela la otra mitad para otras recetas que requieran jugo de tomate.

2. Calienta el aceite a fuego alto durante 30 segundos en una sartén grande profunda o en una cazuela. Añade la sal y remueve. Agrega el ajo picado y sofríe durante 30 segundos. Incorpora las hojuelas de guindilla y sigue rehogando durante 30 segundos más.

3. Añade el tomate picado y su jugo. Cuece a fuego lento hasta que hierva. Añade la albahaca (si la usas seca), el vinagre y los tomates deshidratados. Mezcla bien y reduce el fuego a medio bajo. Cocina de 20 a 25 minutos, manteniendo un

Esta salsa de tomate con albahaca y ajo funciona con cualquier receta en la que se busque resaltar el sabor del tomate. Se congela bien y es fácil de preparar en grandes cantidades.

Salsa de tomate

Nutrientes por ½ taza (125 ml)	
Calorías	122
Grasas	9 g
Grasas saturadas	1 g
Colesterol	0 mg
Sodio	41 mg
Hidratos de carbono	9 g
Fibra	2 g
Azúcares	5 g
Proteína	2 g
Calcio	34 mg
Hierro	1 mg

burbujeo constante y removiendo de vez en cuando.

4. Si usas albahaca fresca, añádela ahora para probarla (es imposible excederse; cualquier cantidad está bien). Agrégala y sigue cocinando durante 5 minutos. Aparta del fuego y cubre. Deja reposar de 5 a 10 minutos para que el sabor se asiente. Remueve para redistribuir el aceite que haya subido a la superficie y sirve inmediatamente.

Espaguetis y albóndigas de soja

De 4 a 6 raciones

Consejo

Puedes sustituir la carne para las albóndigas por 420 g de sucedáneo de carne picada elaborado con soja. Toma pequeñas cantidades de «carne» picada y forma con ellas bolas de aproximadamente 2,5 cm de diámetro. Los sucedáneos de carne de soja tienen diversas texturas. Los que se encuentran en la sección refrigerada del supermercado tienden a ser más húmedos que los de la sección de congelados. Para hacer albóndigas de soja es más fácil trabajar con el tofu húmedo.

250 g de espaguetis
¼ de taza de pan rallado seco (60 ml)
2 cucharadas de hojas de orégano fresco picadas gruesamente (30 ml) o 2 cucharaditas de orégano seco (10 ml)
1 cucharada de perejil fresco picado gruesamente (15 ml) o 1 cucharadita de perejil seco (5 ml)

1 cucharada de harina integral de trigo o de harina común sin refinar (15 ml)
1 paquete de albóndigas vegetales (420 g)
4 tazas de salsa de tomate comercial o casera (receta en la página 293) (1 l)
3 cucharadas de aceite de oliva (45 ml)
Sucedáneo vegano de queso parmesano rallado (opcional)

Espaguetis y albóndigas de soja

1. En una olla de agua hirviendo con sal, cocina los espaguetis durante 8 minutos o hasta que estén tiernos. Escurre.

2. Mientras tanto, mezcla en un bol el pan rallado, el orégano, el perejil y la harina. Añade las albóndigas y remuévelas para rebozarlas bien. Agítalas para eliminar el exceso de pan rallado y pásalas a una bandeja. Apártalas.

3. Calienta la salsa de tomate en una olla a fuego lento hasta que esté bien caliente.

4. Mientras tanto, en una sartén antiadherente, calienta el aceite a fuego medio durante 30 segundos. Añade las albóndigas y rehógalas, removiéndolas, hasta que estén ligeramente doradas y crujientes. Usando una espumadera, pásalas a la olla de la salsa de tomate. Cuece a fuego lento, sin tapar, durante 5 minutos o hasta que esté bien caliente.

5. Distribuye los espaguetis calientes en los platos y dispón sobre ellos las albóndigas de soja con salsa. Espolvorea por encima el sucedáneo de queso, si lo deseas.

Nutrientes por ración (en 6 raciones)	
Calorías	503
Grasas	26 g
Grasas saturadas	4 g
Colesterol	0 mg
Sodio	431 mg
Hidratos de carbono	48 g
Fibra	8 g
Azúcares	9 g
Proteína	22 g
Calcio	80 mg
Hierro	4 mg

Esta es una versión vegana y contemporánea de un plato tradicional que te ofrece los beneficios de la soja, el extraordinario sabor de la salsa de tomate y la satisfacción de una comida reconfortante.

Macarrones con queso gouda ahumado

Para 4 raciones

Consejo

Siempre es mejor el queso parmesano recién rallado, pero puedes encontrarlo previamente rallado y envasado en la sección refrigerada de quesos del supermercado.

2 tazas de macarrones codo (500 ml)
1 cucharada de mantequilla (15 ml)
2 dientes de ajo, picados
¼ de taza de cebolletas finamente cortadas (60 ml)
2 cucharadas de harina común (30 ml)
2 tazas de leche (500 ml)
½ cucharadita de sal (2 ml)
¼ de cucharadita de pimienta negra recién molida (1 ml)
½ taza de queso gouda ahumado rallado (125 ml)
6 cucharadas de queso parmesano recién rallado (90 ml)
½ taza de pan rallado (125 ml)

Nutrientes por ración

Calorías	438
Grasas	15 g
Grasas saturadas	9 g
Colesterol	53 mg
Sodio	725 mg
Hidratos de carbono	53 g
Fibra	2 g
Azúcares	9 g
Proteína	22 g
Calcio	472 mg
Hierro	2 mg

- Precalienta el horno a 180 °C.
- Una cacerola de 8 tazas (2 l), engrasada.

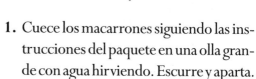

1. Cuece los macarrones siguiendo las instrucciones del paquete en una olla grande con agua hirviendo. Escurre y aparta.

2. Mientras tanto, derrite la mantequilla a fuego medio en una sartén grande. Rehoga el ajo y las cebolletas durante unos 2 minutos o hasta que estén blandos. Agrega la harina y cocina durante 1 minuto.

3. Incorpora poco a poco la leche, la sal y la pimienta; reduce el fuego y cuece a fuego lento, removiendo constantemente, de 3 a 5 minutos o hasta que espese. Aparta del fuego, añade el gouda y el parmesano y deja que se fundan. Agrega los macarrones. Viértelos en la cacerola engrasada y espolvoréales pan rallado.

4. Hornea durante 20 minutos o hasta que estén burbujeando.

Te encantará esta variación del típico plato estadounidense de macarrones y queso hecho con gouda ahumado. Es estupendo como acompañamiento de carnes a la parrilla.

Macarrones con setas, tomates deshidratados y alcachofas

Para 4 raciones

Consejos

Si no tienes setas Portobello ni pimientos rojos para asar en casa, búscalos enlatados o en la sección de productos *gourmet* de los principales supermercados. Ambos sirven para esta receta. Si quieres una salsa más líquida, añade ¼ de taza (60 ml) de zumo de tomate antes de añadir la nata de soja.

3 cucharadas de aceite de oliva (45 ml)

1 cebolla dulce grande (como las de Vidalia), en rodajas finas

2 dientes de ajo, picados

3 setas Portobello al horno (ver receta, página 298), en rodajas finas

2 pimientos rojos asados (ver el recuadro, página 298) en rodajas finas

¾ de taza de corazones de alcachofa en lata escurridos, en cuartos (175 ml)

¼ de taza de tomates deshidratados conservados en aceite, picados gruesamente (60 ml)

250 g de macarrones

½ taza de nata de soja (125 ml)

1 cucharada de hojas de orégano finamente picadas (15 ml) o 1 cucharadita (5 ml) de orégano seco

Sal y pimienta negra recién molida

1. Calienta el aceite a fuego medio bajo durante 30 segundos en una sartén grande. Añade la cebolla y rehoga durante 12 minutos o hasta que esté muy blanda y ligeramente dorada.

2. Agrega el ajo y rehoga, removiendo, durante 1 minuto. Incorora las setas Portobello, los pimientos asados, los corazones de alcachofa y los tomates deshidratados y cocina, removiendo, de 5 a 7 minutos, o hasta que la verdura esté blanda.

3. Mientras tanto, cuece los macarrones en una olla grande con agua salada hirviendo durante 8 minutos o según las instrucciones del paquete, hasta que estén tiernos.

Basta con un poco de esta salsa para aportar un sabor intenso a tus platos.

Macarrones con setas, tomates deshidratados y alcachofas

Nutrientes por ración	
Calorías	457
Grasas	19 g
Grasas saturadas	3 g
Colesterol	0 mg
Sodio	135 mg
Hidratos de carbono	58 g
Fibra	4 g
Azúcares	8 g
Proteína	11 g
Calcio	32 mg
Hierro	2 mg

4. Añade la nata de soja y el orégano a la mezcla de verduras y remueve bien. Cocina durante 5 minutos más para que los sabores se mezclen. Divide los macarrones calientes entre 4 boles y vierte la mezcla de verduras por encima. Salpimenta al gusto.

Cómo asar pimientos

Coloca las mitades de los pimientos sin semillas en una bandeja de hornear y asa hasta que las pieles se chamusquen y se ennegrezcan. Pasa a un bol resistente al calor y cubre con film transparente. Cuando estén lo suficientemente fríos para tocarlos, elimina las pieles quemadas con la parte posterior de un cuchillo. No te preocupes por que quede un poco de piel negra.

Setas Portobello al horno
Para 4 raciones

Consejo
Al quitar el tallo de la seta, córtalo cuidadosamente con un cuchillo de pelar para dejar el sombrero intacto.

Las setas Portobello pueden usarse de muchas formas. Por ejemplo, córtalas en rodajas y añádelas a ensaladas y salsas o sírvelas enteras con pan para preparar un sándwich exquisito.

Setas Portobello al horno

¼ de taza de aceite de oliva
(60 ml)
2 cucharadas de vinagre
balsámico (30 ml)
Sal y pimienta negra recién
molida
4 setas Portobello, sin tallos
(ver consejo)

- Precalienta el horno a 180 °C.
- Fuente de hornear de cristal de 33 x 23 cm, engrasada.

❖

1. En un bol pequeño, mezcla el aceite de oliva, el vinagre balsámico, la sal y la pimienta al gusto.
2. Dispón las setas en la bandeja de hornear engrasada, con las laminillas hacia arriba, y vierte el adobo por encima, asegurándote de que todos los sombreros estén completamente cubiertos. Tapa el plato y refrigera de 1 a 2 horas para dejar que las setas absorban parte del adobo.
3. Escurre el exceso de adobo. Hornea las setas durante 35 minutos o hasta que estén blandas.

Variaciones

Hamburguesas de setas Portobello: sirve las setas enteras en pan para hamburguesas o en un panecillo.

Hamburguesas de setas Portobello con cebolla caramelizada: para variar, acompaña las «hamburguesas» con cebolla caramelizada. Para caramelizar las cebollas, derrite 2 cucharadas (30 ml) de margarina de soja en una sartén a fuego medio. Añade 1 cebolla grande, cortada en rodajas finas. Espolvorea por encima 1 cucharadita (5 ml) de azúcar de caña natural y rehoga, removiendo con frecuencia, durante 20 minutos o hasta que la cebolla esté blanda y ligeramente dorada.

Nutrientes por ración

Calorías	153
Grasas	14 g
Grasas saturadas	2 g
Colesterol	0 mg
Sodio	8 mg
Hidratos de carbono	6 g
Fibra	1 g
Azúcares	3 g
Proteína	2 g
Calcio	9 mg
Hierro	1 mg

Lasaña vegetal a la plancha

Para 8 raciones

Consejos

En lugar de usar la tradicional base de pasta, en esta lasaña se usa el tofu. Utiliza tofu extraduro para obtener el mejor resultado. Para asar los pimientos, calienta la barbacoa o la parrilla, colócalos en una rejilla o bandeja para asar y ásalos hasta que la piel se vuelva negra y con ampollas. Coloca los pimientos asados en una olla grande con tapa. El vapor hará que transpiren y será más fácil desprender la piel. Deja que se enfríen. Elimina los tallos, las semillas y la piel.

1 cebolla pequeña, picada
1 cucharada de aceite vegetal (15 ml)
3 dientes de ajo, picados
1 zanahoria, en dados
1 tallo de apio, en dados
2 tazas de setas en rodajas (500 ml)
1 lata de tomates (540 ml)
1 lata de salsa de tomate (220 ml)
1 cucharadita de albahaca seca en polvo (5 ml)
1 cucharadita de orégano seco en polvo (5 ml)
½ cucharadita de sal (2 ml)
¼ de cucharadita de pimienta negra recién molida (1 ml)
¾ de kg de tofu natural o con sabor a hierbas (750 g)
2 calabacines, cortados en tiras a lo largo y asados
½ berenjena, en rodajas y asada
1 pimiento rojo, en cuartos, asado y pelado
1 taza de requesón semidesnatado (250 ml)
3 tazas de mozzarella rallada baja en grasa (750 ml)
⅓ de taza de queso parmesano recién rallado (75 ml)

- Precalienta el horno a 180 °C.
- Bandeja para hornear de 33 x 23 cm, rociada con aceite antiadherente de cocina.

❖

1. En una olla holandesa, saltea la cebolla en el aceite hasta que esté tierna. Agrega el ajo, la zanahoria, el apio y las setas, y rehoga durante 5 minutos. Añade los tomates y tritúralos con un tenedor. Incorpora la salsa de tomate, la albahaca y el orégano. Cocina a fuego lento sin tapar, de 15 a 20 minutos, o hasta que espese y se reduzca a unas 2½ tazas (625 ml). Salpimenta.

2. Corta la mitad del tofu en tiras de medio centímetro de grosor. Cubre con

Dos sencillos cambios le dan a esta lasaña un sabor deliciosamente nuevo: la verdura se prepara a la plancha primero y el tofu se usa para formar una capa con el queso; de este modo se convierte en un plato rico en calcio.

Lasaña vegetal a la plancha

ellas el fondo de la bandeja engrasada. Extiende la mitad de la salsa sobre el tofu. Corta los calabacines, la berenjena y el pimiento rojo en trozos que se puedan comer de un solo bocado y dispón la mitad de estas verduras sobre la salsa. A continuación coloca la mitad del requesón y el queso mozarella.

3. Corta el tofu restante y disponlo formando una capa sobre el queso. Vierte encima el resto de la salsa, y lo que quede de verdura y requesón. Mezcla el queso mozzarella restante con el parmesano y viértelos por encima. Cubre bien con papel de aluminio.

4. Hornea durante 15 minutos. Quítale el papel de aluminio y hornea hasta que esté caliente y dorado, de 15 a 20 minutos. Déjalo reposar 5 minutos antes de servir.

Nutrientes por ración

Calorías	328
Grasas	17 g
Grasas saturadas	6 g
Colesterol	27 mg
Sodio	873 mg
Hidratos de carbono	17 g
Fibra	5 g
Azúcares	7 g
Proteína	33 g
Calcio	1.282 mg
Hierro	4 mg

Esta receta es cortesía del chef Bernard Casavant y de la dietista Jane Thornthwaite.

Pad thai vegetariano

Para 6 raciones

Consejo

Puedes añadir más verduras, como espárragos cortados en tiras finas, judías o col rallada.

250 g de fideos secos de arroz medianos o anchos
¼ de taza de salsa de soja (60 ml)
¼ de taza de kétchup (60 ml)
2 cucharadas de zumo de lima recién exprimido (30 ml)
1 cucharada de azúcar de palma o de azúcar moreno (15 ml)
¼ de taza de aceite vegetal (60 ml)
250 g de tofu duro, cortado en dados de 0,5 cm
½ pimiento rojo, cortado en tiras finas
2 huevos grandes, batidos
3 dientes de ajo, picados
2 tazas de brotes de judías (500 ml)
3 cebolletas, picadas
1 cucharadita de guindillas frescas picadas finamente (5 ml)
¼ de taza de cacahuetes picados (60 ml)
2 cucharadas de hojas frescas de cilantro picadas (30 ml)
1 lima, cortada en cuñas

1. Coloca los fideos en un bol grande. Cúbrelos con agua muy caliente y déjalos en ella de 10 a 12 minutos, o hasta que se ablanden pero sigan estando firmes. Lávalos bien con agua fría y escúrrelos.

2. En un bol pequeño o en una taza de medir, mezcla la salsa de soja, el kétchup, el zumo de lima y el azúcar.

3. Calienta un wok o una sartén grande a fuego medio alto y añade 2 cucharadas (30 ml) de aceite. Agrega el tofu y el pimiento rojo y rehoga durante 3 minutos. Sácalos y apártalos.

4. Añade el aceite restante al wok y calienta. Agrega los huevos y el ajo y saltea para hacer un revuelto.

5. Incorpora la mezcla con salsa de soja y los fideos y remueve para ligarla durante 2 minutos o hasta que los fideos estén blandos pero no viscosos (si la mezcla se seca, añade unas pocas cucharadas de agua o caldo para impedir que se queme).

6. Añade el tofu, el pimiento rojo y 1¾ taza (425 ml) de brotes de judías y remueve durante 1 minuto, o hasta que esté caliente.

Pad thai vegetariano

Nutrientes por ración

Calorías	394
Grasas	19 g
Grasas saturadas	2 g
Colesterol	62 mg
Sodio	820 mg
Hidratos de carbono	46 g
Fibra	3 g
Azúcares	6 g
Proteína	14 g
Calcio	312 mg
Hierro	3 mg

7. Pasa a una fuente de servir y acompaña con los restantes brotes de judías, las cebolletas, la guindilla, los cacahuetes y el cilantro. Adorna con las cuñas de lima.

Esta es una versión vegetariana de un plato popular de fideos en la que el tofu sustituye al pollo y las gambas. Puedes prescindir de los huevos si lo deseas.

Salsa barbacoa de tomate deshidratado   Para 2½ tazas (625 ml)

Consejos

Para remojar los tomates deshidratados, colócalos en un recipiente y añade 2 tazas (500 ml) de agua. Cubre y aparta durante 30 minutos. Escurre y descarta toda el agua. Si tienes una batidora potente, úsala para preparar esta salsa. Con una batidora normal no se consigue darle una textura tan cremosa y suave.

1 taza de tomates deshidratados, en remojo (ver consejo) (250 ml)
1 taza de agua filtrada (250 ml)
¼ de taza de vinagre de sidra de manzana (60 ml)
¼ de taza de néctar de agave crudo (60 ml)
3 cucharadas de cebolletas picadas (partes verdes y blancas) (45 ml)

3 cucharadas de aceite de oliva virgen extra de presión en frío (45 ml)
2 cucharadas de zumo de limón recién exprimido (30 ml)
1 cucharada de tamari (15 ml)
½ cucharadita de sal marina fina (2 ml)
½ cucharadita de pimentón dulce ahumado (opcional) (2 ml)
1 pizca de pimienta de cayena

Esta salsa picante es un delicioso sustituto de las salsas barbacoa tradicionales, repletas de azúcar. Va bien con las recetas de alimentos en los que la barbacoa suele ser el método habitual de preparación, como sucedáneos de hamburguesas o de carne.

Salsa barbacoa de tomate deshidratado

• Batidora.

❖

Nutrientes por 1 cucharada (15 ml)	
Calorías	18
Grasas	1 g
Grasas saturadas	0 g
Colesterol	0 mg
Sodio	85 mg
Hidratos de carbono	2 g
Fibra	0 g
Azúcares	2 g
Proteína	0 g
Calcio	2 mg
Hierro	0 mg

1. En la batidora, mezcla los tomates deshidratados con el agua, el vinagre, el néctar de agave, las cebolletas, el aceite de oliva, el zumo de limón, el tamari, la sal, el pimentón (si lo usas) y la cayena a velocidad alta hasta que quede una salsa homogénea. Pásala a un recipiente hermético o a un tarro de cristal y guárdala en el frigorífico hasta un máximo de 4 días.

Cuscús al horno

Para 8 raciones

Consejo

Si tienes a mano caldo vegetal casero (página 267), úsalo en esta receta en lugar de caldo comprado en la tienda.

1½ taza de caldo de verduras listo para usar (375 ml)
1 taza de cuscús (250 ml)
½ cucharadita de sal (2 ml)
¼ de taza de aceite de oliva (60 ml)
3 dientes de ajo, picados
1 cebolla grande, finamente cortada
1 lata de tomates en dados, escurridos (800 ml) y ⅓ de taza de jugo reservado (75 ml)

2 tazas de hojas sueltas de espinaca fresca picadas (500 ml)
⅓ de taza de piñones (75 ml)
1 cucharadita de albahaca seca (5 ml)
½ cucharadita de pimienta negra recién molida (2 ml)
1 taza de queso Muenster rallado (250 ml)

Este plato está estupendo caliente, frío o a temperatura ambiente, servido solo o envuelto en una hoja de lechuga.

Cuscús al horno

- Precalienta el horno a 190 °C.
- Una cacerola con capacidad para 10 tazas (2,5 l).

❖

1. Hierve el caldo vegetal en una cacerola mediana a fuego alto. Añade el cuscús y la sal; tapa, aparta del fuego y deja reposar durante 5 minutos, o hasta que el líquido se absorba. Remueve con un tenedor.

2. Calienta el aceite a fuego medio alto en una sartén grande. Saltea el ajo y la cebolla de 5 a 7 minutos, o hasta que estén blandos. Añade los tomates y cocina, removiendo a menudo, durante 10 minutos. Agrega el cuscús, el jugo de tomate reservado, las espinacas, los piñones, la albahaca y la pimienta.

3. Extiende la mitad de la mezcla del cuscús en la cacerola. Espolvoréale por encima el queso. Extiende el resto del cuscús sobre el queso.

4. Tapa y hornea de 25 a 30 minutos, o hasta que burbujee.

Nutrientes por ración

Calorías	269
Grasas	15 g
Grasas saturadas	4 g
Colesterol	14 mg
Sodio	649 mg
Hidratos de carbono	26 g
Fibra	4 g
Azúcares	4 g
Proteína	8 g
Calcio	157 mg
Hierro	1 mg

Mazamorra con queso

Para 4 raciones

Consejos

Si tienes caldo vegetal casero (página 267) a mano, úsalo en esta receta en lugar del caldo comprado en la tienda. Elige una versión de caldo baja en sodio para reducir la cantidad de este mineral a 320 mg por ración.

Mazamorra con queso

1 cucharada de aceite de oliva (15 ml)

1 cebolla, finamente picada

4 dientes de ajo, picados

½ cucharadita de granos de pimienta negra triturados (2 ml)

2 tazas de caldo de pollo o caldo vegetal listo para usar (500 ml)

½ taza de mazamorra (125 ml)

1½ taza de queso cheddar añejo rallado (375 ml)

• Una bandeja de hornear de 4 tazas (1 l) de capacidad, ligeramente engrasada.

• Una olla de cocción lenta grande (aproximadamente 5 l) oval.

❖

1. En una sartén grande, calienta el aceite a fuego medio. Añade la cebolla y saltea, removiendo hasta que esté blanda, unos 3 minutos. Añade el ajo y la pimienta y cocina, removiendo durante 1 minuto. Incorpora el caldo y llévalo a ebullición. Agrega la mazamorra poco a poco, removiendo constantemente hasta que esté blanda y mezclada. Sigue cocinando y removiendo hasta que esté ligeramente espesa, unos 4 minutos. Agrega 1 taza (250 ml) de queso. Pásala a la bandeja de hornear engrasada. Cúbrela bien con papel de aluminio y asegúrala con un cordel.

2. Colócala en una olla de cocción lenta y vierte bastante agua para que cubra 2,5 cm de los lados de la bandeja. Tapa y cocina a temperatura baja durante 8 horas o alta durante 4. Remueve bien y deja

Siéntete de maravilla al comer esta mazamorra con queso sabiendo que las cebollas y el ajo, ricos en prebióticos, mantienen contento a tu intestino.

Mazamorra con queso

Nutrientes por ración

Calorías	303
Grasas	18 g
Grasas saturadas	10 g
Colesterol	42 mg
Sodio	1.042 mg
Hidratos de carbono	22 g
Fibra	2 g
Azúcares	2 g
Proteína	12 g
Calcio	314 mg
Hierro	1 mg

reposar sin tapar de 2 a 3 minutos para que absorba cualquier líquido.

3. Mientras tanto, precalienta la parrilla. Espolvorea el queso restante sobre la mazamorra y colócala bajo la parrilla hasta que se funda y se dore ligeramente.

Variación

Mazamorra con queso picante: si te gustan los sabores picantes, tritura finamente 1 guindilla en salsa de adobo. Agrégala a la mazamorra con los granos de pimienta.

Cazuela de arroz salvaje con calabaza y cebada

Para 6 raciones

Consejos

Para limpiar los puerros, llena el fregadero de agua tibia. Pártelos por la mitad a lo largo, sumérgelos en agua y agítalos para eliminar todos los restos de suciedad. Pásalos a un colador y enjuágalos con agua fría. Usa cebada perlada, mondada o entera en esta receta, la que prefieras. La cebada entera (conocida también como descascarillada) es la forma más nutritiva del grano. Para preparar con antelación, completa el paso 1. Cubre y conserva hasta un máximo de 2 días en el frigorífico. Cuando vayas a cocinar, completa la receta.

Esta cazuela reconfortante es un plato estupendo para el invierno. Es sencilla y muy sabrosa. Solo necesitas añadirle una ensalada verde bien aliñada.

307

Cazuela de arroz salvaje con calabaza y cebada

Para 6 raciones

1 cucharada de aceite vegetal (15 ml)

2 puerros (solo las partes blancas y verdes claras), cortados en rodajas finas (ver consejo)

2 zanahorias, peladas y en dados

2 tallos de apio, en dados

4 dientes de ajo, picados

1 cucharadita de sal (5 ml)

1 cucharadita de granos de pimienta negra triturados (5 ml)

½ cucharadita de tomillo seco o 2 ramitas de tomillo fresco (2 ml)

1 hoja de laurel

½ taza de cebada, lavada (ver consejo) (125 ml)

½ taza de arroz salvaje, lavado (125 ml)

4 tazas de caldo vegetal (página 267) o de consomé vegetal listo para usar (1 l)

4 tazas de calabaza moscada en dados de 1 cm (1 l)

- Olla de cocción lenta mediana o grande (3½ a 5 l)

❖

1. En una sartén, calienta el aceite a fuego medio. Añade los puerros, las zanahorias y el apio y cocina, removiendo, hasta que estén blandos, unos 7 minutos. Añade el ajo, la sal, los granos de pimienta, el tomillo y el laurel y cocina, removiendo, durante 1 minuto. Agrega la cebada y el arroz salvaje y remueve hasta que estén cubiertos uniformemente de aceite. Añade 2 tazas (500 ml) de caldo, remueve bien y deja hervir durante 2 minutos. Pasa a la olla de cocción lenta.

2. Incorpora la calabaza y el resto del caldo. Cubre y cocina a temperatura baja durante 8 horas o alta durante 4, hasta que la cebada esté tierna. Descarta la hoja de laurel.

Nutrientes por ración

Calorías	235
Grasas	5 g
Grasas saturadas	1 g
Colesterol	0 mg
Sodio	439 mg
Hidratos de carbono	46 g
Fibra	8 g
Azúcares	7 g
Proteína	6 g
Calcio	115 mg
Hierro	3 mg

Legumbres, tofu y tempeh

Pasteles sabrosos de garbanzos

Para 5 raciones

Consejos

Si lo prefieres, puedes usar 2 cucharadas (30 ml) de hojas frescas de menta picadas en lugar de la menta seca.

½ taza de copos de avena de preparación rápida o tradicionales (125 ml)
1 cucharada de zumo de limón recién exprimido (15 ml)
1 lata de garbanzos, escurridos y lavados (400 a 540 ml)
2 cucharadas de perejil fresco de hoja plana (italiano), picado gruesamente (30 ml)
1 cebolla pequeña, picada gruesamente
3 dientes de ajo, picados
2 cucharadas de semillas de comino (10 ml)
2 cucharadas de menta seca (ver consejo) (10 ml)
1 cucharadita de guindilla en polvo (5 ml)
½ cucharadita de sal (2 ml)
¼ de cucharadita de pimienta negra recién molida (1 ml)
¼ de taza de aceite de oliva o vegetal (60 ml)
3 cucharadas de pan rallado o de harina de maíz (45 ml)

• Procesador de alimentos.

❖

1. En el procesador de alimentos, incorpora la avena con el zumo de limón y pulsa de tres a cuatro veces, o hasta que esté todo mezclado. Añade los garbanzos y el perejil y pulsa diez veces, o hasta que los garbanzos estén molidos y queden mezclados pero no hechos puré.

2. Agrega la cebolla, el ajo, las semillas de comino, la menta, la guindilla en polvo, la sal y la pimienta. Pulsa cinco veces, o hasta que todo esté mezclado (los trozos grandes de cebolla y los garbanzos deberían estar triturados, pero la mezcla debería tener una textura gruesa).

3. Con las manos húmedas, moldea cinco pasteles, de unos 6 cm de diámetro y 2 cm de grosor cada uno. Espolvoréales harina de maíz por ambos lados.

La combinación de condimentos y harina de maíz que no puede detectarse en el resultado final, hace de estos pasteles (una versión del falafel de Oriente Medio) un primer plato satisfactorio.

Pasteles sabrosos de garbanzos

Nutrientes por ración

Calorías	260
Grasas	13 g
Grasas saturadas	2 g
Colesterol	0 mg
Sodio	483 mg
Hidratos de carbono	31 g
Fibra	5 g
Azúcares	1 g
Proteína	6 g
Calcio	54 mg
Hierro	3 mg

4. En una sartén grande, calienta el aceite a fuego alto hasta que esté caliente pero sin humear. Añade los pasteles y fríelos durante 1 minuto. Reduce el fuego a medio y fríe durante 1 o 2 minutos más, o hasta que estén dorados. Dales la vuelta, fríelos de 2 a 3 minutos más, o hasta que estén dorados por ambos lados y calientes por el centro. Sirve inmediatamente.

Variaciones

Sustituye las semillas de comino por semillas de sésamo. Añade unas gotas de aceite de sésamo al aceite vegetal al freír los pasteles.

Judías negras fáciles

Para 2 raciones

Consejo

Si a tu familia no le gusta el picante, prescinde de la guindilla chipotle.

1 cucharadita de aceite vegetal (5 ml)
1 cebolla pequeña, picada
1 lata de judías negras, escurridas y lavadas (unas 2 tazas, 540 ml)
1½ taza de agua (375 ml)
½ taza de pasta de tomate (125 ml)

1 guindilla chipotle en salsa de adobo
1 hoja de laurel
1 cucharadita de comino molido (5 ml)
2 cucharadas de cilantro fresco, picado (opcional) (30 ml)

Esta receta picante es magnífica para esos días ajetreados en los que no estás muy organizado y en el camino a casa te preguntas qué vas a hacer para cenar.

Judías negras fáciles

Nutrientes por ración

Calorías	302
Grasas	4 g
Grasas saturadas	0 g
Colesterol	0 mg
Sodio	877 mg
Hidratos de carbono	52 g
Fibra	14 g
Azúcares	11 g
Proteína	16 g
Calcio	129 mg
Hierro	6 mg

1. En una sartén grande, calienta el aceite a fuego medio. Saltea cebolla hasta que esté tierna, unos 5 minutos. Agrega las judías, el agua, la pasta de tomate, la guindilla, la hoja de laurel y el comino y llévalo a un hervor. Reduce el fuego y cuece a fuego lento durante 15 minutos o hasta que espese ligeramente. Descarta la guindilla (¡si la dejas dentro, el plato será demasiado picante!) y la hoja de laurel.

2. Sirve en boles y adorna con cilantro, si lo deseas.

Esta receta es cortesía de la dietista Chantal Saad Haddad.

Judías a la barbacoa
Para 6 raciones

Consejos

Para esta cantidad de judías usa 2 latas (400 a 540 ml) escurridas y lavadas, o cocina 2 tazas (500 ml) de judías secas. Para prepararlas con antelación, realiza los pasos 1 y 2. Cubre y conserva en el frigorífico hasta 2 días. Cuando vayas a cocinar, completa la receta.

Este plato es la prueba de que los vegetarianos también pueden disfrutar del saludable placer de unas sencillas judías cocidas. La adición de setas secas, miso y pimentón aporta los ricos sabores que relacionamos con la barbacoa sureña.

Judías a la barbacoa

1 paquete de setas porcini secas (14 g)
1 taza de agua caliente (250 ml)
1 cucharada de aceite vegetal (15 ml)
2 cebollas, finamente picadas
4 tallos de apio, en dados
2 zanahorias, peladas y en dados
2 dientes de ajo, picados
1 cucharadita de raíz de jengibre picada (5 ml)
1 cucharadita de sal (5 ml)
1 cucharadita de granos de pimienta negra (5 ml)
1 hoja de laurel
1 palito de canela (5 cm)
1 lata de tomates triturados (400 ml)
4 tazas de judías blancas escurridas (1 l)
¼ de taza de sirope de arce puro (60 ml)
1 cucharada de miso oscuro (15 ml)
1 o 2 cucharaditas de pimentón ahumado (5 o 10 ml)

Nutrientes por ración

Calorías	287
Grasas	4 g
Grasas saturadas	0 g
Colesterol	0 mg
Sodio	623 mg
Hidratos de carbono	53 g
Fibra	16 g
Azúcares	11 g
Proteína	13 g
Calcio	155 mg
Hierro	5 mg

• Una olla de cocción lenta mediana (de unos 4 l).

❖

1. En un bol, pon las setas secas en el agua caliente. Remuévelas bien y déjalas reposar durante 30 minutos. Escurre con un colador fino, reservando las setas y el líquido por separado. Córtalas finamente y aparta.

2. En una sarten, calienta el aceite a fuego medio. Añade las cebollas, el apio y las zanahorias y cocina, removiendo, hasta que se ablanden, unos 7 minutos. Añade el ajo, el jengibre, la sal, los granos de pimienta, la hoja de laurel, el palito de canela y las setas reservadas y cocina, removiendo, durante 1 minuto. Agrega los tomates triturados y el líquido reservado del remojo de las setas. Pásalo todo a una olla de cocción lenta.

3. Añade las judías y remueve bien. Cubre y cocina a temperatura baja durante 6 horas o alta durante 3, hasta que las judías estén tiernas. Descarta la hoja de laurel y el palito de canela.

4. En un bol pequeño, mezcla el sirope de arce, el miso y el pimentón. Añade a la olla y remueve bien. Cubre y cocina a fuego alto durante 20 minutos para que los sabores se mezclen. Sirve caliente.

Hamburguesas de judías negras con cilantro

Para 6 hamburguesas

⅓ de taza de copos de espelta en hojuelas (75 ml)
1 cucharadita de comino molido (5 ml)
1 cucharadita de orégano seco (5 ml)
1 cucharadita de sal (5 ml)
1 cucharadita de pimienta negra recién molida (5 ml)
½ cucharadita de guindilla chipotle en polvo (2 ml)
½ cucharadita de ajo en polvo (2 ml)
2 tazas de judías negras cocidas (500 ml)
2 cucharadas de cebolla rallada (30 ml)
2 cucharadas de cilantro fresco finamente picado (30 ml)
¼ de taza de arroz integral de grano corto cocido (60 ml)
2 a 4 cucharadas de aceite de oliva (30 a 60 ml)
1 tomate grande, cortado en 6 rodajas
1 aguacate, en rodajas
1 cebolla roja pequeña, en rodajas finas
6 a 12 hojas de lechuga romana
½ taza de sucedáneo vegano de mayonesa (125 ml)
6 bollos para hamburguesa, partidos y calientes

• Procesador de alimentos.

❖

1. En el procesador de alimentos, mezcla la espelta, el comino, el orégano, la sal, la pimienta, la guindilla en polvo y el ajo en polvo y pulsa 3 o 4 veces para mezclarlo. Añade las judías, la cebolla y el cilantro y tritura hasta que quede bien mezclado pero con algunos tropezones, de 10 a 20 segundos.

2. Pasa a un bol, agrega el arroz y, usando las manos, mézclalo todo. Con las manos limpias y humedecidas, dale la forma de 6 hamburguesas de aproximadamente 2,5 cm de grosor. Ponlas en una bandeja y déjalas reposar durante 5 minutos.

3. Coloca una sartén de fondo grueso a fuego medio y deja que se caliente. Añade 2 cucharaditas (10 ml) de aceite e inclina la sartén para que se cubra bien. Usando una espátula, pon cuidadosamente las hamburguesas en el aceite caliente, si es necesario en tandas, y cocina hasta que el fondo esté muy dorado y ligeramente crujiente,

Muy apropiado cuando el verano empieza a calentar y por las noches apetece cenar al fresco.

Hamburguesas de judías negras con cilantro

Nutrientes por unidad

Calorías	376
Grasas	16 g
Grasas saturadas	3 g
Colesterol	0 mg
Sodio	709 mg
Hidratos de carbono	49 g
Fibra	10 g
Azúcares	6 g
Proteína	11 g
Calcio	96 mg
Hierro	3 mg

de 3 a 4 minutos. Dales la vuelta con cuidado y cocina hasta que el otro lado quede dorado y estén bien hechas, de 2 a 3 minutos. Disponlas en una bandeja. Repite con las hamburguesas restantes, añadiendo aceite y ajustando la potencia del fuego entre una tanda y otra como sea necesario.

4. Coloca el tomate, el aguacate, la cebolla roja y las hojas de lechuga en una fuente grande. Vierte el sucedáneo de mayonesa en un bol pequeño. Sirve las hamburguesas en bollos calientes acompañadas de los condimentos y la mayonesa.

Orzo y alubias al horno
De 4 a 6 raciones

2½ tazas de orzo (625 ml)
1 cucharada de aceite de oliva (15 ml)
½ taza de cebolla roja en rodajas (125 ml)
2 tomates, picados gruesamente
2 tazas de salsa de tomate (página 293) (500 ml)
2 tazas de alubias rojas cocidas (500 ml)
1 taza de zumo de tomate (250 ml)
1 taza de queso parmesano rallado (250 ml)
1 cucharada de aceite de oliva virgen extra (15 ml)
Unas cuantas ramitas de perejil fresco, picado
Queso romano rallado (opcional)

• Precalienta el horno a 180 °C.
• Cacerola de 10 tazas (2,5 l) con tapa.

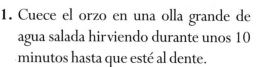

1. Cuece el orzo en una olla grande de agua salada hirviendo durante unos 10 minutos hasta que esté al dente.
2. Mientras tanto, calienta el aceite a fuego alto en una sartén durante 30 segundos; añade la cebolla y saltea, removiendo, durante 1 o 2 minutos, hasta que se queme un poco. Apaga el fuego y apártala.

316

Orzo y alubias al horno

3. Cuando el orzo esté cocido, escúrrelo bien y pásalo a la cacerola. Añade la cebolla salteada y remueve para que se mezclen. Agrega los tomates y la salsa de tomate y mezcla a conciencia. Agrega las alubias cocidas y remueve hasta que estén distribuidas uniformemente.

4. Cubre la mezcla de orzo y hornea durante 30 minutos. Sácala del horno y añádele el zumo de tomate. Cúbrela con el parmesano rallado y vuelve a introducirla en el horno, sin tapar, de 10 a 12 minutos más, hasta que el queso se haya derretido. Sirve en platos para pasta, asegurándote de que cada ración esté cubierta con algo de queso fundido. Rocía en cada plato unas cuantas gotas de aceite de oliva virgen extra y adórnalo con perejil picado. Sirve inmediatamente con queso romano (si lo deseas) como acompañamiento.

Nutrientes por ración
(en 6 raciones)

Calorías	402
Grasas	15 g
Grasas saturadas	4 g
Colesterol	12 mg
Sodio	350 mg
Hidratos de carbono	51 g
Fibra	8 g
Azúcares	8 g
Proteína	17 g
Calcio	207 mg
Hierro	4 mg

El orzo es una de las pastas más versátiles; tiene forma de granos de arroz pero de tamaño ligeramente superior.

Chili de cebada a la barbacoa y batatas

Para 6 raciones

Consejos

Usa el tipo de cebada que prefieras: perlada, mondada o entera. La cebada entera (conocida también como descascarillada) es la forma más nutritiva de este cereal.

Utiliza tu mezcla favorita de guindilla en polvo para esta receta, o si lo prefieres, muele guindillas anchas, de Nuevo México o guajillas.

Para prepararlo de antemano, realiza el paso 1. Tapa y conserva en el frigorífico hasta 2 días. Cuando estés listo para cocinarlo, completa la receta.

Como la cebada absorbe el líquido al reposar, añade ½ taza (125 ml) extra de caldo o agua antes de cocer.

1 cucharada de aceite vegetal (15 ml)	2 batatas, peladas y cortadas en dados de 2,5 cm
2 cebollas, finamente picadas	2 tazas de alubias rojas o negras cocidas (500 ml)
2 dientes de ajo, picados	
1 cucharada de comino molido (15 ml)	1 cucharada de guindilla en polvo (15 ml), disuelta en 2 cucharadas (30 ml) de zumo de lima recién exprimido
1 cucharadita de orégano seco, desmenuzado (5 ml)	
1 cucharadita de sal (5 ml)	1 guindilla jalapeña, picada (o de ½ a 1 guindilla chipotle en salsa de adobo, picada)
½ cucharadita de granos de pimienta negra triturados (2 ml)	
½ taza de cebada (ver consejo) (125 ml)	1 pimiento verde, finamente picado (opcional)
1 lata de tomates, con jugo, triturados gruesamente (800 ml)	Tiras de pimiento asado (opcional)
1 taza de caldo vegetal (página 267) o consomé vegetal listo para usar (250 ml)	Cilantro fresco finamente picado

- Olla de cocción lenta mediana o grande (3½ a 5 l).

❖

1. Calienta aceite a fuego medio en una sartén grande. Añade las cebollas y rehoga, removiendo, hasta que estén blandas, unos 3 minutos. Agrega el ajo, el comino, el orégano, la sal y la pimienta y cocina,

Chili de cebada a la barbacoa y batatas

Este chili, un tanto especial, tiene un magnífico sabor. Puedes servirlo con una sencilla ensalada verde y rodajas de aguacate.

Nutrientes por ración

Calorías	257
Grasas	4 g
Grasas saturadas	0 g
Colesterol	0 mg
Sodio	653 mg
Hidratos de carbono	49 g
Fibra	12 g
Azúcares	4 g
Proteína	10 g
Calcio	110 mg
Hierro	5 mg

removiendo, durante 1 minuto. Incorpora la cebada y remueve para que se cubra bien. Añade los tomates y llévalo a ebullición. Pásalo a la olla de cocción lenta.

2. Añade caldo, las batatas y las alubias. Cubre y cocina a temperatura baja de 6 a 8 horas o alta de 3 a 4, hasta que la cebada y las batatas estén tiernas. Agrega la guindilla en polvo, la guindilla jalapeña y el pimiento verde (si lo usas). Tapa y cocina a temperatura alta de 20 a 30 minutos, hasta que los sabores se fundan y el pimiento verde esté tierno. Para servir, utiliza platos soperos y acompaña con pimientos asados (si lo deseas) y cilantro.

Tofu picante con verduras
Para 4 raciones

3 cucharadas de aceite vegetal (45 ml)
375 g de tofu duro, seco, cortado en dados de 1 cm
3 chalotes, en rodajas finas
2 dientes de ajo, en rodajas finas
1 zanahoria, cortada en tiras finas del tamaño de cerillas
½ pimiento rojo, cortado en tiras finas
1 taza de espárragos o judías verdes, cortados en trozos de 2,5 cm (250 ml)

2 cucharadas de salsa de soja (30 ml)
2 cucharadas de zumo de lima recién exprimido (30 ml)
2½ cucharaditas de guindilla fresca picada (12 ml)
2 cucharaditas de azúcar granulado
½ cucharadita de pimienta negra recién molida (2 ml)

319

Tofu picante con verduras

Nutrientes por ración

Calorías	250
Grasas	18 g
Grasas saturadas	2 g
Colesterol	0 mg
Sodio	527 mg
Hidratos de carbono	11 g
Fibra	3 g
Azúcares	4 g
Proteína	15 g
Calcio	598 mg
Hierro	3 mg

1. Calienta un wok o una sartén a fuego medio alto y añade 2 cucharadas (30 ml) de aceite. Agrega el tofu y rehoga durante 4 minutos, dándole la vuelta con cuidado, hasta que tenga un color dorado oscuro. Apártalo con una espumadera y resérvalo.

2. Añade el resto del aceite al wok. Agrega los chalotes y el ajo y rehoga durante 1 minuto.

3. Incorpora la zanahoria, el pimiento rojo y los espárragos y rehoga durante 2 minutos.

4. Añade la salsa de soja, el zumo de lima, la guindilla, el azúcar y la pimienta y cocina, removiendo, durante 1 minuto.

5. Vuelve a echar el tofu en el wok y cocina durante 1 minuto o hasta que esté todo mezclado y bien caliente.

Tofu al curry horneado con masala de tomate   Para 4 raciones

Consejo

El tofu y la salsa pueden prepararse con antelación realizando los tres primeros pasos, y después de esto se cubren y se conservan en el frigorífico hasta un máximo de 2 días.

Las dos fases de elaboración de este plato (en la sartén y en el horno) le infunden al tofu un sabor profundo y una cubierta de curry con textura de mermelada. Además, le proporcionan un aspecto muy apetitoso, elevando este humilde alimento a la categoría de primer plato, que puede acompañarse con un aperitivo.

Tofu al curry horneado con masala de tomate

375 g de tofu duro o
extraduro, escurrido
1 cucharada de aceite
vegetal (15 ml)
1 o 2 guindillas verdes,
picadas
10 hojas de curry*
½ cucharadita de garam
masala (2 ml)
1 taza de salsa básica (página
209) (250 ml)
1 taza de tomates en lata
triturados (molidos)
(250 ml)
½ taza de agua (125 ml)
1 cucharada de salsa de soja
(15 ml)
Cilantro fresco picado
Yogur natural (opcional)

• Bandeja de hornear, cubierta con papel vegetal.

❖

1. En una tabla de cortar, coloca de lado el bloque de tofu. Corta a lo largo en 3 trozos y a continuación cada trozo por la mitad para hacer 2 cuadrados y cada cuadrado en diagonal para hacer triángulos. Apártalos.

2. Calienta el aceite a fuego medio hasta que esté caliente pero sin humear en una sartén grande antiadherente. Añade las guindillas, las hojas de curry y el garam masala; cocina, removiendo, hasta que desprenda aroma, alrededor de 1 minuto. Incorpora la salsa y cocina, removiendo, durante 1 minuto. Agrega los tomates, el agua y la salsa de soja; dejar hervir, sin dejar de remover.

3. Añade el tofu y dale la vuelta para que se cubra de salsa. Reduce el fuego y cocina a fuego lento, dándole la vuelta al tofu una vez, hasta que la salsa esté muy espesa, unos 15 minutos. Descarta las hojas de curry, si lo deseas.

4. Mientras tanto, precalienta el horno a 200 °C.

5. Usando una espumadera, pasa los trozos de tofu, bañados en salsa, a la bandeja de hornear, colocándolos separados

---

* N. del T.: son las hojas del árbol del curry o *Murraya koenigii*, de origen tropical e incluso subtropical, de la familia de las *Rutaceae*.

Tofu al curry horneado con masala de tomate

Nutrientes por ración

Calorías	212
Grasas	13 g
Grasas saturadas	2 g
Colesterol	0 mg
Sodio	613 mg
Hidratos de carbono	14 g
Fibra	4 g
Azúcares	2 g
Proteína	16 g
Calcio	636 mg
Hierro	4 mg

unos de otros a, como mínimo, 2,5 cm. Aparta la salsa restante.

6. Hornea hasta que el tofu esté glaseado y la salsa ligeramente dorada, unos 15 minutos. Espolvoréale el cilantro y la salsa reservada y cúbrelo de yogur (si lo usas).

Variaciones

Añade queso mozzarella rallado sobre el tofu durante los últimos 5 minutos de horneado del paso 6. Para hacer el tofu a la plancha en lugar de hornearlo, precalienta la parrilla a temperatura media. Dispón el tofu y la salsa sobre un gran trozo de papel de aluminio engrasado sobre la parrilla. Cubre y asa hasta que la salsa esté ligeramente dorada, unos 10 minutos.

Satay de tempeh al teriyaki con salsa de cacahuetes

De 4 a 6 raciones

Consejo

La salsa de cacahuetes puede elaborarse con antelación y conservarse refrigerada en un recipiente hermético hasta 1 semana. Antes de usarla, deja que alcance la temperatura ambiente.

El tempeh crujiente al teriyaki aporta la solidez adecuada aderezado con una salsa de cacahuetes picante y suave. Este plato, verdaderamente fácil de elaborar y con un aire muy festivo, es perfecto para añadir al arroz y servido con guisantes salteados y ajo.

Satay de tempeh al teriyaki con salsa de cacahuetes

Salsa de cacahuetes

1 taza de mantequilla de cacahuetes natural sin azúcar (250 ml)

2 cucharadas de leche de coco (30 ml)

2 cucharadas de tamari (30 ml)

2 cucharadas de néctar de agave (30 ml)

1 cucharada de zumo de lima recién exprimido (15 ml)

1 cucharadita de salsa de guindillas con ajo (5 ml)

¼ a ½ taza de agua caliente (60 a 125 ml)

Satay de tempeh al teriyaki

2 tazas de aceite de cacahuete (500 ml)

2 paquetes de tempeh al teriyaki cortados a lo largo en tiras de 1 cm (250 g)

Nutrientes por ración (en 6 raciones)	
Calorías	513
Grasas	35 g
Grasas saturadas	6 g
Colesterol	0 mg
Sodio	388 mg
Hidratos de carbono	34 g
Fibra	9 g
Azúcares	8 g
Proteína	22 g
Calcio	127 mg
Hierro	2 mg

• Batidora.

❖

1. **Salsa de cacahuetes**: en la batidora, combina la mantequilla de cacahuetes, la leche de coco, el tamari, el agave, el zumo de lima y la salsa de guindillas con ajo y hazlo todo puré hasta formar una pasta uniforme, añadiendo agua caliente para diluir la salsa en la medida de lo necesario. Aparta.

2. **Satay**: en una olla grande, de fondo grueso, calienta el aceite a fuego alto. Estará listo cuando al dejar caer un pequeño trozo de tempeh, este chisporrotee inmediatamente. Trabajando en tandas, coloca el tempeh con cuidado en aceite caliente y fríe hasta que esté ligeramente dorado y crujiente, de 3 a 4 minutos. Usando una espumadera, pásalo a un plato cubierto de papel de cocina. Sirve caliente con la salsa de cacahuetes para mojar.

Verduras

Guiso de pataca

De 4 a 6 raciones

Consejos

Si tienes caldo vegetal casero (página 267) a mano, úsalo en esta receta en lugar del caldo comercial. Un caldo bajo en sodio reducirá el contenido de este mineral en cada ración a 313 mg. Puedes utilizar 2 tazas (500 ml) de alubias blancas cocidas, escurridas y enjuagadas, en lugar de en lata.

1 cucharada de aceite de oliva (15 ml)
1 cebolla, picada
2 tallos de apio, picados
2 dientes de ajo, finamente picados
4 tazas de caldo vegetal listo para usar o agua (1 l)
2 tazas de patacas o patatas en dados (500 ml)
1 zanahoria, en dados
½ taza de colinabo o col verde rallados (125 ml)

¼ de taza de vino blanco seco (60 ml)
1 lata de judías cannellini o habichuelas verdes, escurridas y lavadas (400 a 540 ml)
3 cucharadas de perejil fresco picado (45 ml)
2 cucharadas de zumo de limón recién exprimido (30 ml)
Sal marina y pimienta negra recién molida

1. Calienta el aceite a fuego medio en una olla grande. Añade la cebolla y el apio y rehoga, removiendo de vez en cuando, de 6 a 8 minutos o hasta que estén blandos. Agrega el ajo y rehoga removiendo a menudo, durante 2 minutos, y a continuación el caldo. Sube el fuego a alto y hazlo hervir. Incorpora las patacas, la zanahoria, el colinabo y el vino blanco. Tapa, baja el fuego y cuece a fuego lento, removiendo una o dos veces, durante 15 minutos o hasta que las verduras estén tiernas al pincharlas con la punta de un cuchillo.

Mientras que la mayoría de los guisos son platos contundentes, llenos de textura y sabor, este es delicado, con un sabor sutil pero no por eso menos complejo. Se elabora aprovechando la cosecha otoñal de pataca originaria de la parte este de América del Norte. A estas hortalizas se las llama también alcachofas de Jerusalén, aguaturma o patatas canadienses.

Guiso de pataca

Nutrientes por ración (en 6 raciones)	
Calorías	146
Grasas	3 g
Grasas saturadas	0 g
Colesterol	0 mg
Sodio	846 mg
Hidratos de carbono	25 g
Fibra	5 g
Azúcares	9 g
Proteína	5 g
Calcio	51 mg
Hierro	3 mg

2. Añade las alubias, el perejil y el zumo de limón y calienta bien. Sazona al gusto con sal y pimienta. Usando un pasapuré, tritura parte de las verduras para espesar el guiso.

Kimchi picante

De 6 a 8 raciones

Consejos

Lava bien la col para asegurarte de que no quedan trozos grandes de sal en ella. Moler la sal suavemente en un mortero antes de usarla, o con un rodillo de amasar, servirá para que esto no suceda.

Busca polvo de guindillas coreano en una buena tienda de productos asiáticos. Si no puedes encontrarlo, sustitúyelo por 2 cucharaditas (10 ml) de pimentón y 1 cucharadita (5 ml) de guindilla en hojuelas.

8 tazas repletas de col napa picada en cuadrados de 2,5 cm (2 l)	3 cucharadas de guindilla en polvo coreana (ver consejo) (45 ml)
1 taza de sal marina gruesa, molida suavemente (250 ml) (ver consejo)	2 cucharadas de tamari (30 ml)
¼ de taza de cebolletas picadas (partes blancas y verdes) (60 ml)	2 cucharadas de néctar de agave crudo (30 ml)
	2 cucharaditas de raíz de jengibre picada (10 ml)
	2 dientes de ajo, picados

Kimchi picante

Este aperitivo fermentado coreano le aporta un toque picante a cualquier comida. Las saludables bacterias que se crean con este proceso hacen que resulte extraordinariamente digestivo. Cuida tu salud comiéndolo a diario. Está estupendo con ensaladas, arroz, judías, puré de patatas y huevos.

- Recipiente hermético de cristal (unas 16 tazas o 4 l).

❖

1. En un bol, mezcla la col y la sal y remueve hasta que queden bien mezcladas. Cubre y aparta, dejándola a temperatura ambiente de 2 a 4 horas, hasta que la col esté mustia. Pasa a un colador y enjuaga bajo agua corriente fría. Escurre bien y usa las manos para exprimirla y eliminar el exceso de líquido que pudiera quedar.

2. Pasa a un bol limpio y añade las cebolletas, la guindilla en polvo, el tamari, el néctar de agave, el jengibre y el ajo. Remueve hasta que quede bien mezclado.

3. Pasa al recipiente de vidrio hermético y apriétalo todo para que esté compacto, usando las manos o una cuchara de madera para presionar y expulsar así en la medida de lo posible el aire que quede entre los ingredientes. Coloca un film transparente directamente sobre la superficie del kimchi para impedir que esté en contacto con el aire y cierra la tapa herméticamente. Guarda en un lugar fresco y seco de 4 a 5 días o hasta que la mezcla empiece a tomar un sabor ligeramente agrio. Pásalo al frigorífico y guárdalo hasta 1 mes.

Nutrientes por ración
(en 8 raciones)

Calorías	39
Grasas	1 g
Grasas saturadas	0 g
Colesterol	0 mg
Sodio	309 mg
Hidratos de carbono	8 g
Fibra	2 g
Azúcares	4 g
Proteína	2 g
Calcio	38 mg
Hierro	1 mg

Fritos de jícama al queso

De 4 a 6 raciones

Consejos

El sabor de la jícama es una mezcla de manzana, patata y apio. Es levemente dulce y tiene un elevado contenido en agua. Para cortarla, usa un cuchillo cebollero y corta una pequeña rodaja de los cuatro lados para darle forma cuadrada antes de pelarla.

Si prefieres fritos más gruesos, tras cortar la jícama en trozos, divídela en tiras de aproximadamente 2,5 cm de ancho.

1 jícama grande, pelada (ver consejos)
½ taza de anacardos enteros crudos (125 ml)
½ taza de levadura nutricional (125 ml)
¼ de taza de agua filtrada (60 ml)
¼ de taza de aceite de oliva virgen extra de presión en frío (60 ml)
3 cucharadas de zumo de limón recién exprimido (45 ml)
½ cucharadita de sal marina fina (2 ml)

- Mandolina.
- Batidora.

❖

1. Usa una mandolina para cortar la jícama en rodajas de aproximadamente 0,5 cm. Apila las rodajas unas encima de otras y, utilizando un cuchillo cebollero afilado, córtalas en tiras longitudinales de aproximadamente 0,5 cm de ancho. Cubre y aparta.

2. En la batidora, mezcla los anacardos, la levadura nutricional, el agua, el aceite de oliva, el zumo de limón y la sal. Bate a velocidad alta hasta obtener una mezcla homogénea.

3. En un bol, unta las tiras de jícama con la salsa hasta que estén bien cubiertas. Sirve inmediatamente o cubre y conserva en el frigorífico hasta 2 días.

Nutrientes por ración (en 6 raciones)

Calorías	238
Grasas	15 g
Grasas saturadas	2 g
Colesterol	0 mg
Sodio	244 mg
Hidratos de carbono	24 g
Fibra	11 g
Azúcares	4 g
Proteína	5 g
Calcio	30 mg
Hierro	2 mg

La salsa para esta receta no solo ayuda a ablandar la textura de la jícama sino que además proporciona un rico sabor a queso.

Shiitakes rehogados con ajo

Para 4 raciones

Consejo

Si tienes caldo vegetal casero (página 267) a mano, úsalo en esta receta en lugar del caldo comprado en la tienda.

¼ de taza de caldo vegetal listo para usar o agua (60 ml)

1 cucharadita de azúcar granulado (5 ml)

1 cucharadita de sal (o al gusto) (5 ml)

250 g de setas shiitake

250 g de champiñones

3 cebolletas

2 cucharadas de aceite vegetal (30 ml)

2 cucharadas de ajo picado gruesamente (30 ml)

2 cucharadas de chalotes cortados en rodajas finas o cebolla finamente picada (30 ml)

½ cucharadita de pimienta negra recién molida (2 ml)

1. En un bol pequeño, mezcla el caldo, el azúcar y la sal y remueve bien. Aparta.

2. Prepara las setas quitándoles los tallos y descartándolos. Corta los sombreros transversalmente en tiras de 1 cm. Corta los champiñones, con sus tallos, transversalmente en rodajas finas. Corta la parte blanca de las cebolletas en trozos gruesos y la parte superior verde en trocitos de 2,5 cm de longitud. Coloca las cebolletas separadas de las setas.

3. Calienta un wok o una sartén grande y honda, a fuego alto. Agrega el aceite e inclínalo para que cubra el fondo. Añade el ajo y los chalotes y remueve bien, hasta que el ajo desprenda olor, unos 15 segundos.

4. Añade las setas y los champiñones y extiende en una sola capa. Cocina, sin interrupciones, durante 1 minuto. Mezcla bien. Rehoga, removiendo una o dos veces, hasta que las setas empiecen

Al rehogar las setas, su sabor se vuelve profundo y su textura, agradable. Esta receta va especialmente bien con un plato principal de salmón o chuleta a la parrilla y una ensalada aliñada con un aderezo alegre y picante.

Shiitakes rehogados con ajo

Nutrientes por ración	
Calorías	126
Grasas	8 g
Grasas saturadas	1 g
Colesterol	0 mg
Sodio	649 mg
Hidratos de carbono	10 g
Fibra	2 g
Azúcares	4 g
Proteína	3 g
Calcio	9 mg
Hierro	1 mg

a soltar su líquido y se ablanden, 1 minuto más.

5. Añade la mezcla del caldo y remueve bien. Cocina, removiendo una vez, hasta que las setas estén tiernas, 1 o 2 minutos más.

6. Agrega la pimienta y las cebolletas y cocina durante 1 minuto más. Remueve una vez. Pasa a una fuente de servir. Sirve caliente o tibio.

Curry de guisantes y espárragos

De 4 a 6 raciones

Consejo

Pica las cebollas para esta salsa con un procesador de alimentos, ya que si lo haces con una batidora, se licuarán. Hay que cortarlas de manera que formen una masa fina, pero no licuarlas, porque al hacerlo, el agua se separa. Lo mejor para este propósito son las cebollas amarillas (las variedades dulces tienen un mayor contenido de agua).

4 cebollas, cortadas por la mitad

2 cucharadas de aceite vegetal (30 ml)

1 o 2 cucharadas de curry en polvo (15 o 30 ml)

2 cucharadas de azúcar natural de caña (opcional) (10 ml)

2 tomates, picados

2 tazas de guisantes frescos o congelados (500 ml)

2 tazas de espárragos frescos o congelados (500 ml)

1 cucharada de zumo de limón recién exprimido (15 ml)

¼ de taza de cilantro o perejil de hoja plana fresco picado (italiano) (60 ml)

Curry de guisantes y espárragos

En esta receta, las cebollas se funden, formando parte de una salsa dulce y picante para los guisantes frescos y los espárragos.

- Procesador de alimentos

❖

1. Corta en rodajas finas 1½ cebolla y apártala. Usando el procesador de alimentos, pica las cebollas restantes hasta que se forme una pulpa gruesa (ver consejo).

2. En una cacerola o en una sartén, calienta el aceite a fuego medio. Añade la cebolla en rodajas. Cubre, reduce el fuego a bajo y cocina la cebolla de 8 a 10 minutos, o hasta que estén muy blandas. Agrega la pulpa de cebolla y el curry en polvo. Cocina a fuego medio alto, removiendo frecuentemente, durante 5 minutos o hasta que haya desaparecido todo el líquido. Añade el azúcar (si lo usas) y remueve hasta que se disuelva. Incorpora los tomates, los guisantes, los espárragos y el zumo de limón. Reduce el fuego y cuece a fuego lento, removiendo una o dos veces, de 8 a 10 minutos, o hasta que las verduras estén tiernas al pincharlas con la punta de un cuchillo. Adorna con cilantro.

Variación

Sustituye los guisantes por edamame (judías verdes de soja) frescas o congeladas.

Nutrientes por ración
(en 6 raciones)

Calorías	119
Grasas	5 g
Grasas saturadas	0 g
Colesterol	0 mg
Sodio	8 mg
Hidratos de carbono	15 g
Fibra	5 g
Azúcares	7 g
Proteína	5 g
Calcio	43 mg
Hierro	2 mg

Tirabeques con tomates cherry

Para 4 raciones

250 g de tirabeques (unas 3 tazas (750 ml)
¼ de taza de agua (60 ml)
2 cucharaditas de salsa de soja (10 ml)
1 cucharadita de azúcar granulado (5 ml)
½ cucharadita de sal (o al gusto) (2 ml)
2 cucharadas de aceite vegetal (30 ml)
2 cucharaditas de raíz de jengibre finamente picada (10 ml)
1 cucharadita de ajo picado gruesamente (5 ml)
1 taza de tomates cherry partidos por la mitad (250 ml)
1 cucharadita de aceite de sésamo asiático (5 ml)

1. Corta el tallo de los tirabeques y tira de él para extraer las hebras de fibra que pueda haber.

2. En un bol pequeño, mezcla el agua, la salsa de soja, el azúcar y la sal y remueve bien. Aparta.

3. Calienta un wok o una sartén grande y honda a fuego alto. Añade el aceite vegetal y agita la sartén para que el fondo se cubra bien. Agrega el jengibre y el ajo y remueve bien. Incorpora los tirabeques y cocina, sin interrupción, durante 1 minuto.

4. Añade la mezcla de salsa de soja a la sartén y remueve una vez. Reduce el fuego a medio. Sigue cocinando, removiendo de vez en cuando, hasta que los tirabeques tengan un color verde brillante y estén tiernos y crujientes, unos 2 minutos más.

5. Añade los tomates cherry y el aceite de sésamo y remueve una vez más. Pasa a un plato sirve caliente o templado.

Nutrientes por ración

Calorías	126
Grasas	8 g
Grasas saturadas	1 g
Colesterol	0 mg
Sodio	461 mg
Hidratos de carbono	12 g
Fibra	3 g
Azúcares	5 g
Proteína	3 g
Calcio	46 mg
Hierro	1 mg

Los tirabeques son una variedad de guisantes que destacan por su sabor dulce y jugoso. En esta receta rápida se cocinan con jengibre y ajo. Al final se agregan unos tomates cherry que solo necesitan pasar brevemente por la sartén caliente para completar este delicioso plato.

Crema de espinacas al ajillo

Consejos

Puedes sustituir las espinacas tiernas por 2 manojos cortados gruesamente de espinacas silvestres o concentradas (sin el tallo, solo las hojas). Hay dientes de ajo de diferentes tamaños. Si los que estás usando son grandes, reduce la cantidad empleada en esta receta a 2 dientes. Si son pequeños, auméntala a 8. Recuerda, siempre puedes añadir más ajo, pero si te excedes, no podrás corregirlo, de manera que no pongas demasiado. Para reducir el contenido de sodio de esta receta, usa menos sal.

4 tazas bien llenas de espinacas tiernas (1 l)
2 cucharadas de aceite de oliva virgen extra (30 ml)
3 cucharadas de zumo de limón recién exprimido (45 ml)
1 cucharadita de sal marina fina (5 ml)
1 taza de anacardos crudos enteros (250 ml)
¾ de taza de agua filtrada (175 ml)
6 dientes de ajo (ver consejo)

- Batidora.

❖

1. En un bol, mezcla las espinacas, el aceite de oliva, 1 cucharada (15 ml) de zumo de limón y ½ cucharadita (2,5 ml) de sal. Remueve hasta que todo esté bien mezclado. Cubre y aparta durante 10 minutos, hasta que las espinacas se ablanden.

2. En la batidora, mezcla los anacardos, el agua, el ajo y el resto del zumo de limón y la sal. Tritura a velocidad alta hasta obtener una mezcla homogénea. Pasa 1 taza (250 ml) de espinacas marinadas a la batidora. Tritura a alta velocidad hasta que la mezcla quede uniforme.

3. Vierte el puré de espinacas y anacardos sobre las restantes espinacas marinadas y mézclalo bien. Sirve inmediatamente o cubre y refrigera hasta 2 días.

Las espinacas con nata y ajo son una combinación clásica de sabores. Esta versión cruda, más saludable, retiene todo el contenido nutricional de las espinacas tiernas y el ajo sin sacrificar el sabor del plato original.

Nutrientes por ración

Calorías	275
Grasas	23 g
Grasas saturadas	4 g
Colesterol	0 mg
Sodio	747 mg
Hidratos de carbono	16 g
Fibra	2 g
Azúcares	2 g
Proteína	6 g
Calcio	43 mg
Hierro	3 mg

Calabacín relleno

Para 4 raciones

Consejo

Si tienes caldo vegetal casero a mano (página 267), úsalo en esta receta en lugar del caldo comercial.

¾ de taza de caldo vegetal listo para usar (175 ml)
2 calabacines pequeños, cortados por la mitad a lo largo
2 cebolletas, picadas
2 dientes de ajo, picados
1 tomate, en dados
½ cucharadita de albahaca seca (2 ml)
½ cucharadita de tomillo seco (2 ml)
¼ de cucharadita de salsa picante (1 ml)
¾ de taza de queso cheddar rallado (175 ml)

- Precalienta el horno a 180 °C.
- Bandeja de hornear.

1. En una sartén grande, a fuego medio alto, lleva el caldo a ebullición. Reduce el fuego a medio y añade las mitades de calabacín, con la parte de la piel hacia arriba. Cocina de 2 a 3 minutos o hasta que estén tiernas. Saca el calabacín y deja enfriar. Descarta el exceso de líquido.

2. Usando una cuchara, saca la pulpa del calabacín y pícala. En un bol grande, mezcla la pulpa de calabacín, las cebolletas, el ajo, el tomate, la albahaca, el tomillo y la salsa picante. Llena las pieles de calabacín con la mezcla, cubre con queso y coloca los calabacines rellenos en la bandeja de hornear.

3. Hornea durante 10 minutos o hasta que esté totalmente caliente y el queso se haya fundido.

Nutrientes por ración

Calorías	107
Grasas	7 g
Grasas saturadas	5 g
Colesterol	22 mg
Sodio	323 mg
Hidratos de carbono	5 g
Fibra	1 g
Azúcares	3 g
Proteína	6 g
Calcio	174 mg
Hierro	1 mg

Esta receta es cortesía de la dietista Laurie Evans.

Aquí tienes una presentación verdaderamente original para una verdura versátil.

Verduras variadas salteadas

Para 6 raciones

Consejos

Si tienes caldo vegetal casero (página 267) a mano, úsalo en esta receta en lugar de caldo comprado en la tienda.

Para tostar semillas de sésamo, colócalas en una sarten. Ponla a fuego medio y cocina de 2 a 3 minutos, removiendo de vez en cuando, hasta que estén ligeramente doradas. Viértelas en un plato y deja que se enfríen por completo. Guarda las semillas de sésamo tostadas en un recipiente pequeño. Se conservan congeladas hasta 4 semanas.

2 cucharadas de aceite vegetal (30 ml)
3 dientes de ajo, picados
1 cucharada de raíz de jengibre picada (15 ml)
½ manojo de brócoli (unos 250 g), cortado en cogollos pequeños
1 zanahoria, cortada en finas láminas
½ pimiento rojo, cortado en trozos de un bocado
1 taza de judías verdes cortadas (250 ml)
1 taza de espárragos en rodajas (250 ml)

1 taza de guisantes (250 ml)
1 taza de setas en cuartos (250 ml)
¼ de taza de caldo vegetal listo para usar o agua (60 ml)
2 cucharadas de salsa de soja (30 ml)
1 cucharada de salsa de ostras (15 ml)
1 cucharadita de aceite de sésamo (5 ml)
1 cucharada de semillas de sésamo, tostadas (ver consejo) (15 ml)
Hojas de cilantro fresco

1. Calienta un wok o una sartén grandes a fuego medio alto con el aceite. Añade el ajo y el jengibre y rehoga durante 30 segundos.

2. Incorpora el brócoli, la zanahoria, el pimiento rojo, las judías, los espárragos, los guisantes y las setas y mézclalo todo.

Prácticamente cualquier combinación de verduras se puede saltear. Cuanto más tarda una verdura en cocinarse, más pequeños deben ser los trozos (por ejemplo, las zanahorias deberían cortarse en tiras cortas y finas, como si fueran cerillas, o en rodajas muy finas). Trata de no recargar el wok; de lo contrario, el salteado tomará más tiempo y algunas verduras se cocerán excesivamente.

Verduras variadas salteadas

Nutrientes por ración	
Calorías	106
Grasas	7 g
Grasas saturadas	1 g
Colesterol	0 mg
Sodio	483 mg
Hidratos de carbono	10 g
Fibra	3 g
Azúcares	4 g
Proteína	4 g
Calcio	64 mg
Hierro	2 mg

3. Añade el caldo y hazlo hervir. Cubre y cocina durante 2 minutos o hasta que las verduras comiencen a ablandarse.

4. Agrega la salsa de soja, la salsa de ostras y el aceite de sésamo y cocina, removiendo, durante 30 segundos.

5. Adereza con las semillas de sesamo y el cilantro.

Brochetas vegetarianas

De 6 a 8 raciones

Consejos

Cuanto más tiempo están en adobo las verduras, más profundo se vuelve el sabor. Cualquier verdura que sobre de estas brochetas es perfecta para un plato de pasta o una ensalada.

Por comodidad, cocina las verduras en un cesto antiadherente para parrilla, teniendo en cuenta que algunas tardarán menos en hacerse que otras.

⅓ de taza de zumo de limón recién exprimido (75 ml)
¼ de taza de aceite de oliva (60 ml)
1 diente de ajo, picado
2 cucharaditas de orégano seco o fresco picado (10 ml)
Sal y pimienta negra recién molida
2 pimientos (de cualquier color), cortados en tiras de 2,5 cm
2 calabacines pequeños, cortados en tiras de 2,5 cm de grosor

2 tazas de tomates uva o cherry (unos 16) (500 ml)
2 tazas de champiñones enteros (unos 16) (500 ml)
1 cebolla grande, cortada en 8 gajos y partida por la mitad, separada en capas
1 calabaza amarilla de verano cortada en dados de 2,5 cm

Brochetas vegetarianas

- Precalienta la parrilla o la plancha.
- 16 brochetas de bambú o de metal.

❖

1. En un bol grande o en una bolsa de plástico con cierre hermético, mezcla el zumo de limón, el aceite de oliva, el ajo, el orégano, la sal y la pimienta al gusto. Añade los pimientos, el calabacín, los tomates, las setas, las cebolla y la calabaza y mezcla para que se cubra uniformemente. Marina a temperatura ambiente de 15 a 20 minutos, o en el frigorífico hasta 12 horas.

2. Ensarta las verduras en brochetas, alternándolas para formar un patrón atractivo y dejar un poco de espacio entre los trozos que permita circular el aire.

3. Ásalas a la plancha o a la parrilla, dándoles vueltas para asegurarte de que se cocinan uniformemente y vertiendo a menudo el adobo restante sobre ellas, de 8 a 10 minutos, o hasta que estén doradas por todos los lados y tiernas.

Nutrientes por ración
(en 8 raciones)

Calorías	99
Grasas	7 g
Grasas saturadas	1 g
Colesterol	0 mg
Sodio	8 mg
Hidratos de carbono	8 g
Fibra	2 g
Azúcares	5 g
Proteína	2 g
Calcio	24 mg
Hierro	1 mg

Variación

También puedes extender las verduras (sin ensartar en brocheta) en una sola capa sobre dos bandejas de hornear engrasadas con bordes y asarlas en un horno precalentado a 200 °C de 30 a 35 minutos. Dales la vuelta y rota las bandejas tras 20 minutos.

Este plato es muy socorrido en verano y a principios de otoño, cuando llega la época de las verduras frescas. Las brochetas están igualmente deliciosas servidas calientes o a temperatura ambiente.

Curry verde tailandés con espinacas y batatas Para 8 raciones

Consejo

Si solo puedes conseguir una lata de garbanzos de 540 ml, usa unas tres cuartas partes de la lata –alrededor de 1½ taza (375 ml) escurridos.

1 cucharada de aceite de coco virgen (15 ml)

1 cebolla grande, en rodajas finas

2 cucharadas de pasta de curry verde tailandés (30 ml)

1 kg de batatas, peladas y cortadas en trozos de 2,5 cm

1½ taza de agua de coco o agua (375 ml)

Sal marina fina

1 lata (400 a 425 ml) de garbanzos, escurridos y lavados

1 lata de leche de coco (con toda su nata), bien agitada (400 ml)

8 tazas prensadas de espinacas tiernas (175 g)

2 cucharadas de zumo de limón recién exprimido (30 ml)

Pimienta de cayena

Nutrientes por ración

Calorías	296
Grasas	13 g
Grasas saturadas	11 g
Colesterol	0 mg
Sodio	304 mg
Hidratos de carbono	42 g
Fibra	8 g
Azúcares	7 g
Proteína	6 g
Calcio	92 mg
Hierro	4 mg

1. Derrite el aceite de coco a fuego lento en una cazuela grande. Añade la cebolla, sube el fuego a medio alto y cocina, removiendo, de 6 a 8 minutos, o hasta que se ablande. Añade la pasta de curry y cocina, removiendo, durante 30 segundos.

2. Agrega las batatas, el agua de coco y 1 cucharadita (5 ml) de sal; hazlo hervir. Reduce el fuego y cuece a fuego lento, removiendo de vez en cuando, durante 12 minutos

3. Añade los garbanzos y la leche de coco, removiendo de vez en cuando, de 3 a 7 minutos, o hasta que las batatas estén tiernas.

4. Agrega las espinacas y el zumo de lima; cuece a fuego lento de 1 a 2 minutos o hasta que las espinacas estén mustias. Sazona al gusto con sal y pimienta de cayena.

Esta versión vegetariana del curry verde tailandés hará vibrar tus papilas gustativas con sabores del sureste asiático.

Postres

Plátanos con caramelo y lima

De 4 a 6 raciones

Consejos

Elige plátanos que estén maduros pero firmes. Para tostar el coco, colócalo en una bandeja de hornear y tuéstalo en un horno precalentado a 150 °C de 8 a 10 minutos, o hasta que adquiera un poco de color. Remueve una o dos veces para asegurarte de que se tuesta uniformemente. Deja enfriar en la bandeja. Una vez frío, puedes conservarlo congelado durante un máximo de 2 semanas.

¼ de taza de mantequilla, fundida (60 ml)

⅓ de taza de zumo de lima recién exprimida (75 ml)

4 plátanos normales, cortados en trozos de 5 cm de longitud (u 8 bananas dulces pequeñas)

⅓ de taza de azúcar de palma o de azúcar integral (75 ml)

2 cucharadas de coco rallado, tostado (ver consejo) (30 ml)

- Precalienta el horno a 200 °C.
- Bandeja cuadrada no metálica de 20 cm (u otro recipiente lo suficientemente grande para extender los plátanos en una sola capa).

1. En un bol pequeño, mezcla la mantequilla y el zumo de lima. Viértelo sobre la bandeja de hornear.

2. Añade los plátanos a la bandeja y dales la vuelta para que se cubran por toda su superficie. Espolvoréales el azúcar por encima.

3. Hornea entre 15 y 17 minutos o hasta que la mezcla comience a burbujear y los plátanos estén tiernos. Espolvoréales el coco rallado antes de servir.

Nutrientes por ración
(en 6 raciones)

Calorías	194
Grasas	9 g
Grasas saturadas	5 g
Colesterol	20 mg
Sodio	6 mg
Hidratos de carbono	31 g
Fibra	2 g
Azúcares	22 g
Proteína	1 g
Calcio	19 mg
Hierro	0 mg

Este es un postre sencillo y rápido que también puede servirse como aperitivo.

343

Fresas heladas

De 6 a 8 raciones

2 tazas de fresas (500 ml)
¼ de taza de miel líquida
(60 ml)
1½ taza de yogur con sabor
de vainilla (375 ml)
⅓ de taza de nata espesa o
batida (35%) cream (75 ml)

- Batidora.
- Molde cuadrado de metal para hornear de 23 cm.

❖

1. En la batidora, tritura a alta velocidad las fresas y la miel hasta formar un puré. Mézclalo con el yogur. Añade la nata y remueve hasta que todo esté bien mezclado. Vierte en el molde de hornear, cubre y congela hasta que esté casi sólido, aproximadamente 1 hora.

2. Deshaz la mezcla de fresa congelada. Ve poniendo poco a poco los trozos en la batidora, limpia, para hacerlos puré a alta velocidad.

3. Vierte el puré en un contenedor hermético, cubre y congela durante al menos 4 horas, hasta que esté firme, o hasta 3 días. Deja que se ablande a temperatura ambiente durante 15 minutos antes de servir.

Nutrientes por ración
(en **8** raciones)

Calorías	118
Grasas	4 g
Grasas saturadas	3 g
Colesterol	16 mg
Sodio	35 mg
Hidratos de carbono	18 g
Fibra	1 g
Azúcares	17 g
Proteína	3 g
Calcio	92 mg
Hierro	0 mg

Se necesita un yogur con toda su nata (al menos 3,5%) para asegurar una textura suave y cremosa. Puedes darle otros sabores con cualquier fruta congelada o fresca; solo tienes que ajustar el azúcar a tu gusto.

Pudin de nueces y plátano con especias

De 4 a 6 raciones

Consejos

El aceite de coco es sólido a temperatura ambiente pero tiene un punto de fusión de 24 °C, por eso es tan fácil de licuar. Para fundirlo, colócalo en un bol de vidrio poco profundo, sobre una olla de agua hirviendo.

Si mueles canela en rama en un molinillo para especias, obtendrás un sabor más fresco.

1½ taza de plátano picado (375 ml)

½ taza de néctar de agave crudo (125 ml)

½ taza de aceite de coco derretido (ver consejo) (125 ml)

2 cucharaditas de canela molida (10 ml)

½ taza de trozos o mitades de nueces crudas (125 ml)

• Procesador de alimentos.

❖

1. En el procesador de alimentos, mezcla el plátano, el néctar de agave, el aceite de coco y la canela. Tritura hasta obtener una mezcla homogénea. Añade las nueces y pulsa de 8 a 10 veces o hasta que esté triturado gruesamente. Pasa a un bol. Sirve inmediatamente o tapa y guarda en el frigorífico hasta 3 días.

Variaciones

Añade una pizca de extracto de vainilla.

Pudin de nueces, plátano y chocolate: sustituye la canela molida por 2 cucharadas (30 ml) de polvo de cacao crudo.

Nutrientes por ración
(en 6 raciones)

Calorías	336
Grasas	25 g
Grasas saturadas	16 g
Colesterol	0 mg
Sodio	1 mg
Hidratos de carbono	32 g
Fibra	2 g
Azúcares	26 g
Proteína	2 g
Calcio	20 mg
Hierro	0 mg

La añades dátiles a esta receta, obtendrás un sabor a caramelo que, con toda seguridad, satisfará tus deseos de dulce.

345

Yogur de plátano y naranja

De 4 a 6 raciones

Consejo

Al preparar la fruta para preparar el zumo de mezcla C, elimina la parte blanca y las semillas de los cítricos antes de exprimirlos.

2 tazas de pulpa de zumo de mezcla C (ver receta, página 227 y consejo) (500 ml)

1 taza de yogur natural (250 ml)

1 plátano maduro, triturado

2 cucharadas de miel líquida (30 ml)

- Molde para pan de metal 23 x 12,5 cm.

❖

1. En el molde para pan, mezcla la pulpa, el yogur, el plátano y la miel. Congela de 1 a 2 horas, o hasta que esté firme. Si la consistencia es muy dura, deja reposar en el frigorífico para que se ablande.

Nutrientes por ración (en 6 raciones)

Calorías	93
Grasas	1 g
Grasas saturadas	0 g
Colesterol	2 mg
Sodio	30 mg
Hidratos de carbono	20 g
Fibra	2 g
Azúcares	14 g
Proteína	3 g
Calcio	95 mg
Hierro	0 mg

Este delicioso yogur contiene el doble de prebióticos y probióticos.

Pastel griego de miel

Para 12 trozos

8 huevos grandes

½ taza de azúcar granulada (125 ml)

1 cucharada de cáscara de limón finamente picada (15 ml)

1 taza de almendras molidas (250 ml)

½ taza de sémola (125 ml)

1 cucharadita de levadura en polvo (5 ml)

3 cucharadas de zumo de limón recién exprimido (45 ml)

1 taza de agua (250 ml)

1 taza de miel líquida (250 ml)

Pastel griego de miel

- Precalienta el horno a 180 °C.
- Molde hondo de 30 cm, redondo, para tartas, ligeramente engrasado y enharinado.

❖

1. En un bol grande, bate las yemas de huevo con el azúcar y la ralladura de limón hasta que espese y adquiera un color amarillo pálido. Añade las almendras molidas y la sémola; no mezcles. Esparce la levadura en polvo sobre la sémola y vierte 1 cucharada (15 ml) de zumo de limón sobre la levadura para que haga espuma. Mézclalo sin excederte.

2. En otro bol, bate las claras hasta que estén a punto de nieve. Agrega aproximadamente ¼ de las claras a la masa. Después, añade el resto de las claras e incorpóralas a la masa con movimientos circulares desde el fondo hasta arriba, hasta que estén bien mezcladas pero no desinfladas (no las batas). Pasa al molde para tartas engrasado.

3. Hornea la masa durante 30 minutos o hasta que esté dorada, haya subido al doble de su altura original y un palillo insertado salga limpio. Sácala del horno y déjala enfriar por completo en una rejilla.

4. En una cazuela pequeña, hierve el agua. Añade la miel y el resto del zumo de limón hasta que se disuelva. Vuelve a

Este pastel de sémola, conocido también como revani, es fácil de elaborar, y está esta versión es ligera y lleno de vida. Va de maravilla con un buen acompañamiento lácteo, como nata batida, nata cuajada o helado.

347

Pastel griego de miel

Nutrientes por trozo	
Calorías	237
Grasas	7 g
Grasas saturadas	1 g
Colesterol	124 mg
Sodio	50 mg
Hidratos de carbono	39 g
Fibra	1 g
Azúcares	32 g
Proteína	7 g
Calcio	62 mg
Hierro	1 mg

hervir; reduce el fuego a medio y cuece durante 5 minutos, removiendo de vez en cuando. Vierte el sirope caliente uniformemente sobre la superficie del pastel, una vez frío.

5. Deja que el pastel absorba el sirope y que se enfríe otra vez. No lo desmoldes. Saca trozos directamente del molde para ponerlos en platos y sírvelos solos o acompañados con nata montada o helado.

Pastel de *branana* y avena con suero de leche   Para 12 trozos

Consejos

Esta receta es una manera estupenda de usar los plátanos muy maduros. Si no puedes usar los plátanos que se están volviendo maduros, guárdalos en bolsas de plástico herméticas y congélalos. Se volverán negros, pero una vez que se descongelen y se elimine la piel, estarán perfectos para utilizarlos.

Con esta receta se obtienen aproximadamente 2 tazas (500 ml) de glaseado.

1 taza de suero de leche (250 ml)
⅔ de taza de copos de avena grandes (tradicionales) (150 ml)
⅓ de taza de salvado de avena o de trigo (75 ml)
¼ de taza de mantequilla o margarina (60 ml)
1 taza de azúcar granulado (250 ml)
1 huevo grande
1 cucharadita de extracto de vainilla (5 ml)
2 plátanos maduros, machacados

1½ taza de harina común (375 ml)
1 cucharadita de bicarbonato (5 ml)
1 cucharadita de levadura en polvo (5 ml)

Glaseado
½ taza de azúcar granulado (125 ml)
½ taza de suero de leche (125 ml)
¼ de taza de mantequilla o margarina (60 ml)
½ cucharadita de bicarbonato (2 ml)

Pastel de banana y avena con suero de leche

El glaseado vertido sobre este fabuloso pastel le añade esponjosidad y lo hace aun más delicioso.

- Precalienta el horno a 180 °C.
- Molde de hornear cuadrado de 20 cm, ligeramente engrasado y enharinado.

❖

1. En un pequeño bol, vierte el suero de leche sobre los copos de avena y el salvado. Deja reposar durante 10 minutos.

2. En un bol mediano, mezcla la mantequilla y el azúcar. Incorpora el huevo y la vainilla. Mezcla el contenido de los dos boles con los plátanos. Tamiza la harina, la levadura en polvo y el bicarbonato; agrégalos a la mezcla de los plátanos y remueve bien. Vierte la masa en el molde engrasado.

3. Hornea durante 45 minutos o hasta que un palillo insertado en el centro salga limpio. Deja reposar durante 5 minutos.

4. **Glaseado**: en una pequeña cazuela a fuego medio, mezcla los ingredientes; deja que alcance el punto de ebullición (observa con atención; la mezcla hará espuma).

5. Haz agujeros por toda la superficie del pastel con un palillo de dientes; vierte el glaseado sobre una papel mientras este esté caliente. Deja enfriar antes de cortar.

Nutrientes por trozo

Calorías	287
Grasas	10 g
Grasas saturadas	6 g
Colesterol	39 mg
Sodio	192 mg
Hidratos de carbono	48 g
Fibra	2 g
Azúcares	29 g
Proteína	5 g
Calcio	111 mg
Hierro	1 mg

Esta receta es cortesía de Helen Sutton.

Galletas de plátano, sésamo y fresa

De 16 a 20 galletas

Consejo

Los alimentos deshidratados absorben la humedad del aire a menos que se conserven en recipientes herméticos y se mantengan apartados de la luz del sol. Si el alimento está crujiente al sacarlo del deshidratador pero se ha vuelto blando, solo tienes que volver a ponerlo en el deshidratador hasta que esté crujiente de nuevo.

3 tazas de plátanos cortados (750 ml)

2 tazas de fresas cortadas y sin rabito (500 ml)

3 cucharadas de néctar de agave crudo (45 ml)

2 cucharadas de semillas de sésamo (30 ml)

Variación

Sustituye las fresas por 2 tazas (500 ml) de moras, 1 cucharadita (5 ml) de canela molida y una pizca de extracto de vainilla.

Nutrientes por galleta

Calorías	39
Grasas	1 g
Grasas saturadas	0 g
Colesterol	0 mg
Sodio	0 mg
Hidratos de carbono	9 g
Fibra	1 g
Azúcares	6 g
Proteína	1 g
Calcio	13 mg
Hierro	0 mg

- Procesador de alimentos.
- Deshidratador de alimentos eléctrico.

❖

1. En el procesador de alimentos, bate los plátanos, las fresas y el néctar de agave hasta obtener una mezcla homogénea (no deben quedar trozos visibles de fruta). Pasa a un bol y agrega las semillas de sésamo.

2. Dispón la mezcla sobre una lámina deshidratadora antiadherente y, usando las manos, extiéndela uniformemente en una capa fina de alrededor de 1 cm de grosor. Corta de 16 a 20 porciones con un cuchillo pequeño. Deshidrata a 41 °C entre 8 y 10 horas, o hasta que esté lo suficientemente firme como para manipularlas. Sirve inmediatamente o deja enfriar y luego guárdalas en un recipiente hermético. Almacénalas, refrigeradas, hasta 5 días.

Estas delicias son sencillas de preparar y tienen un sabor divino.

Galletas de avena con frutas

Para 36 galletas

Consejos

Si usas margarina, elige una versión no hidrogenada para limitar el consumo de grasas trans. Para la fruta seca, prueba pasas, albaricoques picados y arándanos.

2 tazas de copos de avena grandes (tradicionales) (500 ml)

1¼ taza de harina integral de trigo (300 ml)

1 taza de birutas de chocolate semiamargo (250 ml)

1 taza de fruta seca (ver consejo) (250 ml)

¾ de taza de semillas molidas de lino (harina de linaza) (175 ml)

1 cucharadita de bicarbonato (5 ml)

½ cucharadita de sal (2 ml)

2 plátanos grandes, machacados

¾ de taza de miel líquida (175 ml)

½ taza de margarina (125 ml)

- Precalienta el horno a 180 °C.
- Bandejas de horno, ligeramente engrasadas o cubiertas con papel vegetal.

1. En un bol grande, mezcla la avena, la harina, las birutas de chocolate, la fruta seca, las semillas de lino, el bicarbonato y la sal.

2. En otro bol grande, mezcla plátanos, miel y margarina. Incorpora la mezcla de avena.

3. Vierte la masa a cucharadas (15 ml), separadas entre sí unos 5 cm, sobre las bandejas engrasadas. Aplasta con un tenedor.

4. Hornea durante unos 10 minutos o hasta que las galletas estén ligeramente doradas. Deja enfriar en las bandejas dentro del horno durante 5 minutos; luego ponlas en una rejilla fuera del horno para que se enfríen por completo.

Esta receta es cortesía de Eileen Campbell.

Son un aperitivo sabroso y saludable para cualquier momento del día.

Galletas de avena con frutas

Nutrientes por galleta

Calorías	133
Grasas	5 g
Grasas saturadas	1 g
Colesterol	0 mg
Sodio	95 mg
Hidratos de carbono	21 g
Fibra	2 g
Azúcares	13 g
Proteína	2 g
Calcio	16 mg
Hierro	1 mg

Variaciones

Reemplaza las chispas de chocolate semiamargo por chispas de chocolate blanco o caramelo de mantequilla, o prescinde por completo de ellas para obtener unas galletas más afrutadas.

Prueba el sirope de arroz o melazas ligeras (finas) en lugar de la miel.

Bibliografía

Allen, S. J., Martínez, E. G., Gregorio, G. V. y Dans, L. F. «Probiotics for treating acute infectious diarrhoea». *Cochrane Database Syst Rev*, 10 de noviembre de 2010; 11: CD003048.

Barnard, N. D., Levin, S. M. y Yokoyama, Y. «A systematic review and meta-analysis of changes in body weight in clinical trials of vegetarian diets». *J Acad Nutr Diet*, junio de 2015; 115 (6): 954-969.

Beck, L. «Why you should add fermented foods –and their friendly bacteria– to your diet». *The Globe and Mail*, 3 de agosto de 2015. Disponible en www.theglobeandmail.com/life/health-and-fitness/health/fermented-foods-that-are-full-of-friendly-bacteria/article25818633/.

Berg, D., Clemente, J. C. y Colombel, J. F. «Can inflammatory bowel disease be permanently treated with short-term interventions on the microbiome?». *Expert Rev Gastroenterol Hepatol*, junio de 2015; 9 (6): 781-795.

Chisholm, A. H. «Probiotics in preventing recurrent urinary tract infections in women: A literature review». *Urol Nurs*, enero-febrero de 2015; 35 (1): 18-21.

Daniel, H., Moghaddas Gholami, A., Berry, D., et al. «High fat diet alters gut microbiota physiology in mice». *ISME J*, febrero de 2014; 8 (2): 295-308.

David, L. A., Maurice, C. F., Carmody, R. N., et al. «Diet rapidly and reproducibly alters the human gut microbiome». *Nature*, 23 de enero de 2014; 505 (7484): 559-563.

Devkota, S., Wang, Y., Musch, M.W., et al. «Dietary-fat-induced taurocholic acid promotes pathobiont expansion and colitis in IL10-/-mice». *Nature*, 5 de julio de 2012; 487 (7405):104-108.

Didari, T., Mozaffari, S., Nikfar, S. y Abdollahi, M. «Effectiveness of probiotics in irritable bowel syndrome: Updated systematic review with meta-analysis». *World J Gastroenterol*, 14 de marzo de 2015; 21 (10): 3072-3084.

Estruch, R., Ros, E., Salas-Salvadó, J., et al. «Primary prevention of cardiovascular disease with a Mediterranean diet». *N Engl J Med*, 25 de febrero de 2013; 368: 1279-1290.

Fava, F., Gitau, R., Griffin, B.A., et al. «The type and quantity of dietary fat and carbohydrate alter faecal microbiome and short-chain fatty acid excretion in a metabolic syndrome «at risk» population». *Int J Obes* (Londres), febrero de 2013; 37 (2): 216-223.

Forgie, S., Zhanel, G. y Robinson, J. «Management of acute otitis media». *Paediatr Child Health*, septiembre de 2009; 14 (7): 457-464.

Frolkis, A., Dielman, L. A., Barkema, H.W., et al. «Environment and the inflammatory bowel diseases». *Can J Gastroenterol*, marzo de 2013; 27 (3): e18-24.

Ginter, E. «Vegetarian diets, chronic diseases and longevity». *Bratisl Lek Listy*, 2008; 109 (10): 463-466.

Harvard Women's Health Watch. *Becoming a vegetarian*. Harvard Health Publications, Harvard Medical School, 1 de octubre de 2009. Disponible en www. health.harvard.edu/staying-healthy/becoming-a-vegetarian.

Jandhyala, S. M., Talukdar, R., Subramanyam, C., et al. «Role of the normal gut microbiota». *World J Gastroenterol*, 7 de agosto de 2015; 21 (29): 8787-8803.

Jernberg, C., Löfmark, S., Edlund, C. y Jansson, J. K. «Long-term impacts of antibiotic exposure on the human intestinal microbiota». *Microbiology*, noviembre de 2010; 156 (Pt 11): 3216-3223.

Lee, D., Albenberg, L., Compher, C., et al. «Diet in the pathogenesis and treatment of inflammatory bowel diseases». *Gastroenterology*, mayo de 2015; 148 (6): 1087-1106.

Martínez, I., Stegen, J. C., Maldonado-Gómez, M. X., et al. «The gut microbiota of rural Papua New Guineans: Composition, diversity patterns, and ecological processes». *Cell Rep*, 28 de abril de 2015; 11 (4): 527-538.

McFarland, L. V. «Meta-analysis of probiotics for the prevention of antibiotic-associated diarrhea and the treatment of Clostridium difficile disease». *Am J Gastroenterol*, abril de 2006; 101 (4): 812-822.

Orel, R. y Kamhi Trop, T. «Intestinal microbiota, probiotics and prebiotics in inflammatory bowel disease». *World J Gastroenterol*, 7 de septiembre de 2014; 20 (33): 11505-11524.

Orlich, M. J., Singh, P. N., Sabaté, J., et al. «Vegetarian dietary patterns and the risk of colorectal cancers». *JAMA Intern Med*, mayo de 2015; 175 (5): 767-776.

Quigley, E. M. «Gut bacteria in health and disease». *Gastroenterol Hepatol* (NY), septiembre de 2013; 9 (9): 560-569.

Roberfroid, M., Gibson, G. R., Hoyles, L., et al. «Prebiotic effects: Metabolic and health benefits». *Br J Nutr*, agosto de 2010; 104, sup. 2: S1-63.

Smith, M. W. «Probiotics and prebiotics: Ask the nutritionist». *WebMD*, 2012. Disponible en www.webmd.com/vitamins-and-supplements/nutrition-vitamins-11/probiotics.

Surawicz, C. M., Brandt, L. J., Binion, D. G., et al. «Guidelines for diagnosis, treatment, and prevention of Clostridium difficile infections». *Am J Gastroenterol*, abril de 2013; 108 (4): 478-498.

Szajewska, H., Horvath, A. y Kołodziej, M. «Systematic review with meta-analysis: Saccharomyces boulardii supplementation and eradication of Helicobacter pylori infection». *Aliment Pharmacol Ther*, junio de 2015; 41 (12): 1237-1245.

Szajewska, H. y Kołodziej, M. «Systematic review with meta-analysis: Saccharomyces boulardii in the prevention of antibiotic-associated diarrhoea». *Aliment Pharmacol Ther*, octubre de 2015; 42 (7): 793-801.

Vegetarian Nutrition. *What is a vegetarian diet?* Disponible en www.vegetariannutrition.net/vegetarian-diets/.

Vitetta, L., Briskey, D., Alford, H., et al. «Probiotics, prebiotics and the gastrointestinal tract in health and disease». *Inflammopharmacology*, junio de 2014; 22 (3): 135-154.

Wright, E. K., Kamm, M. A., Teo, S. M., et al. «Recent advances in characterizing the gastrointestinal microbiome in Crohn's disease: A systematic review». *Inflamm Bowel Dis*, junio de 2015; 21 (6): 1219-1228.

Wu, G. D., Chen, J., Hoffmann, C., et al. «Linking long-term dietary patterns with gut microbial enterotypes». *Science*, 7 de octubre de 2011; 334 (6052): 105-108.

Yatsunenko, T., Rey, F. E., Manary, M. J., et al. «Human gut microbiome viewed across age and geography». *Nature*, 9 de mayo de 2012; 486 (7402): 222-227.

Recursos

Byron Ayanoglu y Algis Kemezys, *125 Best Vegetarian Recipes*.
Byron Ayanoglu y Jennifer MacKenzie, *Complete Curry Cookbook*.
Andrew Chase y Nicole Young, *The Blender Bible*.
Tiffany Collins, *300 Best Casserole Recipes*.
Pat Crocker, *The Juicing Bible*.
_____*The Smoothies Bible*, 2ª ed.
_____*The Vegan Cook's Bible*.
_____*The Vegetarian Cook's Bible*.
Dietitians of Canada, *Cook Great Food*.
_____, *Simply Great Food*.
Maxine Effenson-Chuck y Beth Gurney, *125 Best Vegan Recipes*.
Judith Finlayson, *The Healthy Slow Cooker,* 2ª ed.
_____, *The Vegetarian Slow Cooker*.
Judith Finlayson y Jordan Wagman, *750 Best Appetizers*.
Nancie McDermott, *300 Best Stir-Fry Recipes*.
Douglas McNish, *Eat Raw, Eat Well*.
_____, *Raw, Quick & Delicious!*
Lynn Roblin, Nutrition Editor, *500 Best Healthy Recipes*.
Deb Roussou, *350 Best Vegan Recipes*.
Camilla V. Saulsbury, *500 Best Quinoa Recipes*.
_____, *Complete Coconut Cookbook*.
Andrew Schloss y Ken Bookman, *2500 Recipes*.
Carla Snyder y Meredith Deeds, *300 Sensational Soups*.
Linda Stephen, *Complete Book of Thai Cooking*.

Índice temático

Índice